V&R Academic

Schriften des Archivs der Universität Wien
Fortsetzung der Schriftenreihe des Universitätsarchivs, Universität Wien

Band 25

Herausgegeben von Kurt Mühlberger, Thomas Maisel
und Johannes Seidl

Archiv
der Universität Wien

Marianne Acquarelli

Die Ausbildung der Wundärzte in Niederösterreich

Unter der Herrschaft der Habsburger vom 18. bis zum 19. Jahrhundert

Mit 52 Abbildungen

V&R unipress

Vienna University Press

MIX
Papier aus verantwortungsvollen Quellen
FSC® C083411

Bibliografische Information der Deutschen Nationalbibliothek

Die Deutsche Nationalbibliothek verzeichnet diese Publikation in der Deutschen Nationalbibliografie; detaillierte bibliografische Daten sind im Internet über http://dnb.d-nb.de abrufbar.

ISSN 2198-624X
ISBN 978-3-8471-0753-8

Weitere Ausgaben und Online-Angebote sind erhältlich unter: www.v-r.de

Veröffentlichungen der Vienna University Press erscheinen im Verlag V&R unipress GmbH.

Printed in Germany.
Titelbild: Christoph Weigel der Ältere, »Der Wundarzt«, Kupferstich aus dem 17. Jahrhundert.
Druck und Bindung: CPI buchbuecher.de GmbH, Zum Alten Berg 24, D-96158 Birkach

Gedruckt auf alterungsbeständigem Papier.

Inhalt

Tabellen- und Abbildungsverzeichnis

Abkürzungsverzeichnis

AFM	Acta Facultatis Medicae
AVA	Allgemeines Verwaltungsarchiv Wien
C.M.	Conventionsmünze
fl.	Gulden
GenKdo	Generalkommando Wien
HHStA	Haus-, Hof- und Staatsarchiv
HKR	Hofkriegsrat
KA	Kriegsarchiv Wien
kr.	Kreuzer
MBeh	Mittelbehörde
MilKom	Militärhofkommission
OFD	Oberfeldärztlicher Dienst
OPB	Oberste Polizeibehörde
ÖStA	Österreichisches Staatsarchiv
StHK	Studienhofkommission
StRevHK	Studienrevisionshofkommission
Terr	Territorialkommanden
UAW	Universitätsarchiv Wien
W. W.	Wiener Währung
WStLA	Wiener Stadt- und Landesarchiv
ZSt	Zentralstelle

1 Einleitung

Das Monopol für das Diagnostizieren von Krankheiten und das Behandeln von Patienten liegt erst seit einem vergleichsweise kurzen Zeitraum in den Händen von Absolventinnen und Absolventen eines kompletten Medizinstudiums.[1] Über viele Jahrhunderte verteilte sich die Gesundheitsversorgung der Bevölkerung auf eine ganze Reihe von Berufsgruppen. Eine grobe Einteilung setzte beim menschlichen Körper an. Die sogenannten *inneren Kuren* verabreichten Mediziner nach einer gründlichen Befragung der Patienten, einem Abtasten der betroffenen Region und einer Kontrolle der Ausscheidungen. Diese Tätigkeiten durften nur nach einem umfangreichen Medizinstudium, für das Lateinkenntnisse nötig waren, und nach einer Abschlussprüfung an einer anerkannten Universität ausgeübt werden. Die medizinische Fakultät in Wien beispielsweise hält dieses Prüfungsprivileg seit 1468.[2] Die Absolventen hatten zwar aufgrund ihrer hohen Bildung eine besondere Stellung, ihre Bedeutung für die tägliche Versorgung der Menschen war aber gering. Anfang des 17. Jahrhunderts waren beispielsweise im heutigen Oberösterreich nur vier dieser Art von Ärzten tätig. Diese Mediziner waren auf die Hauptstädte der vier Viertel des Landes - Linz, Steyr, Wels und Freistadt - verteilt.[3]

Die Anbieter der *äußeren Kuren* stellten die wesentlich größere Zahl. Bader, Barbiere und die später aus diesen beiden Berufen hervorgegangenen Wundärzte und Chirurgen waren die wichtigsten vom Staat autorisierten Heilkundigen.[4] Sie versorgten Verletzungen, Ausschläge, Fisteln sowie Knochenbrüche und führten chirurgische Eingriffe durch. Ihre Zielgruppen waren die Landbevölkerung, Handwerker, Arbeiter, aber auch Patienten aus höchsten gesellschaftlichen Kreisen.

Der Zugang zu ihrem Beruf erfolgte über eine Lehre bei einem niedergelas-

1 Illich, Nemesis der Medizin, 17–18 und 32–34.
2 Privilegienbestätigung vom 22. Juli 1468. In: UAW, Statutenbuch 3.1.
3 Rabl, Anfänge, Ausbreitung und Werdegang, 170.
4 Sander, Handwerkschirurgen, 11.

senen Meister, der in enger Zusammenarbeit mit seiner Zunftorganisation, dem chirurgischen Gremium, für die Ausbildung der Aspiranten verantwortlich war. Die jungen Männer schlossen ihre Lehre mit einer Prüfung vor dem Gremium ab. Sie konnten sich dann als sogenannte Subjekte bei einem Meister verdingen. Bis zur Mitte des 18. Jahrhunderts blieben die medizinischen Fakultäten die einzige Möglichkeit für diese Berufsgruppe zur Weiterbildung und zur Absolvierung der Meisterprüfung. Diese Einschränkung brachte nicht nur finanzielle Belastungen mit sich, sondern die angehenden Meister mussten oft auch sehr lange Anreisewege in Kauf nehmen. Nach der Prüfung wurden nur erfolgreiche Kandidaten zur Berufsausübung zugelassen.[5]

In der Regierungszeit von Maria Theresia (1740–1780) und Joseph II. (1780–1790) nahmen die Bedeutung und die Zahl der Wundärzte zu. Der Berufsstand wurde über viele Jahrzehnte ausgebaut und gefördert, vor allem durch die Schaffung von zahlreichen medizinisch-chirurgischen Lehranstalten. Dort konnten fertige Gesellen ein sogenanntes niederes medizinisch-chirurgisches Studium absolvieren, das nur zwei Jahre dauerte. Ein Studium der höheren Chirurgie nahm mindestens fünf Jahre in Anspruch. Auf diesem Weg konnten Wundärzte das Recht zur Berufsausübung kostengünstiger und schneller erlangen. Die Lehranstalten standen grundsätzlich jedem jungen Mann offen, der die erforderliche Schulbildung vorweisen konnte. Dieser erleichterte Zugang zu einer medizinisch-chirurgischen Ausbildung zielte auf eine Verbesserung der Gesundheitsversorgung in den Provinzen ab. Zahlreiche Neuregelungen für das Sanitätswesen des Reiches sollten die Arbeit der Wundärzte organisieren, transparenter machen und vom Einsatzbereich der Mediziner abgrenzen.

Diese Entwicklung war vor allem im Sinne des fortschrittlich denkenden Joseph II., der sowohl die Kontrolle des Sanitätswesens durch die medizinische Fakultät als auch die Macht der Fakultät selbst reduzieren wollte. Sein früher Tod setzte diesen Bemühungen ein jähes Ende. Sein Bruder und Nachfolger Leopold (1790–1792) machte etliche Bestimmungen wieder rückgängig und versuchte, eigene Akzente zu setzen.

Dessen vorzeitiges Ableben unterbrach jede weitere Entwicklung. Die erste Regierungszeit von Franz I. (1792–1835) war von den Wirren rund um die Französische Revolution und die Napoleonischen Kriege geprägt. Dennoch gab es einige Regelungen, die das Sanitätswesen und vor allem das Studium betrafen. Ab 1805 wurde von den Universitäten ein Studium angeboten, das der Chirurgie ebenso viel Raum gab wie der Medizin. Es blieb den Studenten überlassen, sich als Doktor der Medizin oder der Chirurgie prüfen zu lassen. Diese Art des Studiums wurde 1810 und 1833 ausgebaut. Mit dem Regierungsantritt von Franz Joseph I. (1848–1916) gab es weitere umfangreiche Reformen. Einige Berufe

5 UAW, Statutenbuch 3.1. und ÖStA, AVA, StHK, Karton 17.

wurden aufgelassen, wie der *Magister der Chirurgie*, oder konnten nur mehr als Zusatzqualifikation nach einem absolvierten Medizinstudium gewählt werden, wie beispielsweise der *Doktor der Chirurgie*. Die höhere Chirurgie ging durch diese Schritte sukzessive in die Hände der Mediziner über. Viele Innovationen in der Operationstechnik festigten den Status dieser Doktoren. Die handwerklich gebildeten Wundärzte wurden in ihrem Arbeitsbereich auf die Tätigkeiten der niederen Chirurgie reduziert. In der allgemeinen Wahrnehmung hatten sie nur mehr wenig mit den Doktoren der Medizin und der Chirurgie – den Operateuren – gemein, obwohl auch aus ihren Reihen wichtige Impulse kamen.

Ab der Mitte des 19. Jahrhunderts setzte sich, ausgehend von einer sich formierenden Ärztelobby rund um eine Reorganisation des gesamten Gesundheitswesens, eine Polemik gegen die Wundärzte in Gang, die durch Ausbrüche einer bis dahin unbekannten Form der Cholera an Durchschlagskraft gewann. Die Verunglimpfungen endeten mit dem Triumph der Mediziner. Im Februar 1873 wurde unter Franz Joseph I. ein Gesetz verabschiedet, das zwei tief greifende Neuerungen brachte:

25.
Gesetz vom 17. Februar 1873,
betreffend die Praxis der Wundärzte.
Mit Zustimmung beider Häuser des Reichsrathes finde Ich anzuordnen wie folgt:
§. 1.
Das bisher bestandene Verbot, wornach Wundärzte (Patrone, Magister und Doctoren der Chirurgie), wenn im Orte ein Arzt zugegen ist, innerliche Curen nicht unternehmen dürfen, wird aufgehoben.
§. 2.
Wundärztliche Diplome können nur bis Ende des Jahres 1875 erworben und kann überhaupt die Berechtigung zur Ausübung der wundärztlichen Praxis nur auf Grund eines vor dem Jahre 1876 erworbenen Diploms angesprochen werden.
§. 3.
Die Minister des Innern und des Unterrichts sind mit dem Vollzuge dieses Gesetzes beauftragt.[6]

Der erste Paragraf beendete eine Beschränkung, die den Wundärzten jahrzehntelang auferlegt worden war. Wie oben angesprochen, waren die *innerlichen Curen* eine Angelegenheit der Ärzte, wenn sie zugegen waren. In den ländlichen Gebieten ließen sich aber traditionell nur Wundärzte nieder. Schon 1770 wurde auf diesen Umstand Rücksicht genommen:

6 Reichsgesetzblatt 1873, Nr. 25, 125.

»Sonst sollen die Chirurgen sich von allen innerlichen Kuren […] gänzlich enthalten, […] wohl aber dagegen jenen Chirurgen, welche in kleinen Städten und Flecken wohnen, wo kein Medikus angestellet ist, unverwehret wird […]«[7]

Die Aufhebung des Verbotes betraf daher jene Wundärzte, die sich in größeren Gemeinden niedergelassen hatten. Sie mussten sich nicht mehr an dieses Konkurrenzverbot halten. Es war aber der zweite Paragraf, der über das weitere Schicksal dieses in der Gesellschaft damals fest verankerten Berufes bestimmte. Der Berufsstand der Wundärzte wurde durch die Regelung vom 17. Februar 1873 ersatzlos abgeschafft. Die bereits ausgebildeten und praktizierenden Wundärzte durften ihrer Tätigkeit zwar weiterhin nachgehen, aber durch die Aufhebung der Möglichkeit, wundärztliche Diplome zu erlangen, war der Beruf zum Aussterben bestimmt. Das sorgte vor allem in den ländlichen Gebieten für tief greifende Einschnitte, da sich die Bewohner in den Dörfern und Ortschaften ja stets an die niedergelassenen Wundärzte gewandt hatten.

Diese Wundärzte waren aufgrund der neuen gesetzlichen Bestimmungen durch Mediziner zu ersetzen, die ihre Ausbildung an einer der wenigen damals existierenden Universitäten absolviert hatten. Abgesehen von der finanziellen Hürde, die ein Studium darstellte, gab es in vielen Provinzen überhaupt keine adäquate Ausbildungsstelle. Aufgrund der Weichen, die Maria Theresia und ihr Sohn Joseph gestellt hatten, war fast ein Jahrhundert lang dem Bereich der niederen Wundarzneikunst der Vorzug gegeben worden. Etliche Provinzen waren damit vor das oft unlösbare Problem gestellt, eine entsprechende Ausbildung für angehende Ärzte zu organisieren, um so die zukünftige medizinische Versorgung in den Gemeinden sicherzustellen.

1.1 Forschungsfrage

Im Gesetzestext vom 17. Februar 1873 gibt es bereits im ersten Paragrafen mehrere Punkte, die einer Klärung bedürfen. Abgesehen von der Definition des Begriffes *Wundarzt* und der Abgrenzung zum Begriff *Arzt* sind folgende Fragen zu stellen:

Was bedeutete die Unterteilung der Wundärzte in Patrone, Magister und Doktoren der Chirurgie?

Wieso hat für diese Berufsgruppe ein Verbot bestanden, das eine spezielle Art von Behandlung untersagte?

7 Kropatschek, Sammlung k. k. Verordnungen, VI. Band 1770–1773, II. Instruktionen für die Bader und Wundärzte, 17.

Die Beantwortung dieser Fragen führt zu einer Analyse des Standes der Wundärzte in Österreich per se. Die folgenden Seiten sind ein Ansatz, den Berufsstand der Wundärzte und ihre Ausbildung nachzuzeichnen. Neben ihren historischen Wurzeln ist der größte Teil der Arbeit ihrem beruflichen Werdegang und den verschiedenen Ausprägungen dieses Berufes gewidmet. Es wird dargelegt, dass die größte Breite vom Ende des 18. Jahrhunderts bis zur Mitte des 19. Jahrhunderts zu finden war, denn die Möglichkeiten zur Aus- und Weiterbildung hatten sich in dieser Zeit vervielfacht.

Die fundamentale Feststellung ist die in Österreich üblich gewesene Trennung in *niedere* und *höhere* Wundarzneikunst, die nicht nur verschiedene Zugänge, sondern auch unterschiedliche Ausprägungen hatten.

1.2 Aufbau der Arbeit

Der Aufbau der Arbeit folgt den Schritten, die zur Beantwortung der Forschungsfrage notwendig sind. Im folgenden Kapitel 2 Ein- und Überblicke werden die Wurzeln des Wundarztberufes nachgezeichnet und die verschiedenen Berufsbezeichnungen geklärt. Im Rahmen dieser Beschreibungen wird deutlich erkennbar, dass die Möglichkeit zum Besuch einer adäquaten Schule essenziell für die Berufswahl war. Oft entschied schon die Art der Volksschule über den zukünftigen Lebensweg eines Knaben. Aus diesem Grund gibt es in Kapitel 3 eine Darstellung des theresianischen Schulsystems. Die früher übliche Einteilung in die niedere und höhere Wundarzneikunst soll den weiteren Aufbau der Arbeit bestimmen. Das Kapitel 4 setzt sich mit allen Aspekten der *niederen Wundarzneikunst* auseinander. Angefangen mit dem Berufseinstieg durch eine Lehre und den begleitenden öffentlichen Vorlesungen wird der Weg zur Prüfung zum Meister der Wundarzneikunst dargestellt. Dieser Komplex nimmt dabei viel Raum ein, weil sich Ende des 18. Jahrhunderts unter der Schirmherrschaft von Maria Theresia und ihrem Sohn Joseph die Ausbildungsmöglichkeiten geradezu explosionsartig vervielfacht hatten. Ein eigens entwickeltes niederes medizinisch-chirurgisches Studium führte zum Erwerb des Rechts zur Berufsausübung, auch unter dem Titel *Patron der Chirurgie*. Im Anschluss an die Darstellung der Ausbildungsformen und -stätten folgt daher ein Umriss dieses Berufsstandes. In Kapitel 5 wird die faktische Ausübung der niederen Wundarzneikunst erörtert. Die Wundärzte waren den Vorschriften der sogenannten chirurgischen Gremien verpflichtet. Die Beschreibung dieses Gremialwesens und die Darlegung der wirtschaftlichen Situation der Wundärzte runden die Analyse der niederen Wundarzneikunst ab.

Der Weg zur *höheren Wundarzneikunst* führte in jedem Fall über ein Studium. In Kapitel 6 werden die damaligen Umstände am Beispiel der Wiener Universität dargestellt. Die Organisation des Studiums der Chirurgie lag in den Händen der medizinischen Fakultät und ihrer Professoren. Viele Jahrhunderte führte das Fach Chirurgie eher ein Schattendasein, das durch die Einführung des höheren medizinisch-chirurgischen Studiums gemindert wurde. Die Studenten gaben dem *Doktor der Medizin* noch lange Zeit den Vorzug. Die Anzahl der *Doktoren der Chirurgie* wurde erst im Laufe des 19. Jahrhunderts höher. Die Überführung des Faches Chirurgie in ein *Postgraduate-Studium* nach dem Medizinstudium führte zu einem starken Anstieg von Doktoren beider Fächer.

Die Josephsakademie hatte seit ihrer Gründung 1785 eine Sonderstellung. In Kapitel 7 werden die Bemühungen zur Zusammenführung der Medizin und Chirurgie dargestellt und der damals neu entwickelte Begriff des *Medico-Chirurgen* wird erörtert. Die Akademie wollte mit neuen Methoden neue Wege beschreiten, die nicht nur für den Einsatz beim Militär bestimmt sein sollten. Der Sonderweg der Josephsakademie, die mit ihr verbundenen Kosten und viele andere Entwicklungen führten häufig zur Kritik am Wundarztberuf – bis hin zur kompletten Ablehnung. Die Heftigkeit der Missbilligung korrelierte in der Geschichte mit Ereignissen, bei denen Wundärzte angeblich versagt hätten, wie beispielsweise den großen Choleraausbrüchen in der Mitte des 19. Jahrhunderts.

Das Kapitel 8 behandelt die gesellschaftlichen Umwälzungen und die politischen Veränderungen im 19. Jahrhundert. Anhand der öffentlichen Diskussion, die in der damaligen Fachpresse geführt wurde, kann das Ausmaß der Hetze gegen die Wundärzte skizziert werden. Die folgende Grafik zeigt, dass die Wundärzte den Ärzten in der Zahl ebenbürtig waren, doch sie konnten sich nicht ausreichend Gehör verschaffen. In letzter Konsequenz setzten sich die Vertreter der medizinischen Fakultäten durch und erreichten ein Ende ihres Konkurrenzberufes.

Die Entwicklungen gipfelten im Reichssanitätsgesetz und in einer Reform des Medizinstudiums, das nur mehr mit dem sogenannten Doktor der gesamten Heilkunde abgeschlossen werden konnte. Die faktische Abschaffung des Wundarztberufes 1873 setzt den Schlusspunkt der Arbeit.

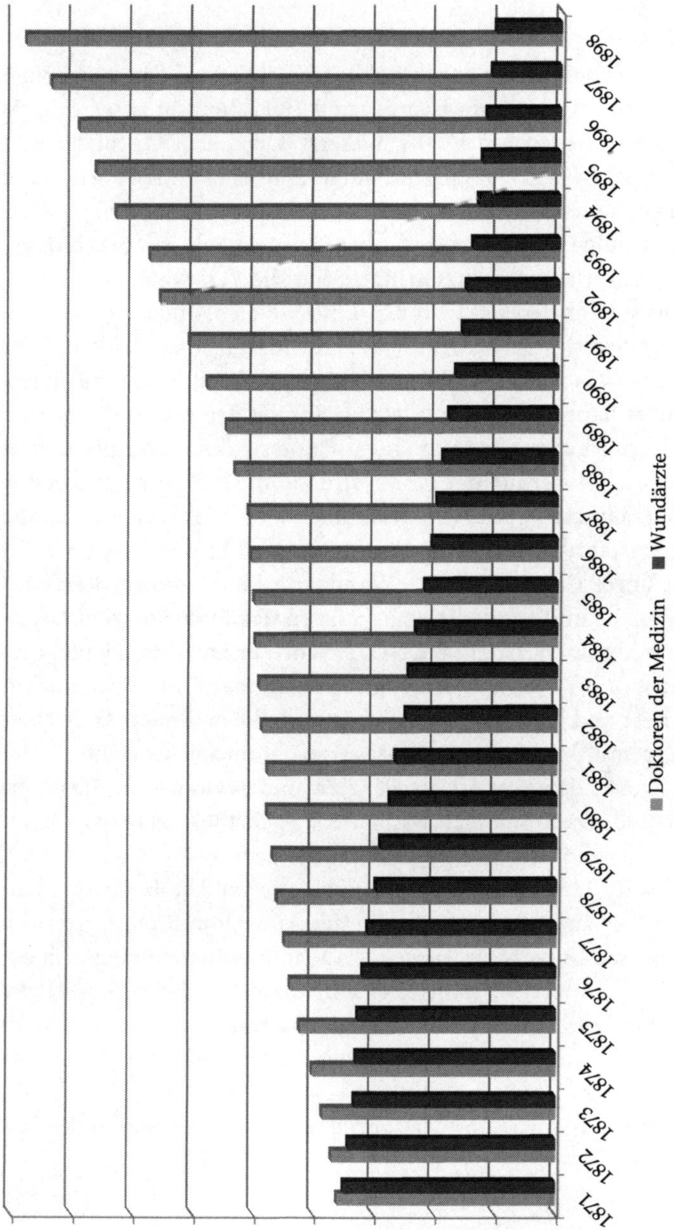

Abbildung 1: Mediziner und Wundärzte 1871–1897. *Quelle: Eigene Zusammenstellung nach der Statistik des Sanitätswesens der im Reichsrathe vertretenen Königreiche und Länder (Wien, verschiedene Jahrgänge).*

1.3 Abgrenzung

Die Abgrenzung der Arbeit erfolgt nach zeitlichen, örtlichen und fachlichen Kriterien. Der Betrachtungszeitraum ist mit rund 100 Jahren anzusetzen. Die größten Veränderungen haben um 1770 eingesetzt. Der Beruf der Bader und Barbiere wurde graduell in den Wundärztestand übergeführt und die Schaffung zahlreicher Lehranstalten sollte die Verbreitung dieser Art von Heilpersonal unterstützen. In den folgenden Jahrzehnten waren viele Schritte beschlossen worden, um das Sanitätswesen voranzubringen. Für die Versorgung der Landbevölkerung wurde der Schwerpunkt auf den Einsatz von Wundärzten gesetzt. Nach einer wechselvollen Geschichte wurden die Ausbildungsmöglichkeiten für Wundärzte 1873 ersatzlos eingestellt. Die wichtigsten Gründe, die zu dieser Entscheidung geführt haben, werden im letzten Kapitel der Arbeit dargestellt. Für die weiteren Auswirkungen auf die Gesellschaftsstruktur und die daraus resultierende Professionalisierung der Ärzte wird auf die bereits existierenden Arbeiten verwiesen, beispielsweise von Ivan Illich[8], Eliot Freidson[9], Claudia Huerkamp[10], Gerhart Tatra[11], Marion Waditschatka[12] und Elfriede Koppe[13].

Das oben angeführte Gesetz über die Wundärzte betraf die im Reichsrat vertretenen Königreiche und Länder. Dazu gehörten das Erzherzogtum Österreich unter der Enns, das Erzherzogtum Österreich ob der Enns, das Herzogtum Kärnten, das Herzogtum Krain, das Herzogtum Steiermark, die Grafschaften Görz, Gradisca, Triest und die Markgrafschaft Istrien, die gefürstete Grafschaft Tirol mit Vorarlberg, mit Unterbrechungen das Herzogtum Salzburg, die Länder der böhmischen Krone, das Königreich Galizien und Lodomerien, das Herzogtum Bukowina und das Königreich Dalmatien. Nach 1867 gehörten ebenso die Länder der Heiligen Ungarischen Stephanskrone dazu.

Krakau hatte von 1815 bis 1846 als freie Republik bestanden. Im letzten Jahr ihres Bestehens kam es zu Aufständen, die in der Annexion durch Österreich endeten. Die bestehende Universität wurde als Ausbildungsort erhalten. An der sogenannten Jagellonenuniversität hatte es eine medizinische Fakultät gegeben, deren Bedeutung aber im weiteren Verlauf eher gering war. Während es in Wien im Jahr 1883 beispielsweise 113 Absolventen der medizinischen Fakultät gab, waren es in Krakau nur 28.[14]

Die Stadt Sarajevo war im Laufe der Jahrhunderte immer wieder Kriegs-

8 Illich, Die Nemesis der Medizin.
9 Freidson, Der Ärztestand.
10 Huerkamp, Der Aufstieg der Ärzte im 19. Jahrhundert.
11 Tatra, Der Wandel der sozialpolitischen Rolle der Wiener Ärzte 1848–1914.
12 Waditschatka, Medizinische Professionalisierung.
13 Koppe, Sozialgeschichte der Ärzteschaft 1870–1918.
14 Statistik des Unterrichtswesens 1883.

nischen Fakultät in Wien, waren groß angelegte Reformen kaum durchführbar. Diverse Sanitätssachen sind über mehrere Jahrzehnte verstreut in den laufenden Verordnungen geregelt worden.

Die Hauptaufgaben im Rahmen der vorliegenden Arbeit waren die Recherche und die Zusammenstellung der ungedruckten Quellen, Gesetzestexte, Jahrbücher, Taschenbücher, Protokolle und Berichte sowie eine umfangreiche Textanalyse und -interpretation. Letztere ist vor allem im Hinblick auf die handschriftlichen Dokumente aus dem Österreichischen Staatsarchiv unerlässlich, weil sich dahinter handfeste politische und oft genug persönliche Interessen verbargen.

Besonders wichtig waren auch die Ausarbeitung und das Aufzeigen der chronologischen Entwicklung, die deutlich die Präferenzen für den Wundarztberuf am Ende des 18. Jahrhunderts zeigt, um sich dann in der zweiten Hälfte des 19. Jahrhunderts ins genaue Gegenteil zu verkehren. Hier stellt sich die Frage nach dem Grund für diese Diskontinuität, die sich durch einen völligen Bruch mit den Traditionen auszeichnet. Diese Vergleiche und Gegenüberstellungen sind aber erst nach einer Konstitution und Konstruktion der relevanten Objekte möglich. Dabei handelt es sich um die verschiedenen Elemente, die sich beispielsweise für die Wundarztwerdung zusammenfügen mussten, oder um die Bedingungen, unter denen überhaupt der Weg zu einem Studium an der Universität beschritten werden konnte.

Der große Bogen der Entwicklung weg von begeisterter Unterstützung des Wundarztwesens hin zu völliger Ablehnung kann aber nur mit einer Einbettung in den historischen Kontext nachgezogen werden. Die anfängliche Favorisierung des Wundarztberufes ist vielen Eindrücken zu verdanken. Abgesehen von dem dringenden Bedarf an fähigen Einsatzkräften für militärische Zwecke hatte die rasche und kostengünstige Versorgung der Bevölkerung, deren Rolle als staatstragendes und steuerzahlendes Element in den Vordergrund gerückt war, Vorrang. In das politische Tauziehen mischte sich der medizinische Diskurs, der vor allem in der zweiten Hälfte des 19. Jahrhunderts in zahlreichen Fachzeitschriften Ausdruck fand und die jahrelangen Vorbereitungen für das Reichssanitätsgesetz nachhaltig beeinflusste. An dieser Stelle sind wieder genaue Analysen und Vergleiche nützlich, da sich die flammendsten Reden gegen die Unfähigkeit der Wundärzte und die handschriftlichen Protokolle zu den Vorbereitungsgesprächen für die Gesetzesentwürfe auf einen identischen Personenkreis einengen lassen.

Für die Darstellung der Zusammenhänge und Entwicklungen ist für diese Arbeit eine Fülle von Schaubildern und Grafiken entstanden, die beispielsweise den beruflichen Ausbildungsweg eines Wundarztes anschaulich präsentiert. Zur Unterstützung der gezeigten Schemata haben sich Auszüge aus Biografien und

Tagebüchern von Wundärzten als nützlich erwiesen, die jene beschriebenen Stadien durchlaufen mussten.

1.5 Ungedruckte und gedruckte Quellen

Für die vorliegende Arbeit lagen kaum zusammenfassende Editionen der gesetzlichen Bestimmungen vor. Die Sammlungen von Sanitätsverordnungen von Pascal-Joseph Ferro[18] und Joseph Johann Knolz[19] deckten entweder nur eine gewisse Zeitspanne ab oder beschränkten sich auf ein bestimmtes Gebiet. Die wenigen Werke, die sich mit dem Sanitätswesen allgemein beschäftigten, hatten mehr beschreibenden Charakter und enthielten selten einen Hinweis auf die konkrete Gesetzesstelle. Es war daher unerlässlich, die Gesetze selbst zu analysieren.

Als Ausgangsmaterial dienten sämtliche Erlässe und Verordnungen von 1740 bis 1873.[20] Für den Zeitraum von 1740 bis 1780 sind die Bestimmungen unter der Bezeichnung *Theresianisches Gesetzbuch* zusammengefasst worden. In der Realität handelt es sich dabei um acht Bände, in denen die Erlässe und Verordnungen in chronologischer Reihenfolge abgedruckt worden sind. Auf eine Bestimmung für die Versorgung von unehelich geborenen Kindern beispielsweise folgte 1755 die Bestimmung zur Bestrafung von Wilddieben.[21] Das Auffinden von einschlägigen Texten, die das Wundarzneiwesen betreffen, lässt sich mithilfe der *Elenchi* bewältigen, wobei die Bezeichnungen der Berufe und der Agenden stark variierten.

Das *Handbuch der für die k. k. Erbländer ergangenen Verordnungen und Gesetze* deckt den Zeitraum der Regierungszeit von Joseph II. ab. Für 1780 bis 1790 existieren insgesamt 18 Bände, von denen jeder in drei Hauptabteilungen untergliedert ist. Die Bestimmungen für Bader, Barbiere und Wundärzte finden sich in allen drei Bereichen. In einem Fall ist die medizinische Versorgung der Bevölkerung eine *Dominien- und Untertansangelegenheit*, in einem anderen Fall steht die einschlägige Bestimmung beispielsweise bei den *Polizei- und Sicherheitsgegenständen*, weil der Wundarztberuf unter den sogenannten Polizeige-

18 Ferro, Sammlung aller Sanitätsverordnungen im Erzherzogthume unter der Enns.

19 Knolz, Darstellung der Medicinal-Verfassung in den k. k. Staaten Österreichs.

20 Eine Zusammenstellung dieser historischen Rechtsquellen gibt es online. Die Österreichische Nationalbibliothek hat unter dem Namen *ALEX Historische Rechts- und Gesetzestexte Online* sämtliche Digitalisate der Gesetzestexte zur freien Verfügung gestellt (http://alex.onb.ac.at/index.htm, letzter Aufruf: 10.5.2016).

21 Kropatschek, Sammlung k. k. Verordnungen, III. Band 1755–1759, 190.

werben geführt wurde.[22] Erlässe, die die Ausbildung regelten, wurden meistens bei den *Studien- und Zensurssachen* eingereiht.

Der *Codex Austriacus* ist eine andere Sammlung, die ins 17. Jahrhundert zurückreicht und bis 1770 geführt wurde. Aufgrund der Übersichtlichkeit war diese Sammlung bei der Bearbeitung der *Sanitäts- und Kontumazordnung* hilfreich. Die *Sammlung der Leopoldinischen Gesetze*, die für den kurzen Regierungszeitraum von Leopold II. von 1790 bis 1792 zusammengestellt wurde, folgt wieder der chronologischen Anordnung des Theresianischen Gesetzbuches. Diese Art der Ordnung wurde auch unter Franz I. beibehalten. Für seine Regierungszeit und die seines Nachfolgers Ferdinand (1835-1848) gab es für jedes Kalenderjahr von 1792 bis 1848 einen eigenen Gesetzesband, der unter der Bezeichnung *Politische Gesetze und Verordnungen für die Österreichischen, Böhmischen und Galizischen Erbländer* herausgegeben wurde. Ein alphabetisches Register hilft bei der Auffindung der einschlägigen Bestimmungen, wobei diese unter den Einträgen Chirurgen, Wundärzte, Landwundärzte, Mediziner, Ärzte, Sanitätssachen, Unterrichtssachen und anderen Bezeichnungen zu finden sind.

Von 1848 bis 1852 wurden die Gesetze unter der Bezeichnung *Allgemeines Reichs-Gesetz- und Regierungsblatt für das Kaiserthum Österreich* veröffentlicht. 1853 bis 1869 wurde der Name auf *Reichs-Gesetz-Blatt für das Kaiserthum Österreich* gekürzt und ab 1870 bis zum Ende der Monarchie war es das *Reichsgesetzblatt für die im Reichsrathe vertretenen Königreiche und Länder.*

Den meisten Bestimmungen gingen länger dauernde Entwicklungen voraus. Die dazugehörigen Unterlagen, die in Form von handgeschriebenen Noten, Protokollen und Handbillets vorliegen, werden vom *Österreichischen Staatsarchiv* aufbewahrt. Der Wiedererhebung der Universität von Innsbruck beispielsweise, die nur als kurzer Paragraf Eingang in die Gesetze[23] gefunden hatte, gingen umfangreiche Eingaben, Budgetvorschläge und Überlegungen zu Studienplänen voraus.[24] Ein ähnliches Bild ergibt sich auch für die anderen Standorte der medizinisch-chirurgischen Lehranstalten, deren Existenz von der Sekundärliteratur kaum gestreift wird. Daher waren in diesem Bereich monatelange Recherchen im Archiv notwendig, um eine Skizze der damaligen Konstellationen zu entwerfen. Viele Fakten über die Josephsakademie konnten nur über diverse Recherchen zum damaligen Militärwesen und über eine intensive

---

22 Kropatschek, Handbuch k. k. Gesetze, 1. bis 18. Band, und Daimer, Handbuch Sanitäts-Gesetze, 367.

23 Kropatschek, Sammlung der Leopoldinischen Gesetze, 4. Band 1791, 574.

24 1. Aktenlauf: 43/1792, 36 ex Jänner 1792, 5 A Innsbruck fol. 1–3 und 3. Aktenlauf: 5 ex März 1792 48/1792, 5 A Innsbruck fol. 11–111. In: ÖStA, AVA, Unterricht StHK Teil 2, Karton 257 Studien-Hofkommission, 5 Innsbruck.

Arbeit mit den Primärquellen aus dem Hofkriegsrat zusammengetragen werden, die ebenfalls im Österreichischen Staatsarchiv aufliegen.

Diese Quellenarbeit ging mit der Bearbeitung diverser Hand- und Taschenbücher sowie Schematismen einher. Ab 1811 gaben beispielsweise die Direktoren und Professoren des Studiums der Heilkunde an der Universität Wien sogenannte *Medizinische Jahrbücher* heraus, die sich vor allem in den ersten Bänden im Hinblick auf die Studentenzahlen und auf die Bestimmungen für den Ablauf des Studiums ergiebig zeigten. In den späteren Jahrgängen gingen die Herausgeber mehr und mehr zur Darstellung von medizinisch interessanten Fällen über, sodass sich das Bild einer Fachzeitschrift ergab. Die medizinischen Jahrbücher befinden sich im Bestand der *Österreichischen Nationalbibliothek* und werden direkt im Prunklesesaal aufbewahrt. Einen genauen Überblick über die verschiedenen Studienangebote gaben bis auf wenige Unterbrechungen die *Taschenbücher der Universität Wien*, die ab 1791 unter der Leitung der Pedelle der Universität aufgelegt wurden.

Im *Universitätsarchiv Wien* in der Postgasse dagegen sind neben den Studentenmatrikeln auch zahlreiche Protokolle zu Rigorosen auf Mikrofilm gespeichert. Hier befinden sich neben den Aufnahmebögen für die Studenten in die Josephsakademie auch andere Berichte und Protokolle, die beispielsweise Hinweise auf die wissenschaftliche Tätigkeit dieser Einrichtung liefern, auf die bisher noch kaum Rücksicht genommen worden ist.

Im Bereich der Sekundärliteratur fällt der Mangel an aktuellen Arbeiten über Wundärzte mit Österreichbezug auf. Es gibt einige Veröffentlichungen, Diplomarbeiten und Dissertationen, beispielsweise von Christl Steiner[25], Walter Zirker[26] und Rudolf Maurer[27] über Bader oder Wundärzte, die sich allerdings auf konkrete Regionen beziehen. Es war auch nicht angedacht, die vorliegende Arbeit auf die Ergebnisse von Diplomarbeiten zu stützen. Reichlich Material ließ sich dagegen bei den Arbeiten von Sonia Horn finden, die sich um die Themen Hebammenausbildung, Medizinstudium und niedere Heilkunde verdient gemacht hat.[28]

Als besonders ertragreich erwies sich das Studium der Literatur aus dem 18. und 19. Jahrhundert. Der Vorteil dieser Autoren war deren zeitliche Nähe zu der aus heutiger Sicht weit zurückliegenden Materie. Jene Autoren wurden selbst im System der Ärzte und Wundärzte groß und waren mit den von ihnen beschriebenen Situationen und Problemen persönlich konfrontiert oder davon

25 Steiner, Bader und Barbiere.
26 Zirker, Wundärzte in Vorarlberg.
27 Maurer, Bader in Baden.
28 An dieser Stelle geht ein Dank an Sonia Horn für den Zugang zur editierten Form von etlichen *Handwerksordnungen* und *Privilegien*.

betroffen. In der *Hauptbibliothek der Universität Wien* gibt es etliche Werke im sogenannten Altbestand.

Bei der Sichtung der Literatur aus dem späten 18. und dem frühen 19. Jahrhundert, vor allem aber aus dem Zeitraum, der stark unter dem Einfluss von Joseph II. gestanden hatte, musste der damalige Standpunkt berücksichtigt werden. Über lange Strecken wird der Eindruck vermittelt, dass die damalige Gesellschaft nicht ohne den Beruf des Chirurgen auskommen konnte. Die Wichtigkeit dieses Berufsstandes wurde für die Zivilbevölkerung wie für das Militär fast übertrieben betont. Anton Störck[29], Johann Hunczovsky[30] und Giovianni Brambilla[31] beispielsweise ergingen sich neben präzisen Beschreibungen über das System auch in unbrauchbaren Lobeshymnen.

Neben diesen Schriften, die der Chirurgie den Vorzug gaben, wurden sehr früh erste Ansätze entwickelt, die eine Verbindung von Medizin und Wundarzneikunst anstrebten. Der berühmte Chirurg Lorenz Heister hat diese Notwendigkeit beispielsweise 1732 in Helmstadt zu seinem Dissertationsthema gemacht.[32] Jacob Stephan Horawitz hat in Wien über hundert Jahre später 1837 über das gleiche Thema dissertiert.[33] Die von beiden Autoren angestrebte Vereinigung hat in der von ihnen beschriebenen Form aber nur in Ansätzen stattgefunden.

Der Diskurs über die Zusammenführung medizinischer und chirurgischer Kenntnisse wurde vor allem im militärischen Bereich rege geführt. An dieser Stelle ist noch einmal Brambilla zu erwähnen, der gemeinsam mit Joseph II. die Idee des *Medico-Chirurgen* weiterentwickelte. Die Verwirklichung dieses Berufsbildes gelang unter einem enormen finanziellen und organisatorischen Aufwand in der medizinisch-chirurgischen Akademie, genannt *Josephsakademie* oder *Josephinum*, von 1785 bis 1820. Zu diesem Projekt gibt es eine Fülle von gedruckten Reden, Aufsätzen und Beschreibungen, die in der *Bibliothek im Josephinum* und in der *Josephina*, der Sammlung der alten und wertvollen Werke, ausgehoben werden können.

An moderner Literatur gibt es einige Werke für den deutschen Sprachraum, die sich dezidiert mit Wundärzten auseinandersetzen. Einige davon sind an regionale Entwicklungen geknüpft oder setzen sich gar mit der tief gehenden Erforschung einer lokalen Begebenheit auseinander.

An dieser Stelle sind die Werke von Sabine Sander[34], Dominik Gross[35] und

29 Störck, Medizinisch-praktischer Unterricht.
30 Hunczovsky, Über die neuere Geschichte der Chirurgie.
31 Brambilla, Appendice und Instruktionen für Professoren.
32 Heister, Chirurgia cum Medicina.
33 Horawitz, Über die Vereinigung.
34 Sander, Handwerkschirurgen.
35 Gross, Aufhebung des Wundarztberufes.

Susanne Stolz[36] zu nennen. Die Lektüre dieser Bücher diente vor allem zur Orientierung. Die vorliegende Arbeit wurde davon aber nicht beeinflusst, weil Deutschland und Österreich mehr Trennendes als Gemeinsamens aufwiesen.

Nicht hilfreich für die vorliegende Arbeit waren Bücher, die sich der Entwicklung der Ärzteschaft und ihren Erfolgen widmen. Die Arbeit von Reinhard Spree beispielsweise behandelt die steigende Lebenserwartung und die sinkende Sterblichkeit der Bevölkerung. Er begründet diese Faktoren mit dem rasanten Anstieg der Ärztezahlen in Deutschland gegen Ende des 19. Jahrhunderts. Bader und Barbiere nennt Spree in einem Satz nach weisen Frauen, Schäfern, Wunderheilern und Hexenmeistern unter dem Titel »Abdrängung der Laienmedizin«.[37] Claudia Huerkamp[38] beschreibt in ihrem Werk den Aufstieg der Ärzte im 19. Jahrhundert in Deutschland. Sie fasst die Chirurgen, Wundärzte verschiedener Grade, Bader und Barbiere in die Gruppe der nicht akademisch gebildeten Heilkundigen zusammen, geht aber nicht auf deren Entwicklung ein.[39]

Abschließend ist noch zu bemerken, dass die Wundarzneikunst auch in bekannten Übersichtswerken eher stiefmütterlich behandelt wird. Wolfgang Eckart[40] und Robert Jütte[41] erwähnen in ihrem Übersichtswerk *Medizingeschichte* die Wundärzte nur einmal in einem Kurzkapitel über das Mittelalter und ein zweites Mal im Kapitel über die Professionalisierung, in dem es um die Verdrängung dieses Berufsstandes geht. Wolfgang Eckart widmet der Chirurgie, stark angelehnt an die höhere Wundarzneikunst, in seinem Werk *Geschichte der Medizin* zwar einige Seiten, der Begriff *Wundarzt* in seiner Bedeutung als Nahversorger der Bevölkerung wird von ihm aber auch nicht verwendet. Angesichts der beträchtlichen Zahl und Bedeutung dieser Gruppe von Heilkundigen ist diese Entscheidung nicht immer nachvollziehbar.

36 Stolz, Körperhandwerke.
37 Spree, Ungleichheit, 98.
38 Huerkamp, Aufstieg der Ärzte.
39 Ebenda, 350–351.
40 Eckart, Geschichte der Medizin.
41 Eckart/Jütte, Medizingeschichte.

2 Ein- und Überblicke

Anhand von archäologischen Funden konnte nachgewiesen werden, dass Verletzungen und Knochenbrüche schon im Neolithikum versorgt worden waren. Laut Schwabe hat die Chirurgie damit wesentlich weiter zurückliegende Wurzeln als die anderen Bereiche der Medizin.[42] Der Begriff *Chirurgie* hat seinen Ursprung in der altgriechischen Sprache. *Cheirourgía* bedeutete *mit der Hand machen*, die Ausübung eines Handwerks oder einer Kunst, im Besonderen der Wundarzneikunst.[43] Dieser Aspekt der ärztlichen Tätigkeiten gehörte zu Zeiten der griechischen Hochblüte zum selbstverständlichen Repertoire jedes Arztes.

Die Römer übernahmen große Teile des medizinischen Wissens der Griechen. Unter anderem rezipierten sie auch einen Leitsatz von Hippokrates (ca. 460–375 v. Chr.): »*Ubi pus, ibi evacua*« – wo Eiter ist, dort ist zu öffnen. Dieses Handlungsprinzip führte nach einer entsprechenden Diagnose zur richtigen Behandlung. Der Arzt Celsus (ca. 25 v. Chr.–ca. 50 n. Chr.) widmete in seiner Enzyklopädie *De Medicina* den siebten und den achten Band der Chirurgie. Er beschrieb ein breites Spektrum von Erkrankungen, die einen Eingriff nötig machten. Celsus hielt auch fest, welche Eigenschaften ein guter Arzt haben sollte, der sich chirurgisch betätigen wollte. Für ihn waren eine sichere Hand und ein scharfes Auge ebenso Voraussetzung wie eine gewisse Härte gegen das Geschrei und Gewimmer der Patientinnen und Patienten.[44]

Das Ende des römischen Reiches brachte auch ein Ende der professionell angewandten Medizin und den Verlust vieler wissenschaftlicher Texte mit sich. Die Versorgung der Verletzten und die Pflege der Kranken und Siechen gingen in die Hände der Klöster über, die sich der Barmherzigkeit verschrieben hatten.[45] Benedikt von Nursia (480–547) hatte die Verantwortung, die jedes Kloster für die

42 Schwabe, Der lange Weg, 11–12.

43 Gemoll, Griechisch-Deutsches Handwörterbuch, 802.

44 Eckart, Geschichte der Medizin, 41–42.

45 Leven, Geschichte der Medizin, 33.

Kranken in seiner Reichweite übernehmen sollte, in seinen Benediktinerregeln festgeschrieben.[46]

Eine aktive Lehre der Medizin begann in Europa erst wieder mit der Gründung der Schule von Salerno, die auf das 10. Jahrhundert zurückgeht. Die als weltliche Kooperation gegründete Schule, in der auch Frauen zugelassen waren, führte den Namen *Civitas Hippocratica.*[47] Die Schule verschrieb sich der Sammlung des antiken Wissens durch das Übersetzen von arabischen Texten, in denen wiederum viele griechische Texte rezipiert worden waren. Für die Lehre wurde auf Hippokrates und Galen von Pergamon (129–ca. 210) zurückgegriffen.[48] Galen hatte das Konzept der *Viersäftelehre* entwickelt, das die innere Medizin für Jahrhunderte nachhaltig beeinflusste. Die Gesundheit des Menschen hing dieser Doktrin folgend von der Ausgewogenheit seiner vier Säfte – Blut, Schleim, gelbe Galle und schwarze Galle – ab.[49]

Aufgrund ihres erleichterten Zuganges zu Bildung und unter dem Eindruck der Benediktinerregeln dürfte es zu einem Strom von Geistlichen nach Salerno und auf die 1088 gegründete Universität in Bologna, die in den Anfängen für das Rechtsstudium bekannt war, gekommen sein. Die katholische Kirche reagierte auf diese Entwicklung mit einer Regulierung. Auf dem Zweiten Laterankonzil 1139 wurde im neunten Canon die Ablehnung einer Berufsausübung in Recht und Medizin festgehalten:

> *»Eine schlimme, verwerfliche Gewohnheit ist, wie wir gehört haben, eingerissen. Mönche und Regularkanoniker kümmern sich nach ihrer Einkleidung und Profeß nicht um die Regel der seligen Meister Benedikt und Augustinus und studieren aus Gründen des Gelderwerbs weltliches Recht und Medizin […]«*[50]

Die Bestimmungen zielten nicht darauf ab, die Medizin oder die Ärzte zu behindern, sondern zu kontrollieren.[51] Viele Kleriker verfügten durch ihre Heilerfolge über beachtliche Nebenverdienste. Die Kirchenoberen fürchteten, dass sich die Priester und Mönche von ihren geistlichen Pflichten abhalten ließen. Sie sollten durch die Bestimmungen zur Abhaltung von Gottesdiensten und zur

46 Eckart, Geschichte der Medizin, 69.

47 Gurlt, Geschichte der Chirurgie 1, 695.

48 Eckart, Geschichte der Medizin, 72–73.

49 Leven, Geschichte der Medizin, 20–21 und Eckart, Geschichte der Medizin, 45–50.

50 *»Prava autem consuetudo prout accepimus et detestabilis inolevit, quoniam monachi et regulares canonici post susceptum habitum et professionem factam, spreta beatorum magistrorum Benedicti et Augustini regula, leges temporales et medicinam gratia lucri temporalis addiscunt.«* In: Wohlmuth, Dekrete der Konzilien, 198–199, und Documenta Catholica Omnia.

51 Porter, Kunst des Heilens, 111–112.

Rückbesinnung auf ihre Armutsgelübde geführt werden. Es war ihnen erlaubt, ihre Heilkunst auszuüben, aber sie durften kein Geld mehr dafür nehmen.[52]

Die *Cheirourgía* stellte eine weitere Herausforderung an die christliche Glaubenslehre dar. Die ärztliche Versorgung durch geistliche Ärzte umfasste nach der hippokratischen Tradition auch chirurgische Eingriffe, die häufig den Tod zur Folge hatten. Diese Fälle konnte die katholische Kirche nicht akzeptieren.

An dieser Stelle wird oft der Satz »*Ecclesia abhorret a sanguine*« zitiert.[53] Die Ablehnung eines Blutvergießens durch Kleriker bezog sich aber auf die Kriegseinsätze von Geistlichen, die schon auf der Synode zu Lerida 524/46 n. Chr. verurteilt worden waren.[54] Die Haltung der Bischöfe wurde 1215 auf dem Vierten Laterankonzil im achtzehnten Canon *De iudicio sanguinis et duelli clericis interdicto* verdeutlicht. Nach einem Verbot für Kleriker, Todesurteile auszusprechen, zu verhängen oder in irgendeiner Weise an deren Vollzug beteiligt zu sein, wurde noch einmal die Teilnahme an kriegerischen Auseinandersetzungen untersagt sowie jede Art von chirurgischen Eingriffen:

> *»Auch übt kein Subdiakon, Diakon oder Priester jene Kunst der Chirurgie aus, die mit Brennen oder Schneiden verbunden ist.«*[55]

Nachdem für die Geistlichen die Sorge um die Seele im Vordergrund stehen sollte, waren für sie riskante chirurgische Eingriffe nicht mehr vertretbar. Die Trennung von Medizin und Chirurgie nahm damit ihren Anfang, sie ging aber sehr fließend vor sich. Auch nach 1215 gab es geistliche Ärzte, die eine Art von *kleiner Chirurgie* ausüben durften. Mit der Genehmigung der katholischen Kirche waren Anwendungen des Brenneisens und chirurgische Behandlungen erlaubt, wenn nicht mit dem Verlust einer Gliedmaße oder gar dem Tod des Patienten zu rechnen war.[56]

Nach Salerno gab es ab dem 12. Jahrhundert in Montpellier[57] die Möglichkeit, eine medizinische Ausbildung zu erhalten, die ein paar Jahrzehnte später durch die Gründung der ersten medizinischen Fakultät in Frankreich institutionalisiert wurde. Es folgte die Universität von Bologna, die im 13. Jahrhundert das Medizinstudium einführte. In diesen Zeitraum fielen auch die Gründungen in Paris und etwas später in Oxford. Diese medizinischen Fakultäten wählten un-

52 Wohlmuth, Dekrete der Konzilien, 198–199.
53 Eckart, Geschichte der Medizin, 71.
54 Deike, Waffendienst der Theologen, 28.
55 »*[…] nec illam chirurgiae artem subdiaconus diaconus vel sacerdos exerceant quae ad ustionem vel incisionem inducit […]*« In: Wohlmuth, Dekrete der Konzilien, 244, und Documenta Catholica Omnia.
56 Klopsch, Pseudo-Ovidius, 87.
57 Dulieu, La chirurgie à Montpellier, 145.

terschiedliche Wege. Die italienischen Universitäten waren säkular organisiert und ließen weltliche Studenten zum Medizinstudium zu. Außerdem war eine Grundvoraussetzung der Erwerb von chirurgischem Wissen. Aufgrund einer Bestimmung von 1231 konnten Ärzte nur praktizieren, wenn sie auch das Fach Chirurgie abgelegt hatten. Neben dem medizinischen Grad bot die Universität in Bologna auch eigene Abschlüsse in Chirurgie an. Die Studenten, die im Fach Chirurgie immatrikulierten, waren nicht verpflichtet, das Fach innere Medizin zu belegen. Sie durften dann auch entsprechend nur die äußeren Kuren anwenden.[58]

Weiter nördlich, an anderen europäischen Universitäten, war das Medizinstudium dagegen untrennbar mit dem Empfang der niederen Weihen verbunden.[59] Auch der Umgang mit der Chirurgie war ein anderer. In Paris beispielsweise war diese Materie nicht Teil des Lehrplans, sondern die medizinische Fakultät distanzierte sich 1271 ausdrücklich von Chirurgen, Apothekern und Heilpflanzensammlern.[60]

Alle Universitäten verlangten den Antritt zu den strengen Abschlussprüfungen, bevor sich die Absolventen der Titel bedienen durften. Das Ausmaß der Prüfungen war von Fakultät zu Fakultät unterschiedlich, genauso wie der Umfang der Berechtigungen für Behandlungen. Nach der Art des Studiums und der Prüfung wurden von den Universitäten unterschiedliche Titel verliehen. Es waren beispielsweise *Medicus* und *Magister* üblich.[61]

In Wien schlossen die Studenten mit dem Titel *Baccalaureus* ab, nach einem Jahr Praxis wurden die Mediziner *Lizenziaten* und erst nach weiteren Jahren konnten sie Doktoren werden.[62] Als *Physicus* wurden fertige Ärzte bezeichnet, die bei einer Stadt angestellt waren und für die Erfüllung von bestimmten Pflichten ein Jahresgehalt bezogen.[63]

2.1 Die Handwerke

Parallel zu den Entwicklungen im akademischen Bereich hatten sich mehrere Gewerbe rund um die Körperpflege des Menschen und seine Gesundheit entwickelt. Die Übergänge zwischen den verschiedenen Berufsgruppen waren aber stets fließend.

Das älteste Handwerk war das Baderhandwerk. Schon bei den Römern

58 Horn, Examiniert und approbiert, 55–56.
59 Porter, Kunst des Heilens, 111, und Flamm, Bader-Wundarzt-Medicus, 9.
60 Schipperges, 5000 Jahre Chirurgie, 69–70.
61 Bernt, Handbuch des Medicinalwesens, 9–10.
62 Horn, Examiniert und approbiert, 185–197.
63 Sander, Handwerkschiurgen, 41.

kümmerten sich die *balneatoren*, die Badeknechte, um die Menschen, die ein *balneum* aufsuchten.[64] Diese Badekultur verbreitete sich durch die in den Provinzen ansässigen Römer in sämtlichen eroberten Gebieten. Zeugnisse für dieses frühe Badewesen finden sich auch in Österreich.[65]

Die Bader boten über einen sehr langen Zeitraum sämtliche Aspekte der Körperhygiene an[66] und ihre Arbeit legte den Grundstein für die anderen Körperhandwerke[67], wie das Scherer-, Barbier-, und Wundarzthandwerk, die Chirurgie bis hin zum Friseur- und Perückenmacherhandwerk.

Die nächste Grafik zeigt einen Überblick über die Berufsbezeichnungen im Lauf der Jahrhunderte, die sich bei der Analyse der verschiedenen Quellen, Handwerksordnungen und Gesetzestexte ergeben haben. Der Begriff *Wundarzt* kommt dabei am häufigsten vor, die damit verbundenen Vorstellungen sowie Regelungen zur Ausbildung und die tatsächlichen Fähigkeiten dieser Heilkundigen waren aber großen Veränderungen unterworfen. Die nachfolgenden Seiten setzten sich mit den Berufen und den Entwicklungen auseinander.

Die Bader hatten eine zentrale Stellung in den Orten, in denen sie ansässig waren. Sie waren in ihrer Berufsausübung vielen Reglementierungen unterworfen. Eine Badestube war auch nicht täglich in Betrieb. Das Anheizen des Ofens und das Wärmen des Wassers waren mit viel Aufwand und Kosten verbunden. Die Öffnung der Badestube wurde an festgelegten Tagen kundgemacht. Zusätzlich steckte der Bader in Niederösterreich einen Buschen aus Zweigen über der Eingangstür, als Zeichen der Bereitschaft für potenzielle Kundinnen und Kunden.[68] Die Haupttätigkeit von Badern war das Anbieten von reinigenden, warmen Bädern, wobei das Abseifen vor und das Abreiben nach dem Bad zum Badevorgang gehörten.[69] Die Beigabe von Blütenessenzen in die Wannenbäder diente der Entspannung des Badegastes. Bei Kundinnen und Kunden mit Hautproblemen durften die Bader dem Wasser auch Heilkräuter beifügen oder besonders betroffene Stellen mit Umschlägen behandeln.[70] In manchen Badestuben gab es eigene Bereiche für trockene Schwitzbäder oder Dampfkam-

64 Eckart, Geschichte der Medizin, 53–54.

65 Ubl, Das römische Lagerbad in Klosterneuburg. In: Flamm/Mazakarini, Bader-Wundarzt-Medicus, 41–46.

66 Goetz, Leben im Mittelalter, 238.

67 Diese Bezeichnung verwendet Susanna Stolz als Buchtitel für ihre Untersuchung der Bader und Barbiere als Vorgänger der Perückenmacher und Friseure. Siehe dazu Stolz, Handwerke des Körpers.

68 Mazakarini, Ein Badbesuch im Jahre 1422. In: Flamm/Mazakarini, Bader-Wundarzt-Medicus, 129.

69 Eine Abbildung von diesen Tätigkeiten gibt es in Micheal Hero, Schachtafelen der Gesuntheyt. Die sechsunddreißigste Schachtafel behandelt die Ordnung des Bades. Siehe auch Flamm, Bader-Wundarzt-Medicus, 18, und Mazakarini, Ein Badebesuch im Jahre 1422, 129.

70 Horn, Der praktische Unterricht, 78.

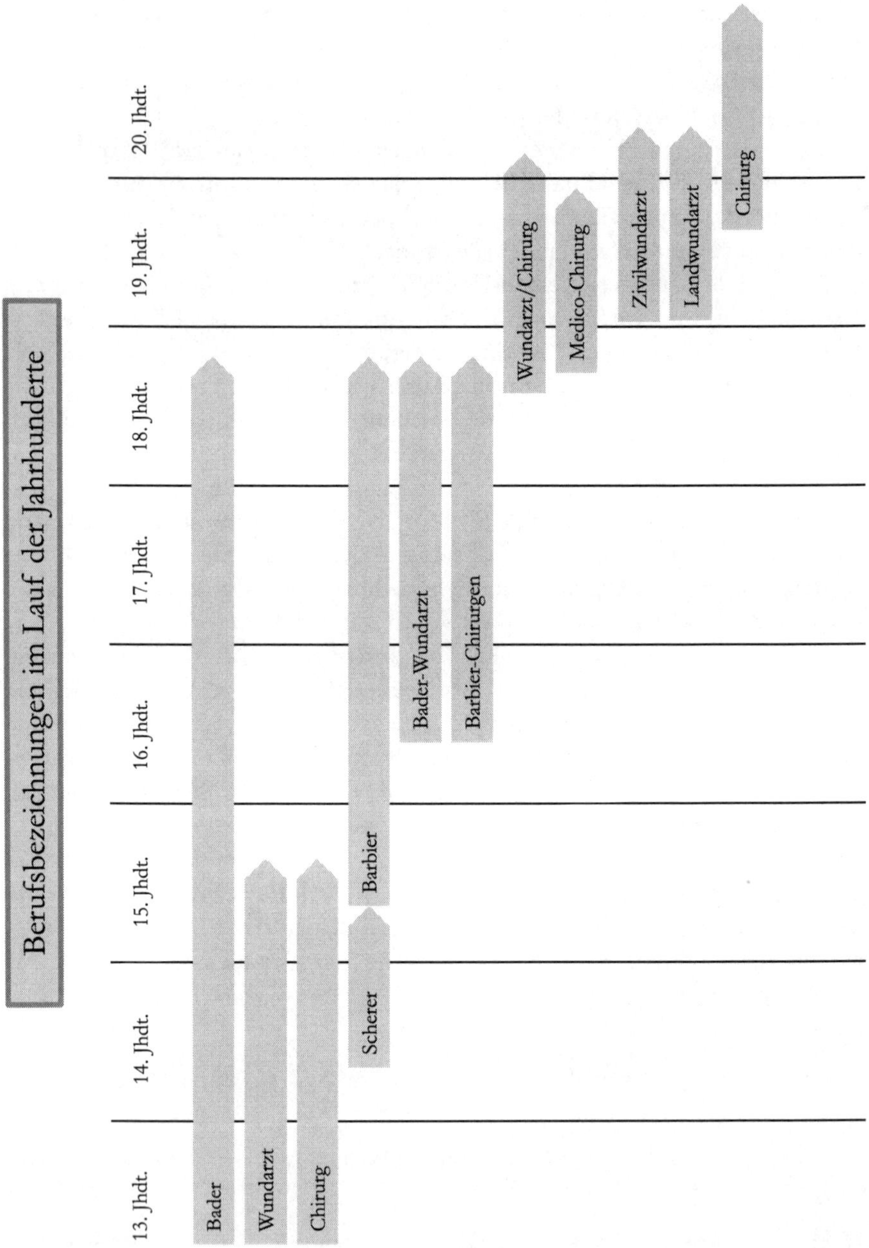

Abbildung 3: Berufsbezeichnungen im Lauf der Jahrhunderte. *Quelle: Eigene Darstellung auf Basis von Amman, Comenius, Flamm, Horn, Martin, Mazakrini, Pictorius, Porter, Rabl, Schrauf, Ubl, Zappert.*

mern.[71] Die Beigabe von Kräuterabsuden bei der Erzeugung des Dampfes sorgte für zusätzliche erwünschte Nebenwirkungen, wodurch die Badegäste ihr Wohlbefinden steigern konnten.[72]

Die Bader verfügten durch ihre Arbeit über ein breites Wissen rund um den Körper. Sie waren auch die erste Adresse für die Versorgung von Wunden, die Behandlung von Luxationen und Knochenbrüchen.[73] Das folgende Bild zeigt den Bader bei einer seiner weiteren Tätigkeiten, dem sogenannten Schröpfen.

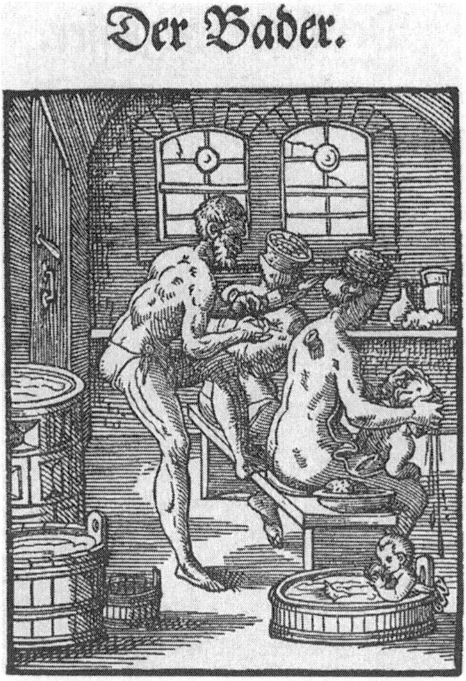

Abbildung 4: Der Bader. *Quelle: Amman, Das Ständebuch, 53.*

»Wolher ins Bad Reich vnde Arm/
Das ist jetzund geheitzet warm/
Mit wolschmacker Laug ma euch wescht/
Denn auff die Oberbanck euch setzt/
Erschwitzt/den werdt jr zwagn[74] vnd gribn/
Mit Lassn das vbrig Blut außtriebn/
Denn mit dem Wannenbad erfreuwt/
Darnach geschorn vnd abgefleht.«[75]

71 Stolz, Handwerke des Körpers, 83.
72 Flamm/Mazakarini, Bader-Wundarzt-Medicus, 13.
73 Rabl, Anfänge, Ausbreitung und Werdegang, 172.
74 *Zwagn* bedeutete *waschen.*
75 *Abflehen* bedeutete von *Läusen und Flöhen befreien.*

In der Gesundheitsversorgung des 16. Jahrhunderts nahm das Schröpfen einen breiten Raum ein. Es wurde allgemein angenommen, dass das Baden das Blut verdünnt, und so wurde das Schröpfen nach dem Bad als umfassendes Heilmittel eingesetzt.[76] Bei dieser Behandlung wurde die Haut mit einem Messer leicht eingeritzt. Anschließend erzeugte der Bader mit einer Flamme[77] ein Vakuum in kleinen runden Glasgefäßen. Die Gläser wurden direkt auf die eingeritzte Stelle gesetzt. Das Vakuum erzeugte auf der Haut einen Unterdruck. Das Austreten des Blutes brachte in schmerzenden oder verspannten Körperregionen Linderung. Das Schröpfen ist auf dem Bild dargestellt und wird im Text auch beschrieben. Mit dem hier verwendeten Wort *Lassn* war aber nicht der Aderlass, sondern das Schröpfen gemeint. Die Beschreibung des Schröpfens kommt in einer anderen Quelle deutlicher zum Ausdruck:

> *»Der Bader schrepfet mit dem Schrepfeisen und indem er die Laßköpfe aufsezet ziehet er heraus das Blut zwischen Fell und Fleisch, welches er abwischt mit dem Schwamm.«*[78]

Das Wort *schrepfen* stammt aus dem Mittelhochdeutschen und bedeutete *reißen*, *ritzen* oder *kratzen*.[79] Das Schrepfeisen war das dazugehörige kleine Messer. *Laßköpfe* war die Bezeichnung für die runden Glasgefäße, die auch *Schröpfköpfe* genannt wurden. Das Lassen wurde in vielfältiger Weise eingesetzt. Es war beispielsweise üblich, dass auch unangenehme Hautunreinheiten und kleine Geschwüre mit dieser Behandlung beseitigt wurden.

Innerhalb des Gewerbes der Bader entwickelte sich der Beruf des *Scherers*. Das Schneiden und Scheren der Haare war lange Zeit nur in geistlichen Kreisen üblich gewesen.[80] Das Aufkommen von Bartpflege und Haarschnitt verlangte nach Männern, die besonders geschickt mit dem Messer umgehen konnten. Einige Bader beschäftigten zur Erweiterung der Dienstleistungen in ihrer Badestube einen Scherer, der eine Sonderstellung genoss.[81] Die Scherer waren auch diejenigen, die zur Ader lassen und chirurgische Eingriffe ausführen konnten.[82]

Diese besonderen Qualifikationen und die Knappheit der verfügbaren Badestuben führten zu einer Loslösung der Scherer von den Badern. Die landläufige Bezeichnung *Trockenscherer* unterstützt die Theorie, dass diese Männer außerhalb des Badebetriebs agierten.[83] Scherer wurden aufgrund ihres Wissens

76 Zappert, Über das Badewesen mittelalterlicher und späterer Zeit, 129, und Stolz, Handwerke des Körpers, 86.
77 In anderen Darstellungen wurde der Bader mit einer Öllampe in der Hand als Zeichen seines Berufes gezeigt. Siehe dazu Weigel, Neu erfundener Lust-Weg zu allerley schönen Künsten, 82.
78 Comenius, Orbis sensualium picti, 153.
79 Lexer, Mittelhochdeutsches Handwörterbuch 2, N–U.
80 Flamm, Bader-Wundarzt-Medicus, 23.
81 Stolz, Handwerke des Körpers, 93.
82 Pictorius, Lass-Büchlein, 22–24.
83 Martin, Deutsches Badewesen, 96–97.

auch beim Militär eingesetzt, wo sich die Bezeichnung *Feldscherer* bis ins 18. Jahrhundert gehalten hat.

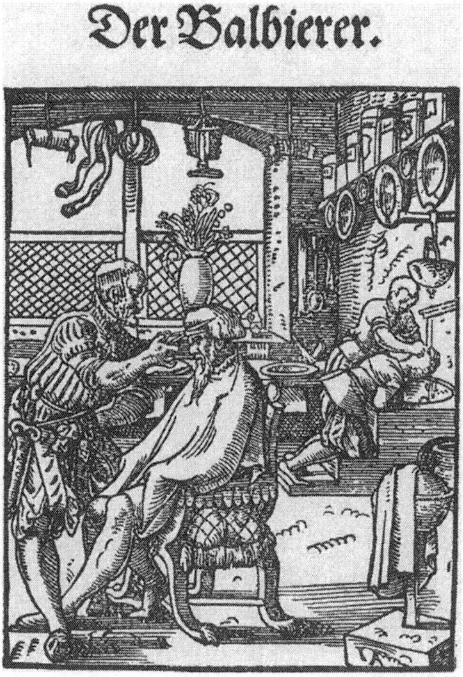

Abbildung 5: Der Balbierer. *Quelle: Amman, Ständebuch, 51.*

»Ich bin beruffen allenthalbn/
Kan machen viel heilsamer Salbn/
Frisch wunden zu heiln mit Gnaden/
Dergleich Beinbrüch vnd alte Schaden/
Frantzosen heyln/ den Staren stechn/
Den Brandt leschen vnd Zeen außbrechn/
Dergleich Balbiern/ Zwagen vnd Schern
Auch Aderlassen thu ich gern.«

Im Zivilleben setzte sich bald die Bezeichnung *Barbier* oder *Balbierer* in Anlehnung an das französische Wort für Bart durch. Die Wurzeln für diese Berufsbezeichnung waren die französischen Modeerscheinungen des Kurzhaarschnitts und der Bartlosigkeit.[84] Bevor es dazu eigene Bestimmungen gab, war die Lehre bei einem Bader verpflichtend. Besonders talentierte junge Männer mussten auf Wanderschaft gehen und sich Lehrer suchen, die sie unterweisen

84 Stolz, Handwerke des Körpers, 93, und Heyne, Altdeutsches Handwerk, 159.

konnten. Aufgrund ihrer Geschicklichkeit und ihrer Ausbildung konnten die Barbiere ein großes Behandlungsspektrum anbieten. Nach dem Rückzug der geistlichen Heiler aus der Chirurgie und dem dadurch entstandenen Vakuum traten die Barbiere an deren Stelle. Die Handwerksordnungen aus dem 17. Jahrhundert bestätigten ihren Tätigkeitsbereich. Mit dem Nachweis von ausreichenden Fähigkeiten konnten sie auch die Bezeichnung *Barbier-Chirurgen* führen. Sie durften die äußeren Kuren für den ganzen Körper durchführen und chirurgische Eingriffe aller Art fielen damit in ihren Zuständigkeitsbereich. Neben dem Aderlass versorgten sie Wunden und entfernten oberflächliche Tumore. Sie durften auch Blutegel setzen, Fisteln ausschaben, Klistiere verabreichen und Zähne ziehen.[85]

Das Ständebuch beschrieb den Beruf des Balbierers treffend und zeigte in der Darstellung viele Details, die zum Instrumentarium gehörten. Das Regal an der Wand ist vollgestellt mit Behältern, die vermutlich die Ingredienzen für die Salben enthalten. Darunter hängt eine Auswahl von Schalen, die zum Rasieren verwendet werden. Die erste Schale hat aber eine kleine Einbuchtung, die das typische Erkennungszeichen für eine Aderlass-Schale ist. Ein weiterer Hinweis für den Aderlass ist das beim Fenster aufgehängte Band, das als Aderlass-Binde in Verwendung war.

Die Beschreibung *Frantzosen heyln* bezieht sich auf die Behandlungsmöglichkeiten der damals schon verbreiteten Syphilis, die aufgrund ihrer angeblichen Provenienz als *Franzosenkrankheit* bezeichnet wurde. Mit dem *Star stechen* konnte Patientinnen und Patienten geholfen werden, die wegen eines grauen Stars erblindet waren. *Brandt leschen* bezog sich auf die Mittel gegen Wundbrand und mit *Zeen* waren die Zähne gemeint, die meistens nur durch das Ziehen zu kurieren waren.

2.2 Äußere Kuren und Chirurgie

Das Aufkommen der Scherer und Barbiere warf die Frage nach geeigneten Ausbildungsmöglichkeiten auf. In Paris reagierte man schon 1278 auf diese Entwicklungen. Nach der Distanzierung der medizinischen Fakultät von der Chirurgie wurden eigene weltliche, von den Universitäten unabhängige Kollegien geschaffen. Namentlich bekannt ist das *Collège de St. Côme*, das durch einen Zusammenschluss von Chirurgen entstand.[86] Die Kollegien boten Unterricht an und es konnten Prüfungen für Magister und Doktoren der Chirurgie abgelegt

85 Porter, Kunst des Heilens, 117.
86 Schipperges, 5000 Jahre Chirurgie, 69–70.

werden.[87] Aus Frankreich kamen mehrere wichtige Impulse für ganz Europa. Der Chirurg Guy de Chauliac (1298–1368) sorgte mit seinem Werk *Chirurgia magna* für bedeutende Veränderungen bei den Behandlungsmethoden.[88] In seinem Buch forderte de Chauliac umfangreiche Fertigkeiten von einem guten Chirurgen. Neben Geschick und Anpassungsfähigkeit sollten sie sich umfangreiche Kenntnisse der theoretischen und praktischen Medizin aneignen.[89] Er forderte die Chirurgen damit offen auf, auch der Lehre der inneren Krankheiten genügend Aufmerksamkeit zu schenken.

Dieser Punkt sollte zu andauernden Konflikten mit der Ärzteschaft führen, unter die in Frankreich 1731 ein vorläufiger Schlussstrich gezogen werden konnte. Die Gründung der *Académie de Chirurgie* trug dazu bei, dass sich die Chirurgie als wissenschaftliche Disziplin etablieren konnte.[90] Die Akademie wurde so erfolgreich, dass Paris lange Zeit als der geeignetste Ort galt, um praktische Anatomie und das Chirurgenfach zu erlernen.[91]

Die Französische Revolution führte zu weiteren Reformen der französischen Medizin. In riesigen Hospitälern konnte beispielsweise die physiologische Untersuchung der Kranken mit der Sektion verstorbener Patienten verbunden werden.[92]

Im deutschsprachigen Raum wurden erst im 14. Jahrhundert die ersten Universitäten gegründet. Karl IV. (1316–1378) stiftete 1348 die Universität in Prag, sein Schwiegersohn Rudolf IV. von Österreich (1339–1365) zog 1365 mit einer Universität in Wien nach. Bei der Wahl der Struktur wurden beide Universitäten an das Modell der medizinischen Fakultät in Paris angelehnt, wo man sich von der Chirurgie distanziert hatte.[93]

Rudolf IV. gründete die Universität in Wien zwar, erlebte jedoch die tatsächliche Inbetriebnahme nicht mehr, denn Papst Urban V. verweigerte seine Zustimmung zur theologischen Fakultät. Ohne diese Fakultät und aufgrund des Mangels an finanziellen Mitteln sowie an geeigneten Räumlichkeiten konnte bis 1384 kein geregelter Lehrbetrieb stattfinden. Es gelang erst Rudolfs Bruder Albrecht III. (1349–1395), eine Volluniversität zu schaffen, an der zwölf Magister und zwei Doktoren die Studenten in einem eigenen Gebäudekomplex unter-

87 Bernt, Handbuch des Medicinalwesens, 10.
88 Gurlt, Geschichte der Chirurgie 2, 79.
89 Porter, Kunst des Heilens, 118–119.
90 Brockliss, Medial Education. In: Grell, Centres of Excellence, 23.
91 Gelfand, Paris. In: Grell, Centres of Excellence, 221–224.
92 Ackerknecht, Medicine in the Paris Hospital, und Foucault, Naissance de la Clinique. In: Labisch, Homo Hygienicus, 106.
93 Palacky, Geschichte Böhmen, 299–301, und Schipperges, 5000 Jahre Chirurgie, 69–70.

weisen konnten. Der Aufschwung setzte kurz nach der Etablierung ein und im 15. Jahrhundert war Wien einer der populärsten Studienorte.[94]

Die Arbeit der medizinischen Fakultät wurde ab 1399 in den Fakultätsakten dokumentiert. Darin wurden alle Agenden festgehalten, die die Fakultät betrafen oder von ihr abgehandelt wurden. So gibt es auch den Eintrag über die erste anatomische Sektion, die 1404 unter der Leitung des Professors Galeazzo di Santa Sophia stattfand. Die Sektionen fanden in unterschiedlich großen Abständen - manchmal Jahren - statt.[95] Die langen Zeiträume zwischen den Demonstrationen lassen sich durch die Wartezeit auf geeignete Körper erklären. Mit der Erlaubnis der katholischen Kirche war zuerst nur die Leichenöffnung von Hinrichtungsopfern gestattet. Die sterblichen Überreste waren nach der Sektion ordnungsgemäß auf einem Friedhof zu bestatten.[96] Erst ab dem 18. Jahrhundert durften auch Verstorbene aus dem Wiener Bürgerspital herangezogen werden, nachdem die Universität einen dringenden Appell an Maria Theresia gerichtet hatte:

> *»Für die anatomisch und chyrurgischen Studien genügt es nicht auf die malefiz-Executionen zu warten, deswegen die Anfrage, ob Leichnahme von Verstorbenen zugewiesen werden können.«*[97]

Im Fall einer geplanten Sektion wurde diese öffentlich durch Anschlag angekündigt und sie war dann auch gut besucht. Die teilnehmenden Studenten und die Lehrenden von anderen Fakultäten mussten eine Gebühr entrichten.[98]

Der große Erfolg der medizinischen Fakultät leitete in Wien eine interessante Entwicklung ein. Die Gruppe der Fakultätsmitglieder war zwar klein, aber sie konnte sich als erste Instanz im Gesundheitssystem für Wien und Umgebung durchsetzen. Die Fakultät ließ sich zahlreiche Privilegien in mehr oder weniger großen Abständen bestätigen. Mit jeder Neuauflage gingen Erweiterungen der Zuständigkeiten einher. 1468 erhielt die Fakultät das Recht, alle in Wien praktizierenden Doktoren zu überwachen und einem nachweislich unfähigen Arzt die Behandlungsbefugnis zu entziehen, nachdem sich beispielsweise zu viele Patientinnen und Patienten bei der Fakultät beschwert hatten.[99]

Ab 1501 mussten sich alle Männer, die als Ärzte in Wien zugelassen werden wollten, bei der Fakultät einer Überprüfung ihres Wissens unterziehen. Diese Art der Prüfung wurde 1517 auf eine Repetition und eine öffentliche Disputation des auf einer anderen Universität erworbenen Doktorats ausgeweitet.

94 Universität Wien, Anfänge der Alma Mater Rudolphina.
95 Universität Wien, Archiv der Online-Zeitung, 600 Jahre Anatomie in Wien.
96 Porter, Kunst des Heilens, 111–112.
97 Brief vom 30. Oktober 1749. In: ÖStA, StHK 1, Karton 18, Sig. 4, fol. 8–14 med Anatomie.
98 Universität Wien, Archiv der Online-Zeitung, 600 Jahre Anatomie in Wien.
99 Privileg vom 22. Juli 1468. In: UAW, Statutenbuch 3.1.

Im Privileg von 1517 wurden erstmals auch *Wundärzte* erwähnt. Dieser Begriff wurde zur Abgrenzung zu den von der Universität ausgebildeten Ärzten, die gelegentlich auch *Buchärzte*[100] genannt wurden, verwendet. Die Berufsbezeichnung *Wundarzt* hatte Anfang des 16. Jahrhunderts bereits eine lange Tradition. Die Heilkundigen jener Zeit waren aber nicht mit den Wundärzten des 18. und 19. Jahrhunderts zu vergleichen. In den Aufzeichnungen der Stadt Klosterneuburg beispielsweise scheint 1452 ein Maister Jacob auf, der als *wuntaczt* von Wien einen Sold erhielt. 1467 heilte der *wundartzt* Ulreich zwei Männer.[101]

In den Fakultätsakten, die auf Latein geführt wurden, scheinen 1444 im Zusammenhang mit einer Sektion zwei Männer auf, die die Bezeichnung *cirurgicus* beigefügt hatten.[102] Es ist nicht bekannt, woher diese Männer ihre Ausbildung oder ihre Legitimation hatten. Es steht nur fest, dass es diese Männer gegeben hat.

Ab 1517 sollten sich diese Wundärzte von der Fakultät prüfen lassen, um in Wien die äußeren Kuren praktizieren zu dürfen. Die Prüfungen sollten vor einem Kollegium aus Doktoren und bewährten Wundärzten stattfinden, die den Kandidaten *verhören* sollten. Er sollte sein ganzes Wissen unter Beweis stellen, indem er auf seine Fähigkeit im Umgang mit den chirurgischen Instrumenten getestet werden sollte, und er musste Kenntnisse der menschlichen Anatomie vorweisen können.[103] Die Auswirkungen dieses Privilegs zeigten sich aber nur zeitverzögert, denn in den Fakultätsakten gab es nach diesem Privileg über einen längeren Zeitraum hinweg keine Aufzeichnungen über Prüfungen eines *cirurgus, chirurgus* oder *cheirurgus.* Eine tatsächliche Prüfung für eine *admissione ad balneum et chirurgices* fand laut Fakultätsakten erstmalig im Juni 1550 statt.[104] Ab 1553 gab es dann weitere Aufzeichnungen darüber, dass mehrere Bader bei der medizinischen Fakultät vorstellig wurden, um sich ihre Kenntnisse bestätigen zu lassen.[105]

Erste Anstrengungen, die Chirurgie als Fachgebiet auf der Universität in Wien nach italienischem Vorbild anzubieten, wurden erst 1537 unternommen. Ferdinand I. (1503–1564) erließ eine neue Studienordnung, die die Bestellung eines eigenen Professors der Chirurgie vorsah.[106] Der erste Inhaber dieser Professur war Franz Emerich (1496–1560). Er stammte aus Troppau in Schlesien und wurde 1537 nach Wien berufen. Die chirurgische Ausbildung sollte drei bis vier Jahre in Anspruch nehmen. Die dazugehörigen anatomischen Vorlesungen

100 Siehe dazu beispielsweise Schrauf, AFM I, Eintrag vom 30. Mai 1421,fol. 38, 46.
101 Flamm/Mazakarini, Bader-Wundarzt-Medicus, 85–86.
102 Schrauf, AFM II, 31.
103 UAW, Statutenbuch 3.1., Privilegium vom 9. Oktober 1517.
104 Schrauf, AFM II, 248.
105 Schrauf, AFM II, 258, 266, 277, 278–279, 288 und 298.
106 Horn, Grundzüge des Medizinstudiums, 114–115.

sollten regelmäßig im Wintersemester gehalten werden, um die Haltbarkeit der Leichname zu verlängern. Für die ersten beiden Studienjahre waren die allgemeine Anatomie, die spezielle Anatomie des Kopfes und die Anatomie der inneren Organe vorgeschrieben. Für die Gewinnung von Kenntnissen über die weibliche Anatomie sollte eine Frauenleiche seziert werden. Zur weiteren Ausbildung gehörte auch die chirurgische Operations- und Instrumentenlehre. Der eigens entworfene Studienplan wurde aber aufgrund der chronischen Geldnot der medizinischen Fakultät nie vollständig durchgeführt.[107]

1554 wurde die medizinische Fakultät reformiert. Zuerst war kein eigener Lehrstuhl für Chirurgie vorgesehen. Die Studenten konnten Vorlesungen bei den drei von der Landesregierung besoldeten Professoren über die medizinische Theorie besuchen. Für die Anatomie sollten sie aber eigens Doktoren bezahlen, die dann die notwendigen Lehrveranstaltungen abhielten. Da dieser Zustand nicht haltbar war, wurde 1555 erneut ein Lehrstuhl für Chirurgie eingerichtet, wo auch Anatomie gelehrt wurde.[108] Mit der Errichtung dieses Lehrstuhls konnten erstmals auch Abschlüsse in Chirurgie erworben werden. Die ersten Doktoren der Chirurgie wurden in den Fakultätsakten allerdings erst 1633 erwähnt.[109]

1569 konnte die medizinische Fakultät weitere Kompetenzen an sich ziehen. Maximilian II. (1527–1576) gewährte in einem Privileg der Fakultät das Recht, alle Anbieter aus dem Gesundheitsbereich zu prüfen und bei ihrer Berufsausübung durch regelmäßige Besuche ihrer Niederlassungen zu überwachen.[110] Die Bader und Barbiere wurden in diesem Dokument als voneinander getrennte Berufsgruppen angesprochen.

Im Privileg von 1569 wurden neben den Badern und Barbieren auch alle anderen Anbieter von kurierenden Maßnahmen unter den Einflussbereich der medizinischen Fakultät gestellt. Aufgrund der medizinischen Notwendigkeiten gab es eine Reihe von Heilkundigen, die sich auf einen Teilbereich spezialisiert hatten, der von der medizinischen Fakultät als eigene Kunst angesehen wurde. Auch sie sollten examiniert und approbiert werden. Die *Bruch- und Steinschneider* waren besonders versierte Scherer, die gelernt hatten, wie Blasensteine zu entfernen sowie Leisten- und Hodenbrüche zu operieren waren. Die auf Augenoperationen spezialisierten *Starstecher* konnten ihren Patientinnen und Patienten durch die Entfernung der getrübten Linse in glücklich ausgehenden Fällen zum besseren Sehen verhelfen.[111] Die sogenannten *Franzosenärzte* behandelten die Syphilis.[112]

107 Skopec, Das Ringen um die Einheit, 137.
108 Horn, Anatomischer Unterricht, 190–191.
109 AFM III, 274–276. In: Horn, Examiniert und approbiert, 202.
110 Privileg vom 1. April 1569. In: ÖStA, AVA, StHK, Karton 17, Sig. Med.in genere.
111 Mörgeli, Die Werkstatt, 100.
112 Privileg vom 1. April 1569. In: ÖStA, AVA, StHK, Karton 17, Sig. Med.in genere.

Viele dieser Heilkundigen boten ihre Dienste als sogenannte *Fahrende* an. Sie hatten aus wirtschaftlichen Gründen keinen festen Standort, sondern bereisten das Land, um eine möglichst große Zahl von Patientinnen und Patienten zu erreichen. Die Hilfesuchenden sollten sich durch die geforderte Kontrolle vonseiten der medizinischen Fakultät in Sicherheit wiegen können, dass sie keinem Kurpfuscher zum Opfer fielen.[113] Die sogenannten *Zahnbrecher* wurden keiner Prüfung unterzogen. Ihre Tätigkeit beschränkte sich einzig auf das Ziehen von faulen Zähnen. Oft besserten Zahnbrecher ihre wirtschaftliche Situation mit dem Verkauf von Theriak, einem giftigen Mittel gegen Ratten, und Arzneien unterschiedlicher Art auf. Diese Gruppe stand zusammen mit Kräuter- und Wurzelgräbern sowie extra erwähnten alten Weibern im Visier der medizinischen Fakultät. Das Privileg von 1620 verhängte ein Verbot für den Handel mit Medikamenten aller Art außerhalb von Apotheken.[114]

2.3 Vom Bader und Barbier zum Wundarzt

Die Bader von Wien, die sich ihres Standes durchaus bewusst waren, bestanden Anfang des 16. Jahrhunderts auf einer Abgrenzung zu den Barbieren. In den Innungsakten der Stadt Wien gibt es einen Brief von Ferdinand I. (1503–1564) von 1521 an die Bader und Barbiere von Wien. Darin wurde festgehalten, dass ein Barbier kein Bader war und dementsprechend nicht im Besitz einer Badestube sein konnte. Er durfte auch keine Bäder anbieten oder sonstige Tätigkeiten ausführen, die dem Baderhandwerk zuzuordnen waren. Das Baderhandwerk sollten nur geprüfte Meister ihres Faches ausüben.[115]

Diese Prüfung, die früher eine Zunftangelegenheit gewesen war, war nun eine Obliegenheit der medizinischen Fakultät. Ebenso mussten sich die Barbiere dieser Hürde stellen. Ihre Entwicklung ging allerdings in die Richtung, dass sie zu den Prüfungen zum Magister der Chirurgie antraten. In der Handwerksordnung für Barbiere und Chirurgen von 1710 wurde beispielsweise für den Besitzer der Niederlassung – den Meister – ausdrücklich der Erwerb des Magisteriums verlangt.[116] Trotz der Prüfung bei der medizinischen Fakultät wurden die Barbier-Chirurgen nicht als akademische Heilkundige angesehen. Sie gehörten nach wie vor zu den Handwerkern, deren Tätigkeit bis 1783 in entsprechenden Handwerksordnungen geregelt war.

Im 17. Jahrhundert ging die Badekultur aufgrund von Seuchen, Holzknapp-

113 Horn, Examiniert und approbiert, 23–24.
114 Privileg vom 20. Februar 1620. In: UAW, Statutenbuch 3.1.
115 Innungsakten der Bader und Wundärzte [fol. 1–2], Graz, am 19. Oktober 1521. In: WStLA, 2.8.7.A1.2.
116 Confirmatio deren barbirer 1710. In: ÖStA, AVA, Salbuch Nr. 121.

heit und der wachsenden Überzeugung, dass sich Bäder negativ auf die Gesundheit auswirkten, stetig zurück. Die Badestuben wurden auch als Treffpunkt für Schwätzer diffamiert, die man als politische Unruhestifter betrachtete.[117] Das Arbeitsfeld der Bader durchlief danach einschneidende Wandlungen und bewegte sich tendenziell in Richtung der Tätigkeiten der Barbiere. Eindeutige Hinweise für diese Veränderungen lassen sich beispielsweise in einer Handwerksordnung von 1620 finden. Zum einen war darin nicht von einer Badestube, sondern von einer Werkstatt die Rede, und zum anderen wurde der Begriff *Patient* verwendet. Die meisten Paragrafen in der Handwerksordnung betrafen allgemeine Verhaltensregeln des Meisters, seiner Knechte, der Lehrlinge und des Hausgesindes. Die eigentlichen Tätigkeiten wurden nur bei den Knechten genannt. Diese Aufzählung erfolgte aber nicht in einem positiven Zusammenhang. Vielmehr warnte der Passus vor den Folgen von Fehlern beim Aderlassen und Schröpfen der Kunden. Eventuelle Schäden, die dem Meister dadurch entstanden waren, musste der Knecht abarbeiten. Neben Verhaltensregeln, wie dem Verbot des Kartenspiels oder des übermäßigen Weingenusses, hatten sich die Knechte auch an fixe Anwesenheitszeiten zu halten. Die Werkstatt durfte niemals leer stehen, denn die Bader waren zu Bereitschaftsdiensten für Notfälle verpflichtet. Im achtzehnten Punkt wurde unmissverständlich festgehalten, dass bei verwundeten Patientinnen und Patienten das Blut zu stillen sei und diese angemessen zu verbinden seien.[118] Die Entwicklung vom Bader zum anerkannten Heilkundigen war damit vorgegeben.

Die Ordnungen für Barbiere von 1636 und 1637 gaben eine noch genauere Linie in Richtung Chirurgie vor. Erstens durften nur Bader, die drei Jahre Chirurgie gelernt hatten und von der Fakultät als Chirurgen approbiert worden waren, als Barbiere zugelassen werden. Dabei ist zu beachten, dass sich der Geselle selbst um Lern- und Studienmöglichkeiten kümmern und die Ausbildung mit eigenen finanziellen Mitteln bestreiten musste. Außerdem war die Prüfung bei der Fakultät teuer. Des Weiteren wurden die zugelassenen Barbiere für Wien und Umgebung auf neun, die in der Ordnung namentlich genannt wurden, begrenzt.[119] Diese Zahl wurde 1662[120] noch einmal bestätigt und erscheint angesichts der damaligen Bevölkerung von etwa 80.000 Menschen gering.[121] 1710 wurde in einer Neuauflage der Barbierordnung mit der Anmerkung, dass in und vor der Stadt alles so *volkreich* (etwa 113.000 Einwohnerinnen und

117 Stolz, Handwerke des Körpers, 115–119.
118 Confirmation des bader handtwerchkhs zu Wien 1620. In: ÖStA, AVA, Salbuch Nr. 28.
119 Confirmation balbierer 1636. In: ÖStA, AVA, Salbuch Nr. 42 und Confirmatio barbirer 1637. In: Salbuch Nr. 50.
120 Confrmation baader 1664. In: ÖStA, AVA, Salbuch 76.
121 Klein, Bevölkerung, 91f. In: Steidl, Auf nach Wien! 50.

Einwohner) geworden sei, die Zahl der Barbierstuben auf zwölf angehoben.[122] Es ist daher wahrscheinlich, dass sich die unteren Schichten und vor allem die Landbevölkerung mit der Konsultation eines Baders zufriedengeben mussten.

Der Entwicklung der Bader in Richtung einer ärztlichen Versorgung wurde in der Handwerksordnung von Wien 1664 Rechnung getragen. Die Ordnung erging an die Bader und *Wundärzte*, wobei die früher gebräuchliche Bezeichnung revitalisiert wurde. Anfang des 18. Jahrhunderts wurde zuerst 1710 eine Handwerksordnung für Barbiere und Chirurgen aufgestellt, 1715 erfolgte eine für Bader und Wundärzte. Die Grenzen zwischen den Arbeitsbereichen waren allerdings fließend. Die Berufsgruppe der Bader und Wundärzte hatte sich mit den von ihr durchgeführten Tätigkeiten auf die der Barbiere und Chirurgen zubewegt. Der Aderlass und die Versorgung von Wunden wurden in den Handwerksordnungen allen beiden Berufsgruppen erlaubt. Während von den Badern und Wundärzten Kenntnisse der Wundarzneikunst verlangt wurden, war es bei den Barbieren und Chirurgen die Kunst der Chirurgie.[123]

Alle angehenden Meister hatten sich ausdrücklich einem Examen der medizinischen Fakultät zu unterziehen. Bei den Barbieren und Chirurgen wurde diese Forderung durch den Ausdruck *»der Meister braucht ein Magisterium«* ausgedrückt.[124] Wie oben erwähnt, waren die Prüfungen schon im 16. Jahrhundert Voraussetzung für eine Zulassung *ad balneum et chirurgices* gewesen. Aufgrund des Gebrauchs des lateinischen Wortes für Meister – also *Magister* – in den Fakultätsakten war auch hier kaum eine Unterscheidung der Fachgebiete mehr möglich. Dieser Magister war aber noch nicht gleichzusetzen mit dem akademischen Titel *Magister der Chirurgie*, der sich gegen Ende des 18. Jahrhunderts etablierte.[125]

Die Prüfungen und Tätigkeiten der Bader, Barbiere, Chirurgen und Wundärzte hatten sich angeglichen. 1752 erging die erste gemeinsame Handwerksordnung. Sie richtete sich an die Chirurgen, Balneatoren, Wundärzte und Bader. Unabhängig von der Bezeichnung wurde von allen Wissen über das Barbieren, die Anatomie, die Chirurgie und chirurgische Operationen verlangt.[126] Nach dieser Assimilierung wurde ab dem Ende des 18. Jahrhunderts die Bezeichnung *Chirurg* gleichbedeutend mit *Wundarzt* gebraucht. Es war den geprüften

122 Confirmatio barbirer 1710. In: ÖStA, AVA, Salbuch Nr. 121.

123 Confirmatio barbirer 1710. In: ÖStA, AVA, Salbuch Nr. 121 und Confirmatio 1715. In: Salbuch Nr. 137.

124 Confirmatio 1715. In: ÖStA, AVA, Salbuch Nr. 137.

125 Siehe dazu beispielsweise die Prüfungsprotokolle *pro magisterio* der Josephsakademie: Protocoll über die in Examine Rigoroso denen Kandidaten vorgelegten Fragen. In: Universitätsarchiv, Akten zum Josephinum,Jo 7.1 1789–1798, Mikrofilm, 627.

126 Confirmatio privilegiorum deren hiesigen chyrurgorurm et balneatorum 1752. In: ÖStA, AVA, Salbuch Nr. 199.

Meistern selbst überlassen, welchen Berufstitel sie führen wollten. Die Bezeichnungen *Bader* und *Barbier* verschwanden zwischen 1770 und 1790 ganz aus den Bestimmungen.[127]

Eine Gegenüberstellung der Wiener Handwerksordnungen zeigt die Entwicklungen auf.

Jahr	Verwendete Bezeichnungen	Hinweise auf Tätigkeiten, Gebote und Verbote
1620	Bader, Landfahrer und Zahnbrecher, Stein- und Bruchschneider	Baden, Verbinden, Aderlass, Schröpfen, Versorgung eines blutig geschlagenen oder auf andere Art verwundeten Patienten
1636	Balbierer, approbierte Chirurgen	Haarschnitt und Kämmen, Barbieren, Verpflichtung zur täglichen Reinigung des Zwagstuhls[128] und zur wöchentlichen Reinigung der Schalen, Zähne ziehen, Aderlass
1664	Bader und Wundarzt	keine Nennung von Tätigkeiten
1710	Barbiere und Chirurgen	Reinigung der Ausstattung nicht mehr erwähnt, Chirurgie-Kunst, Aderlass, Verbinden, Meister braucht Magisterium, Verbot der Aufnahme von Perückenmachergesellen
1715	Bader und Wundarzt	Wundarzneikunst, barbieren, baden, Aderlass, Schröpfen, Versorgung eines blutig geschlagenen oder auf andere Art verwundeten Patienten
1716	Barbier und Chirurg in der Überschrift, im Text approbierte Chirurgen und Barbierer	Chirurgie-Kunst, Aderlass, Verbinden, Meister braucht Magisterium, Verbot der Aufnahme von Perückenmachergesellen
1752	Chirurg und Balneator in der Überschrift, Wundärzte und Bader im Text	Chirurgie, Wissen in Anatomie, chirurgische Operationen, Barbieren, Zubereitung von Heilmitteln

Tabelle 1: Handwerksordnungen für Wien. *Quelle: Eigene Zusammenstellung nach den Handwerksordnungen und für 1752 nach Sammlung k. k. Verordnungen und Gesetze vom Jahre 1740 bis 1780.*

Neben diesen Regelungen für die Bezeichnung und die Berufsausübung der Wundärzte und Chirurgen wurde im 18. Jahrhundert auch der Zugang zum Beruf einigen Neuerungen unterzogen. Maria Theresia betraute ihren Leibarzt Gerard van Swieten (1700–1772) mit einer Verbesserung, die schon bei den Lehrlingen und Gesellen ansetzen sollte. 1748 wurden die in Wien bereits 1721[129] für die Lehrlinge der Bader, Hebammen und Studenten der Chirurgie eingeführten und im Bürgerspital abgehaltenen *collegia publica* als allgemein ver-

127 Kropatschek, Sammlung k. k. Verordnungen und Handbuch k. k. Gesetze.

128 Stuhl zum Haarewaschen.

129 Horn, Hintergründe Josephinum, 222.

pflichtender theoretischer Unterricht für die Vermittlung von Basiskenntnissen in Medizin ausgeweitet. Eigens ausgesuchte und bezahlte Lehrer hielten in größeren Städten diese Vorlesungen über Anatomie und Chirurgie ab. Der Besuch dieser Veranstaltungen wurde für alle angehenden Wundärzte Pflicht.[130] Dieser Unterricht in den *collegia publica* war aber nur theoretisch. Anatomische und praktische Studien an Leichen wurden zu dieser Zeit nur für Studenten der medizinischen Fakultät durchgeführt. Auch dort geschah das aber nur in sehr unregelmäßigen Abständen.[131] Die Fakultät bat um die kontinuierliche Zuweisung von Leichnamen von auf natürlichem Wege Verstorbenen. Um Maria Theresia diese Entscheidung einfacher zu machen, wurde ihr im oben erwähnten dringenden Schreiben 1749 die Nützlichkeit von regelmäßigen anatomischen Demonstrationen vor Augen geführt, indem ausdrücklich auch auf die Möglichkeit zur Teilnahme für angehende Wundärzte hingewiesen wurde.[132] Der praktisch-chirurgische Unterricht für Wundärzte sollte aber erst 1772 Wirklichkeit werden.[133]

Dieses Beispiel zeigt den bestimmenden Grundton zu jener Zeit. Die Bemühungen um positive Fortschritte waren umfangreich, es wurde aber meistens nur auf gravierende Missstände und dringende Anfragen reagiert und kaum vorbeugend agiert.

Der Wandel vom Bader und Barbier zum Wundarzt und Chirurgen war langsam vorangegangen, doch noch klebte der mittelalterliche Filz an diesem Beruf. Es fehlte insgesamt an über- und durchgreifenden Konzepten.

2.4 Die Entwicklung ab 1770

Ab der Mitte des 18. Jahrhunderts traten aufgrund der Machtansprüche verschiedener europäischer Länder, allen voran des Königreichs Preußen, Überlegungen zu einer Staatsbildung und -konsoldierung immer mehr in den Vordergrund.[134] Abgesehen von einer genauen Festlegung des Herrschaftsgebietes wurde der Blick auf die eigenen Ressourcen geschärft.[135] Dazu gehörten neben Rohstoffen auch die Untertanen. Der Körper wurde als Arbeitskraft, als Soldat,

130 Skopec, Das Ringen um die Einheit, 139.

131 »*Zur Emporbringung des Studii anatomici wird allen Landgerichten mitgegeben, auf Anlagen der Universität die justizierten Körper ohne Entgelt zu verabfolgen.*« In: Kropatschek, Sammlung k. k. Verordnungen, I. Band 1740–1752, Nr. 7, 7–8.

132 Schreiben vom 30. Oktober 1749. In: ÖStA, AVA, StHK 1, Karton 18,fol. 8–14.

133 28. Oktober 1772. Nr. 2211, Verordnung Wien. In: Kropatschek, Sammlung k. k. Verordnungen, Nachtrag, Gesetze 553–555.

134 Bielfeld, Institutions politiques 2, Chap. 3, § 7.

135 Hörnigk, Oesterreich über alles.

als Maschine und als Gegenstand wissenschaftlicher Forschung entdeckt.[136] Zur Erhaltung dieses ökonomisch wichtigen Faktors änderte sich die Einstellung zu Gesundheit und Krankheit.

Gottfried Wilhelm Leibniz (1646–1716) sah beispielsweise Gesundheit und Medizin, neben Religion und Justiz, als unverzichtbare Elemente in seinen staatstheoretischen Entwürfen und entwickelte konkrete Vorschläge zur Organisation des Medizinalwesens. Leibniz sah die Ärzte, die auch vom Staat besoldet werden sollten, in einer Position von öffentlichem Interesse. Die Mediziner sollten nicht nur im Krankheitsfall reagieren, sondern auch als Wächter über die gesundheitlichen und hygienischen Bedingungen etabliert werden. Dazu gehörten für Leibniz auch das Führen von Todesstatistiken, die Obduktion von Verstorbenen und epidemiologische Beobachtungen. Leibniz entwickelte damit ein Gesellschaftsmodell, das der Gesundheit aller Mitglieder einen hohen, die Gesellschaft tragenden Stellenwert zuwies.[137] Von ihm stammt auch die Aussage, dass die wahre Macht der Herrschaft in der Zahl der Menschen liege, denn die Kraft eines Staats sei dort zu finden.[138]

Der Philosoph und Staatsrechtler Christian Wolff (1679–1754) unterstrich diesen Gedanken des Populationismus und führte die Macht eines Staates ebenfalls auf dessen Bevölkerungsreichtum zurück. Seiner Ansicht nach sollte ein aufgeklärter Herrscher diese Ressource durch mehrere Maßnahmen pflegen. In seinen *Vernünftigen Gedanken* führte er den Kampf gegen ansteckende Krankheiten, die Sorge für billige Nahrungsmittel, Anordnungen gegen Verunreinigungen und die Versorgung mit ärztlicher Hilfe als probate Mittel an. Im Gegenzug schuldeten die Untertanen Gehorsam.[139] Mit seinem Werk beeinflusste Wolff einen der engsten Berater Maria Theresias – Joseph von Sonnenfels (1732–1817).[140] Unter seiner Anleitung setzte die Erzherzogin wichtige Impulse für wesentliche Fortschritte in Richtung eines übergreifenden Staatsgedankens und der Entwicklung einer zentralistischen Verwaltung und Rechtsprechung. Neben dieser Gleichschaltung der Verwaltungskörper sah Maria Theresia in ihren Maßnahmen eine wertvolle Erweiterung und Humanisierung des Staatszweckes.[141] Diese Schritte schlossen die Entwicklung eines staatlichen Gesundheitswesens mit ein.

Von 1740 bis 1770 wurden etliche Verordnungen veröffentlicht, die den Gesundheitsbereich betrafen. Es gab anfänglich keine Medizinalordnung im eigentlichen Sinn, sondern die fraglichen Gesetze wurden nach Bedarf erlassen

136 Labisch, Homo Hygienicus, 70.
137 Ebenda, 77–79.
138 Ebenda, 85.
139 Wolff, Vernünftige Gedanken, 151, 348–363 und 454–456.
140 Sonnenfels, Grundsätze der Polizey, 54–55, 176–177 und 193–197.
141 Kann, Die Habsburgermonarchie, 17.

und waren quer über die Jahre verstreut.[142] Viele davon waren örtlich begrenzt, beispielsweise auf Wien, Graz, Linz oder Böhmen. Nur wenige sogenannte Hofreskripte richteten sich an alle k. k. Erbländer. Das Hauptsanitätsgesetz von 1755 und ein weiteres von 1757 gingen auf konkret genannte Provinzen ein. Ein Patent von 1764 enthielt Ordnungen für die Küste und die Seehäfen und 1766 wurden Strafen für Versäumnisse bei der Besorgung des Gesundheitswesens geregelt.[143] Es wurden auch laufend Vorschriften erlassen, die sich direkt an die praktizierenden Heilkundigen wandten. Die meisten Verordnungen richteten sich an die Bader und Chirurgen. Gab es eine Bestimmung, die ausschließlich das Baderhandwerk betraf, dann wurde diese Gruppe auch explizit angesprochen.

Diese Politik der kleinen Schritte konnte aber nicht das oben genannte Ziel eines staatlich beaufsichtigten Gesundheitswesens erreichen. Schlussendlich wurde an einem Entwurf gearbeitet, der dem oben genannten Anspruch genügen sollte. Am 2. Jänner 1770 erging die *Sanitäts- und Kontumazverordnung an alle Landeseinwohner und Untertanen der gesamten Erbkönigreiche, Fürstentümer und Länder.* Die Verordnungen wurden unter dieser Bezeichnung zusammen mit einer umfangreichen Präambel in den *Codex Austriacus* aufgenommen.[144] In der Sammlung aller k. k. Verordnungen und Gesetze von 1740 bis 1780 gab es keine Einleitung und es wurde der Begriff *Generalsanitätsnormativum* benutzt.[145]

Der erste Teil der Verordnung betraf die Versorgung im Bereich der allgemeinen Gesundheit. Neben der Vereinheitlichung des Gesundheitswesens sollten klare Strukturen durchgesetzt und eine lückenlose Überwachung der Heilkundigen sollte eingerichtet werden.[146] Die Überwachung der korrekten Ausführung der Weisungen sollte in jedem Erbland eine eigens eingerichtete Sanitätskommission übernehmen. Die Kommission war zu regelmäßigen Meldungen nach Wien an die Hauptsanitäts-Deputation verpflichtet. Sämtliche Akteure des Gesundheitswesens waren der Kommission unterstellt: alle approbierten und angestellten Stadt- und Kreisphysiker, Chirurgen, Apotheker und Wundärzte, Bader, Barbiere, Okulisten, Operateure und Hebammen.[147] Bei den Aktivitäten der Sanitätskommissionen wurden die Berufe taxativ aufgezählt und es ergingen eigene Instruktionen an die Mediziner, die Wundärzte und Bader, die Apotheker und die Hebammen.[148]

142 ÖNB, Kropatschek, Sammlung aller k. k. Verordnungen von 1740 bis 1780.
143 Supplementum Codicis Austriaci VI, 1247.
144 Supplementum Codicis Austriaci VI, 1247–1292.
145 Kropatschek, Sammlung k. k. Verordnungen, VI. Band 1770–1773, Nr. 1152, 3.
146 Horn, »... eine Akademie«, 220.
147 Supplementum Codicis Austriaci VI, 1248.
148 Supplementum Codicis Austriaci VI, 1250–1260.

Eine weitere wichtige Neuerung war das Fehlen von den früher üblichen Verpflichtungen zur Teilnahme an katholischen Festen. Aufgrund ihrer umfassenden Geltung wurde die Ordnung frei von Konfessionen gehalten. Die Wundärzte und Bader wurden beispielsweise nur zu allgemeiner Gottesfürchtigkeit und Fleiß angehalten.[149]

Der zweite Teil der Sanitäts- und Kontumazverordnung regelte die »*Vorsichten, welche die Besorgung der Gesundheit von fremden Grenzen her betreffen*«. In der Einführung wurde die Hintanhaltung von ansteckenden Krankheiten, die an den Grenzen des Reiches zu befürchten waren, zum Ziel dieser Ordnung erklärt.[150] Die Umsetzung sollte durch den Ausbau der bereits bestehenden Kontumazstationen, die den Sanitätskommissionen unterstanden, gelingen. Die Stationen waren an allen Grenzen des Habsburgerreiches zu finden, die Gefährlichkeit von *Einbruchsörtern* wurde im türkischen und venezianischen Grenzgebiet aber besonders betont. An der Grenze zum *Turcicum* wurde sogar ein ständiger Sanitätskordon eingerichtet, weil Pesteinbrüche von dort zu befürchten waren. Verdächtige Personen, Vieh und Waren sollten unter allen Umständen in ausreichender Entfernung gehalten werden. Neben den allgemeinen Bestimmungen folgten in der Ordnung noch genaue Instruktionen für die Kontumazdirektoren, für die Sanitäts-Mediziner und -Chirurgen sowie für die Reinigungsknechte, die in den Stationen beschäftigt waren. Die Letztgenannten waren speziell instruierte Männer, die für das Öffnen und Reinigen von kontaminierten Importgütern nach genauen Tariflisten bezahlt wurden.[151]

Die Sanitäts- und Kontumazordnung 1770 war teilweise vage formuliert. Bei den Wundärzten und Badern war beispielsweise geregelt, dass sie sich von einer medizinischen Fakultät prüfen zu lassen hatten, denn nur mit einer von dort ausgestellten Urkunde über die Tauglichkeit war eine öffentliche Anstellung in der Stadt oder auf dem Land möglich.[152]

In der Praxis hatten aber die wenigsten Wundärzte eine Anstellung. Der Text konnte dahingehend interpretiert werden, dass Wundärzte ohne Anstellung nicht zur Prüfung verpflichtet waren. Um diese Unklarheit aus dem Weg zu räumen, musste schon 1771 eine Ergänzung veröffentlicht werden, worin nicht examinierten Wundärzten die Zulassung zur Praxis allgemein verweigert wurde.[153]

Diese mangelnde Spezifizierung zog sich vor allem durch den Bereich der Sanitätsordnung. Aus den Ländern waren etliche Beschwerden über die In-

149 § II. Instruction für die Wundärzte und Bader. In: Supplementum Codicis Austriaci VI, 1253.
150 Supplementum Codicis Austriaci VI, 1261.
151 Supplementum Codicis Austriaci VI, 1262–1290.
152 § I. Instruction für die Wundärzte und Bader. In: Supplementum Codicis Austriaci VI, 1253.
153 Kropatschek, Sammlung k. k. Verordnungen, VI. Band 1770–1773,Nr. 1303, 345.

struktionen für die Ärzte, Wundärzte, Apotheker und Hebammen eingegangen, auf die reagiert werden musste. Im April 1773 wurde ein umfangreicher Nachtrag zur Sanitäts- und Kontumazverordnung veröffentlicht, der die Fehler in der Kodifikation reparieren sollte. Gleich im ersten Absatz wurden Marktschreier, Quacksalber, Afterärzte, herumschweifende Operateurs, Zahnbrecher, Theriak- und Arzneikrämer noch einmal mit aller Deutlichkeit verboten. Das Anbieten ihrer Leistungen war diesen Personenkreisen schon in etlichen Gesetzen vor 1770 untersagt worden, doch war diese Problematik in der Sanitäts- und Kontumazordnung nicht erneut behandelt worden. Es ist möglich, dass das Fehlen dieses Verbotes mit der Maxime »*Was nicht verboten ist, ist erlaubt*« gehandhabt wurde. Im zweiten Absatz des Nachtrags von 1773 wurde daher die Forderung von 1771 nach einem Diplom von der medizinischen Fakultät für alle Heilkundigen wiederholt.[154]

Das oben angesprochene Fehlen von Instruktionen für die Barbiere führte zu massiven Problemen zwischen den Badern und den Barbieren. Dieses Thema wurde nach einer Vielzahl von anderen Neuregelungen in einem weiteren Nachtrag 1773 behandelt. In aller Deutlichkeit wurden allfällige Unterschiede zwischen Badern und Barbieren und die beiden Berufe per se aufgehoben. Der Berufsstand hatte sich einheitlich als *Chirurg* oder *Wundarzt* zu titulieren:

> »*Um aber die schädlichen Mißbräuche und Anstössigkeiten zwischen den Barbieren und Badern gänzlich und auf einmal zu heben, so sollen selbe, nachdem sie ihre Kunst ordentlich erlernet haben, ohne allen Unterschied in ein Gremium zusammen vereinigt, und insgemein Chirurgen, oder Wundärzte genannt werden [...]*«[155]

Diese strikten Begrifflichkeiten dürften aber nur die ausgelernten Meister betroffen haben. Für Lehrlinge war weiterhin die Bezeichnung *Baderlehrling* oder *Barbierlehrling* in Gebrauch. Weder in der Literatur noch in den Gesetzestexten waren die Begriffe *Wundarztlehrling* und *Chirurgenlehrling* in Verwendung. Dieses Detail war eventuell eine Konzession an den Umstand, dass bis zur Meisterprüfung und zum Recht der Firmierung unter Wundarzt oder Chirurg ein langer Ausbildungsweg zurückzulegen war.

Neben der Klarstellung der Berufsbezeichnungen wurde ein weiterer Schritt gesetzt, um die Wundärzte von den alten Strukturen zu lösen. Die Bader und Barbiere hatten voneinander getrennte Berufsvereinigungen, die nach der auf das Mittelalter zurückreichenden Tradition der Zünfte organisiert waren. Das Zunftbuch, wichtige Dokumente und andere die Organisation betreffende Unterlagen wurden in einer meist kunstvoll gestalteten und verschließbaren Truhe aufbewahrt. Diese *Zunfttruhe* oder *Zunftlade* war der zentrale Gegenstand bei

154 Ebenda Nr. 1477, 581.
155 Ebenda Nr. 1477, 586.

den Versammlungen.[156] In der Alltagssprache war in Anlehnung an die Zunftlade auch der Begriff *Lade* als Synonym für Zunft gebräuchlich. Diese getrennten Laden sollten nun aufgelöst werden. Stattdessen sollten sich die Chirurgen und Wundärzte in einem gemeinschaftlichen *chirurgischen Gremium* organisieren.[157]

An dieser Stelle sind nur zwei Schwächen der Sanitäts- und Kontumazverordnung beleuchtet worden. Diese traten aber an vielen anderen Stellen zutage. Allgemeiner Kritik waren die Hauptsanitäts-Deputation und die Sanitätskommissionen ausgesetzt. Das System war zu langsam und zu schwerfällig. 1776 wurden die Deputation und die Kommissionen wieder abgeschafft. Die Sanitätsgeschäfte wurden an die böhmische und die österreichische Hofkanzlei gezogen.[158] In der Folge konnte sich die von guten Intentionen begleitete Sanitäts- und Kontumazverordnung nicht im geplanten Umfang durchsetzen.

2.5 Die Einfluss- und Regierungszeit von Joseph II.

Aufgrund der schwierigen politischen Lage und der ständigen Bedrohungen von außen war nach dem Tod von Maria Theresia eine komplette Überarbeitung der Sanitäts- und Kontumazverordnung nicht durchführbar. Joseph II. bemühte sich mit vielen Bestimmungen um eine positive Weiterentwicklung des Gesundheitswesens. Sein erklärter Schwerpunkt war die Förderung der Wundärzte, die seiner Ansicht nach für die Versorgung der Bevölkerung wesentlich nützlicher waren. Die meist selbst vom Land stammenden Heilkundigen scheuten sich nicht davor, eine Landpraxis zu betreuen, und ihre Taxen waren wesentlich niedriger als die der Ärzte. Außerdem wurden gute Wundärzte für den Einsatz beim Militär gebraucht.

Joseph II. setzte sich für die Einrichtung einer einheitlichen praktisch-chirurgischen Ausbildung für Wundärzte an mehreren Orten des Habsburgerreiches ein. Der Abschluss als *Meister der Wundarzneikunst* sollte allen Absolventen die gleichen Möglichkeiten einräumen. Joseph II. verfolgte damit mehrere Ziele: Gesellen, die den Meisterbrief anstrebten, sollten eine übersichtliche Ausbildung erhalten und die medizinische Fakultät sollte in ihrer Vormachtstellung beschränkt werden. Mit einer gewissen Beharrlichkeit setzte Joseph II. die Installation dieses niederen medizinisch-chirurgischen Studiums auch an der Universität in Wien durch.[159]

156 Schmidt, Zunftzeichen, 17–19 und 144.
157 Kropatschek, Sammlung k. k. Verordnungen, VI. Band 1770–1773, Nr. 1477, 586–587.
158 Kropatschek, Sammlung k. k. Verordnungen, VII. Band 1774–1776, Nr. 1479, 489–490.
159 Skopec, Ringen um Einheit, 140.

Neben der Vermittlung von theoretischem Wissen wurde in einer eigens eingerichteten chirurgischen Klinik für die praktischen Lehrmöglichkeiten gesorgt.[160] Die Wahl fiel auf das Dreifaltigkeitsspital in Wien, das eine Zeit lang für die Aufnahme der Hofbediensteten bestimmt war.[161] Später diente es der Versorgung der in Wien stationierten Soldaten, weil es noch kein eigenes Garnisonsspital gab. Nach 1770 übernahm das neu errichtete Spital in der Gumpendorfer Kaserne diese Aufgabe.[162] Im Dreifaltigkeitsspital waren nun Ressourcen frei, die für die chirurgische Klinik genutzt werden konnten. In diese Klinik wurden von den Lehrern ausgewählte Patientinnen und Patienten aufgenommen, die interessante Fälle waren. Sie standen als Lehr- und Anschauungsmaterial zur Verfügung.

Trotz aller Bemühungen wurde die Chirurgie in Österreich neben der Medizin nach wie vor als zweitrangiges Heilgebiet gesehen, das von Handwerkern ausgeübt wurde. Joseph II. wollte der Chirurgie die ihr zustehende Stellung verschaffen. 1784 erklärte er in einem Hofdekret vom 22. Jänner die Chirurgie zu einer freien Kunst, die mit der Medizin auf Augenhöhe lag.[163] Doch eine Erklärung reichte nicht aus, um die tiefe Kluft zwischen Medizin und Chirurgie zu überwinden.

Durch die Dezentralisierung der Ausbildung und der Meisterprüfungen kam es sogar zu Klassifizierungen bei den Wundärzten. Die von Joseph II. geplante Gleichstellung aller Diplome wurde vonseiten der Universitätsstandorte untergraben. Sie behielten sich gegenüber den anderen Lehranstalten eine Art Vorrangstellung vor. Wundärzte, die ihre Ausbildung dort abgeschlossen hatten, genossen das freie Niederlassungsrecht in den Hauptstädten und in allen Erbländern. Die Absolventen aller anderen Lehranstalten erhielten ihre Praxisberechtigung nur für die Provinz, wo sie die Prüfungen abgelegt hatten, und für die Nachbarprovinz, wenn es dort keine eigene Lehranstalt gab. Ihre Niederlassungsfreiheit war damit von vornherein beschränkt.[164]

Eine weitere Abgrenzung entstand durch die verschiedenen Bezeichnungen, die sich im Sprachgebrauch ausbreiteten. In den Gesetzestexten wurden häufig nicht nur die Wundärzte im Allgemeinen, sondern es wurden die bürgerlichen Wundärzte, die Stadt- und/oder Landwundärzte angesprochen. Die Bezeichnung als *bürgerliche Wundärzte* hatte in ihrem Gebrauch die größte Breite, denn diese Bestimmungen waren allgemein gehalten und sollten unterstreichen, dass

160 ÖStA, AVA, StHK Teil 1, Karton 18, Sign. 4 Medizinische Fakultät 1739–1791, Fasz. Medizinisch-praktische Lehrschule.

161 Czeike, Historisches Lexikon 2, 99.

162 ÖStA, KA, ZSt, HKR, Index D.E.G.H 1769, Signatur 1000, Aktennummer 63,152/63,162/63,169/63,201.

163 Kropatschek, Handbuch k. k. Gesetze, 1. Band 1780–1784, 3. Abt., 514.

164 Simandl/List, Das Werden der medizinisch-chirurgischen Lehrtätigkeit, 108.

die Wundarznei ein bürgerliches und damit höheres Gewerbe war. Ein anschauliches Beispiel bietet ein Hofdekret vom 21. August 1783:

»Dagegen bleibt aber allen bürgerlichen Wundärzten nach den bisher bestehenden Sanitätsgeneralien noch immer verboten, da, wo ein Doktor vorhanden ist, innerliche Kuren vorzunehmen.«[165]

Da diese Konstellation in einer Stadt wahrscheinlicher war, weil sich Ärzte bevorzugt dort niederließen, hatten die bürgerlichen Wundärzte, in diesem Fall auch die Stadtwundärzte, geringere Handlungsmöglichkeiten als Kollegen, die sich im ländlichen Raum niedergelassen hatten. Denn im selben Jahr richtete sich ein Hofdekret am 21. Oktober 1783 ausdrücklich an die Landwundärzte, die sich durch eine gute Ausbildung sehr wohl die Fähigkeit anzueignen hatten, auch innere Kuren vorzunehmen:

»Die Landwundärzte haben sich [...] den praktischen Unterricht in Betreff der allgemeinen innerlichen Krankheiten beizulegen, und dadurch in Stand zu setzen, in jenen Orten, wo kein Arzt vorhanden ist, auch innerliche Kuren vornehmen zu können.«[166]

1792 wurde diese Bestimmung noch einmal bestätigt und auf die *»fast täglich vorkommenden inneren Krankeheiten des Volks«* konkretisiert.[167] Den größeren Distanzen auf dem Land wurde durch eine Tarifgestaltung Rechnung getragen, die dem Wundarzt die Wegzeiten zu seinen Patientinnen und Patienten vergütete. So kostete die Behandlung eines einfachen Beinbruchs 1 fl. 40 Kreuzer, wenn der Wundarzt aber drei Stunden brauchte, um den hilfebedürftigen Menschen zu erreichen, konnte er denselben Betrag als sogenanntes Ganggeld dazuschlagen.[168]

In allgemein gehaltenen Bestimmungen war auch die Bezeichnung *Zivilwundarzt* häufig in Gebrauch. In einigen Fällen wurde sie als Synonym für Stadtwundarzt benutzt.[169] Durch die Einrichtung der Josephsakademie, die anfänglich Zivil- und Militärpersonen offenstand, ging es dabei aber meistens um die Abgrenzung zu den Militärwundärzten.

Neben diesen Unterscheidungen trat noch eine weitere Gruppe für ihre deutliche Abgrenzung ein. Parallel zu den Entwicklungen bei den Wundärzten hatte sich die Chirurgie als wissenschaftliches Fach auf der medizinischen Fakultät etabliert. Es wurden im Vergleich zur Gesamtzahl wenige, aber doch einige Studenten als Magister oder Doktor der Chirurgie approbiert. Um eine Grenze zu den Meistern zu ziehen, wurde zwischen dem niederen und dem höheren

165 Kropatschek, Handbuch k. k. Gesetze, 1. Band 1780–1784, 3. Abt., 514.
166 Ebenda, 514–515.
167 Kropatschek, Sammlung der Leopoldinischen Gesetze 1792, 78–79.
168 Knolz, Darstellung der Medicinal-Verfassung, 131.
169 Kropatschek, Handbuch k. k. Gesetze, 17. und 18. Band 1789, 3. Abt., 621–623.

Fach der Wundarzneikunst unterschieden. Eine eindeutige Regelung wurde Ende des 18. Jahrhunderts geschaffen. Am 22. September 1789 legte ein Hofdekret die genaue Unterscheidung zwischen zwei Klassen von Wundärzten nach Maßgabe der abgelegten Studien oder der Ausbildung fest:

»Damit das festgesetzte medizinisch-chirurgische System gleichförmig befolget werde, wird folgende höchste Belehrung bekannt gemacht. Bei der letzten Bestimmung des medizinisch-chirurgischen Studiums sind die Wundärzte (Chirurgen) in zwei Klassen abgeteilt worden, nämlich in solche, welche nicht nur auf das mindere, sondern auch auf das höhere Fach der Wundarzneikunde (Chirurgie) sich verwendet haben, und entweder als Magister, oder als Doktoren derselben geprüft sind; und in solche, welche nur die mindere Wundarzneikunde, das ist, welche nur dasjenige vollständig erlernt habe, was in dem zweijährigen Lehrlaufe (Curse) für Stadt-(Zivil-) und Landwundärzte vorgeschrieben, und zu ihrer Bestimmung hinlänglich ist.«[170]

An dieser Stelle wird auf einen Punkt hingewiesen, der beim Studium der Literatur auffällt, die sich mit den Entwicklungen in Deutschland auseinandersetzt. Ab dem Ende des 18. Jahrhunderts wurde eine faktische Einteilung in die Chirurgen 1. Klasse und die Chirurgen 2. Klasse vorgenommen.[171] Diese Unterteilung betraf aber den Berufsstand der Wundärzte und wurde innerhalb der niederen Wundarzneikunst vorgenommen. Ein Vergleich mit den Stadt- und Landwundärzten ist aber nicht angebracht, weil die deutschen Chirurgen 2. Klasse nicht annähernd die Ausbildung genossen wie die österreichischen Wundärzte.[172]

Die faktischen Grenzen zwischen der im Hofdekret angesprochenen minderen und der höheren Wundarzneikunst sind allerdings nicht eindeutig zu klären. Abgesehen von den Studienplänen der medizinischen Fakultät gab es keine genauen Regeln, welche Art von Behandlung zu welcher Art von Kunst zu zählen war. Die Universitätsabsolventen ließen sich gerne als *Operateure* titulieren, die das Feld der komplizierten Eingriffe für sich gepachtet hatten. Für die damalige Praxis lässt sich das aber anhand von noch vorhandenen Instrumentenkästen zumindest hinterfragen. Operationsbesteck war sehr kostbar. Es war üblich, dass die für einen Eingriff benötigten Instrumente, beispielsweise für das Starstechen oder für Amputationen, in separaten, mit Samt ausgelegten Kästen aufbewahrt wurden. Verschiedene gut erhaltene Instrumentenkästen sind in den Sammlungen der Medizinischen Universität Wien in der Josephsakademie ausgestellt. Ein Wundarzt hat wahrscheinlich nur in die wertvollen Instrumente investiert, wenn er sie auch benutzen konnte. Die Bestecke machten einen Teil

170 Knolz, Darstellung der Medicinal-Verfassung, 3 und Kropatschek, Handbuch k. k. Gesetze, 17. und 18. Band 1789, 3. Abt., 621–623.

171 Sander, Handwerkschirurgen, 54–55.

172 Wendt, Über die wissenschaftliche Bildung 2, 9.

des Vermögens aus.[173] Für den Fall der Übergabe einer Officin wurde unter anderem der Wert der vorhandenen Utensilien und Instrumente geschätzt, um den Verkaufspreis zu bestimmen.[174] Aus den Innungsakten und -büchern des chirurgischen Gremiums in Wien geht hervor, dass Ende des 18. Jahrhunderts Werkstätten in guten Lagen mit 8.000 bis 10.000 fl. bewertet wurden.[175] Zu dieser Zeit konnte ein approbierter Wundarzt an einem Standort in Oberösterreich beispielsweise eine Officin schon um 1.500 fl. erwerben.[176]

Trotz der gewünschten Abgrenzungen zwischen der niederen und der höheren Wundarzneikunst oder den Stadt- und den Landwundärzten gab es in der Realität nur vier Arten von Abschlüssen und daraus folgende Anreden: approbierter Wundarzt, Magister der Chirurgie, Doktor der Chirurgie und Doktor der Medizin. Die folgende Grafik zeigt die Entwicklung dieser vier Abschlüsse im Laufe des 19. Jahrhunderts und stellt die immer weiter fortschreitenden Einengungen dar.

2.6 Militärärzte

Neben den Stadt- und Landwundärzten, die in diesem Zusammenhang als *Zivilwundärzte* tituliert wurden, gab es die Militärwundärzte. Die ältere Bezeichnung war *Feldscherer*. Die hierarchisch niedrigste Charge der Unterfeldscherer gab es in jeder Kompanie. Ihr Einsatzgebiet war dem der Barbiere ähnlich. Sie waren für die Körperhygiene der Soldaten zuständig und versorgten die Verwundeten. Bis 1779 wurden Männer, die eine Lehre abgeschlossen hatten, für den Feldsanitätsdienst rekrutiert. Bei der Beurteilung ihrer Fähigkeiten wurde der Schwerpunkt auf die Kenntnisse in der Chirurgie gelegt. Das war größtenteils schwierig, denn die meisten Gesellen hatten kaum Gelegenheit gehabt, sich ein umfangreiches Repertoire von chirurgischen Tätigkeiten zuzulegen. Dieser Mangel an Kenntnissen führte zur Einführung der Regimentsfeldscherer, die über den Unterfeldscherern standen. Für die Anstellung als Regimentsfeldscherer waren umfangreiche chirurgische Kenntnisse notwendig, die entweder durch Erfahrung oder durch ein Studium erworben werden konnten. Über beiden Rängen standen die Stabschirurgen, die meistens die Leitung von Feld- oder Garnisonsspitälern innehatten und die Offiziere betreuten.[177]

173 Sander, Handwerkschirurgen, 73.
174 Bernt, Handbuch des Medicinalwesens, 205.
175 WStLA, 2.8.7.B7, 7/3 Possessionsbuch, Eingabe fol. 212, und WStLA, 2.8.7.A1.1 Wundärzte-Verzeichnis 1776–1836.
176 Rabl, Anfänge, Ausbreitung und Werdegang, 187 und 179.
177 König, Blutiges Handwerk, 24–25.

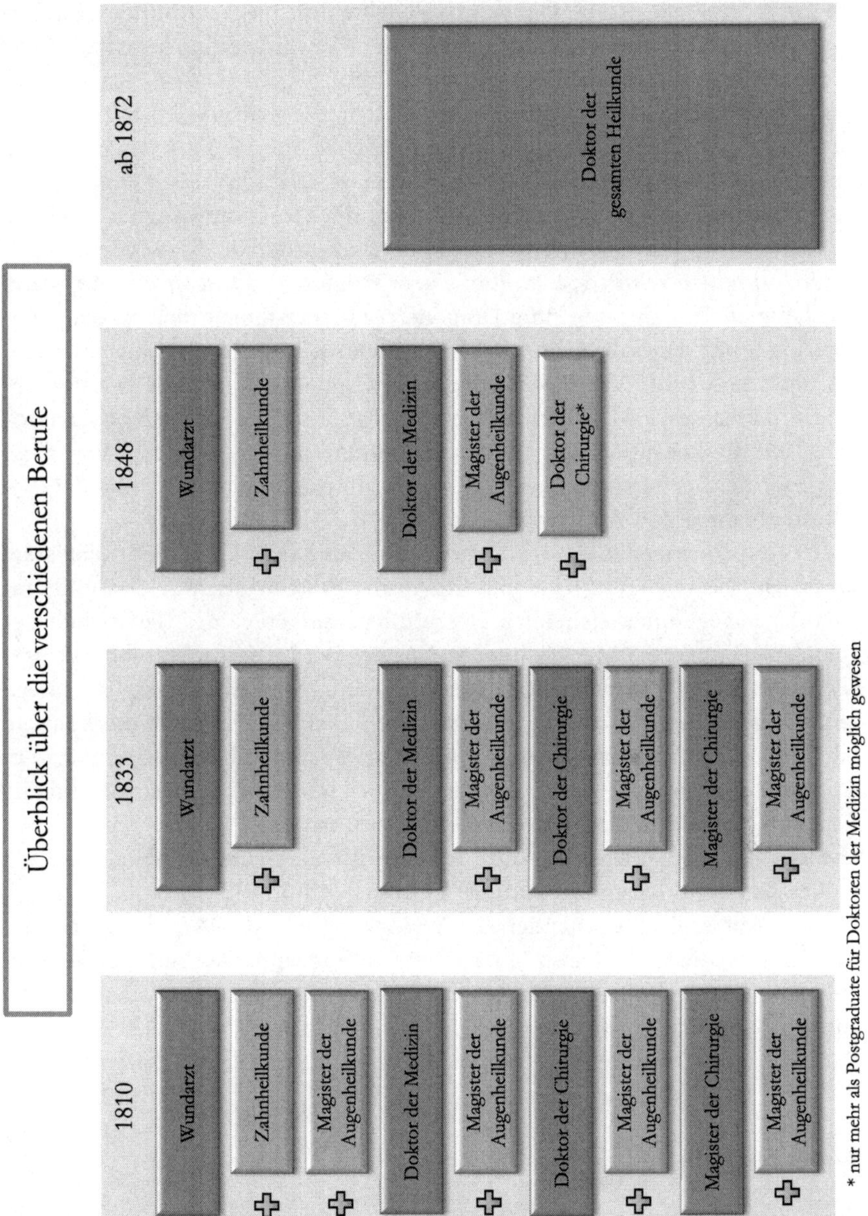

Abbildung 6: Überblick über die Berufe im 19. Jahrhundert. *Quelle: Eigene Darstellung.*

Die Entwicklungen des 18. Jahrhunderts stellten die gesamte Militärorganisation vor neue Herausforderungen. Maria Theresia wurde schon kurz nach ihrer Thronbesteigung in den Österreichischen Erbfolgekrieg (1740–1748) gezwungen, der die Schwachstellen in der österreichischen Armee gnadenlos offenlegte. Auf das Fehlen von gut ausgebildeten Offizieren wurde 1755 mit der Eröffnung einer eigenen Militärakademie in Gumpendorf reagiert.[178] Der Hofkriegsrat wurde ebenso reformiert wie die Methoden der Heeresaufbringung und das Sanitätswesen.[179] In den meisten Regimentern wurde auf die Bezeichnungen *Unterchirurg*, *Oberchirurg*, *Bataillonschirurg* und *Regimentschirurg* umgestellt. Nur bei manchen Husaren- und Dragonerregimentern hielt man an den Feldscherern fest.[180] Die Voraussetzungen für die Aufnahme waren neben einer abgeschlossenen Lehre der Besuch der *collegia publica*[181] und die Meisterprüfung.[182] Mitte des 18. Jahrhunderts mussten sich die Regimentsinhaber noch selbst um die Rekrutierung von Personal kümmern, ab 1779 übernahm diese Aufgabe die *Oberstfeldärztliche Direktion*, die im selben Jahr mit der Bestandsaufnahme und Zuteilung begann.

Der Aufgabenbereich der Chirurgen wurde als wesentlich größer umrissen, als es beispielsweise fünf Jahrzehnte zuvor der Fall gewesen war. Das Aufkommen der sogenannten stehenden Heere führte zur Frage der Gesundheit der Soldaten während der Marsch- und Stehzeiten. Der britische Arzt John Pringle (1707–1782) fand während jahrelanger Beobachtungen heraus, dass die Armeen große Ausfälle bei den Soldaten durch die Folgen von zugigen Unterkünften, schlechter Ernährung und faulig gewordenem Wasser zu beklagen hatten.[183] In Kriegszeiten musste die Versorgung sogar noch besser organisiert sein, um die Kämpfenden vor grassierenden Krankheiten zu schützen. Beispielsweise waren im Siebenjährigen Krieg (1756–1763) die Verluste durch diese Probleme weitaus größer als durch Kriegsverletzungen.[184]

Nach den Schlachten standen die Versorgung und die Verteilung der Verwundeten in die verfügbaren Spitäler im Vordergrund. Das Aufkommen von Bajonetten und effizienteren Schusswaffen stellte die Chirurgen vor neue Herausforderungen, die aber auch wichtige Impulse gaben.[185] Die Wissenschaftlerin Daniela Angetter stellte in ihrem Buch *Krieg als Vater der Medizin* den Zu-

---

178 Supplementum Codicis Austriaci V, 1064.
179 König, Blutiges Handwerk, 33.
180 ÖStA, KA, MBeh, OFD, Bücher 1.
181 Öffentlich gehaltene Vorlesungen über Chirurgie und Anatomie, die von Lehrlingen der Wundarzneikunst und angehenden Hebammen besucht werden mussten.
182 ÖStA, KA, MBeh, OFD, Bücher 5.
183 Pringle, Beobachtungen Krankheiten, 89–106.
184 König, Blutiges Handwerk, 76.
185 Ebenda, 37–38.

sammenhang zwischen den Auseinandersetzungen und dem medizinischen Fortschritt her.[186]

Der Siebenjährige Krieg hatte gezeigt, dass der feldärztliche Dienst nicht das erforderliche Niveau hatte. In der Gumpendorfer Kaserne wurde daher ein verpflichtender Kurs für neu rekrutierte Wundärzte eingerichtet. In sechs Monaten sollte ihnen ein Grundstock von medizinisch-chirurgischen Kenntnissen vermittelt werden. Nach den ersten Durchläufen wurde die Kursdauer auf zwei Jahre erhöht.[187] Joseph II. genügte diese Entwicklung noch nicht. Gegen den Widerstand der medizinischen Fakultät gründete er eine Lehranstalt, in der Medizin, Anatomie und Chirurgie zu einem Gesamtpaket geschnürt wurden. Er erhob sein Projekt sogar in den Rang einer Akademie.

Die *Josephsakademie* war angesichts der Anforderungen, die die medizinische Fakultät an ihre Studenten stellte, ein gewagtes Konzept, denn der Zugang stand jedem ausgelernten Wundarzt offen. Diese hatten jedoch weder Latein- noch Philosophiekenntnisse, wurden aber nach einer nur zweijährigen Ausbildung mit den höchsten akademischen Würden entlassen. Im Laufe dieses Studiums sollten die Wundärzte auch ausreichende Kenntnisse der Medizin erworben haben, sodass nach dem Abschluss die Bezeichnung *Medico-Chirurg* gerechtfertigt sein sollte. Diese Vorgangsweise war im damaligen System nicht vorgesehen und führte zu heftiger Kritik und 1820 gar zur Schließung der Akademie. Die Lehre wurde einer umfangreichen Reform unterzogen, wobei die Studienpläne an die traditionelle Teilung angepasst wurden.

Bei der Wiedereröffnung der Josephsakademie 1824 gab es eigene Studienzweige für die niedere und die höhere Wundarzneikunst.[188] Die Akademie nahm während ihres Bestehens eine Sonderstellung ein und wird in einem eigenen Kapitel behandelt.

Das vorliegende Kapitel zeigte die Entwicklungen im Gesundheitswesen auf. Die Anforderungen an die Mediziner wurden ebenso behandelt wie die Entstehung des Wundarztberufes. Die erforderlichen Ausbildungen ziehen sich wie ein roter Faden durch die Geschichte und werden in den Kernkapiteln dieser Arbeit über die niedere und die höhere Wundarzneikunst analysiert. Der Einstieg in beide Bereiche war nur mit einer entsprechenden Schulbildung möglich, die im folgenden Kapitel dargestellt wird.

186 Angetter, Krieg als Vater der Medizin.
187 Protocoll über den Stand der Feldärzte J. 1780. In: ÖStA, KA, MBeh, OFD, Bücher 2.
188 UAW, Jo 2.1 und 3.1 Nationale.

3 Die schulische Vorbildung

Die Beschreibung des damaligen Schulsystems und der Art des dort abgehaltenen Unterrichts ist für die Darstellung der Zutrittsvoraussetzungen zu den verschiedenen Heilberufen unerlässlich. Denn der Zusammenhang zwischen der schulischen Laufbahn und der möglichen Berufswahl war sehr eng. Schon die Art der besuchten Schule, die von der Größe der Stadt oder des Ortes abhing, und der Erfolg der Schüler stellten die Weichen für die Weiterbildungsmöglichkeiten. Der Besuch einer Schule war mit Kosten und viel Aufwand verbunden. Das Gros der Bevölkerung war zu diesen Anstrengungen nicht in der Lage und verblieb in den niederen oder auch *unehrlich*[189] genannten Gewerben. Diese umfassten beispielsweise die Gerber, Sattler, Fassbinder und ähnliche Berufe. Daneben gab es die höheren Gewerbe, die nur nach der entsprechenden Schulbildung ausgeübt werden konnten.[190] In der Wundarzneikunst, die zu den höheren Gewerben gezählt wurde, gab es eine interne Klassifikation – es wurde zwischen der niederen und der höheren Wundarzneikunst unterschieden.[191]

Die Bedeutung eines adäquaten Schulbesuchs kommt beispielsweise in der Biografie des bekannten Pathologen und Augenarztes Johann Adam Schmidt (1759–1810) zum Ausdruck. Er kam aus ärmlichsten Verhältnissen in der Nähe von Würzburg und seine Chancen auf eine höhere Bildung waren gering. Es war dem Schuldirektor zu verdanken, dass er das Potenzial des Kindes erkannte. Mit seiner Hilfe konnte Schmidt die Schule bis zum 14. Lebensjahr besuchen.[192] *»Damit war er bereits dem niederen Gewerbe entrissen«*, wurde in der Rede anlässlich seines Todes formuliert.[193] Nach dem Besuch der Hauptschule konnte Schmidt die Lehre bei einem Wundarzt absolvieren. 1779 trat er in die Armee ein, wo er im Sanitätsdienst eingesetzt wurde. Schmidt widmete sich laufend der

189 *Unehrlich* im Sinne von *ehrlos, ohne Ansehen und Stand in der Gesellschaft.*
190 Politische Gesetze 1804, 27–40.
191 Kropatschek, Handbuch k. k. Gesetze, 17. und 18. Band 1789, 3. Abt., 621–623, und Knolz, Darstellung der Medicinal-Verfassung, 3.
192 Kirchenberger, Lebensbilder, 184.
193 Scherer, Rede zum Andenken, 6.

Fortbildung und konnte 1790 sogar die Ausbildung zum Augenarzt abschließen. Aufgrund seiner Fähigkeiten wurde er als Professor an die Josephsakademie berufen, wo er bis zu seinem Tod unterrichtete. Sein Lebenswerk war aber seine privat betriebene Augenklinik in Wien, wo er am Star erblindete arme Leute kostenlos operierte.[194]

Der Besuch der Haupt- oder Normalschule war die Voraussetzung für die Aufnahme in eine Wundarztlehre. Nach der Lehrabschlussprüfung und der Wanderschaft konnten die Gesellen den Weg zum Meister der Wundarzneikunst wählen. Bis zur zweiten Hälfte des 18. Jahrhunderts war das, wie im Kapitel Einblicke dargestellt, nur an der medizinischen Fakultät möglich, danach auch an den eigens dafür geschaffenen Lehranstalten, die im folgenden Kapitel ausführlich behandelt werden.

Nach dem zweijährigen Studium an einer dieser Lehranstalten konnten die Studenten als *wohlerfahrener Wundarzt* abschließen. Diese Lehranstalten standen auch jungen Männern offen, die keine Lehre, sondern mehrere Klassen eines Gymnasiums besucht hatten und dann den Beruf des Wundarztes wählen wollten. Ein komplettes Medizin- oder Chirurgiestudium war nur für die Absolventen eines Gymnasiums möglich, die noch zusätzlich den Abschluss der *artes liberales* vorweisen konnten. Die *artes liberales* waren ein philosophisches Kurzstudium, das für sämtliche Studien an den Universitäten vorausgesetzt wurde. Dieses Vorbereitungsstudium konnte an einem Lyzeum absolviert werden oder direkt an der Universität. Erst im Anschluss daran durften die Studenten das Fach ihres Interesses wählen.[195]

3.1 Das theresianische Schulwesen

Der Österreichische Erbfolgekrieg hatte Österreich Mitte des 18. Jahrhunderts geschwächt. Das Habsburgerreich musste dringend als einheitlicher Staat konsolidiert werden. Das konnte nur durch eine zentralisierte Verwaltung und Rechtsprechung erreicht werden.[196] Eine weitere Maßnahme war eine umfangreiche Reform des Unterrichtswesens, die eine Festigung der staatlichen Kon-

194 Hirsch, Biographisches Lexikon V, 240–241.

195 »*Um zum Studium der Arzneykunde und der höheren Wundarzneykunde zugelassen zu werden, müssen sich die Schüler mit Attestaten ausweisen, dass philosophische Studium auf einer inländischen Lehranstalt öffentlich, vorschriftsmäßig und vollständig, nach dem vorgeschriebenen dreijährigen Curse, absolviert und aus jedem Gegenstande desselben wenigstens die erste Classe erhalten zu haben. Jeder, der auch nur einem dieser Erfordernisse nicht Genüge leistet, wird abgewiesen.*« In: Bernt, Handbuch des Medicinalwesens, 97–98.

196 Kann, Das Problem des übernationalen Staates, 17.

trolle zum Ziel hatte.[197] Dazu musste zuerst die dominante Stellung der Kirche im damaligen Schulwesen beendet werden. Diese Maßnahme konnte nur mit der Auflösung des Jesuitenordens durchgesetzt werden.[198]

Eine neue Schulordnung sollte auf die Denkweise aller Untertanen abzielen. Nur so konnte sich der Staat den Einfluss auf die Disziplinierung und die Indoktrination seiner Bürger sichern.[199] Mehrere Grundsätze sollten die Bevölkerung auch in eine gleichförmige Richtung lenken. Neben der Nützlichkeit für die Allgemeinheit stand Einheitlichkeit an oberer Stelle. Dieser Wunsch nach Homogenität legte aber den Grundstein zu einer Vielzahl von Problemen. Neben den Schwierigkeiten, auch die unteren sozialen Schichten zu erreichen, die oft von der Gunst eines Grundherrn abhängig waren oder vor anderen Hürden standen, brach die einheitliche Schulordnung die Nationalitätenfrage auf.[200]

Maria Theresia hatte den Professor für Naturrecht und Lehrer ihrer beiden Söhne Joseph und Leopold, Karl Anton Martini (1726–1800), mit der Entwicklung des neuen Lehrplans beauftragt. Alle Kinder sollten vor allem verwertbare Kenntnisse und praktische Fähigkeiten erhalten.[201] Auf der Basis dieser Vorgaben wurde am 6. Dezember 1774 die *Allgemeine Schulordnung für die deutschen Normal-, Haupt- und Trivialschulen in sämtlichen kaiserlichen königlichen Erblanden* erlassen.[202]

Diese Schulen wurden unter dem Oberbegriff *Volksschulen* zusammengefasst. In Paragraf 2 der Schulordnung wurden sie in Normalschule, Hauptschule und Trivialschule eingeteilt.[203] Es existierte keine Klasseneinteilung nach dem Geburtsjahr. Die Kinder wurden unabhängig von ihrem Alter *»nach Beschaffenheit der Fähigkeit«* zusammengefasst. Es gab bei den Schülern eine Einteilung in die besten, die mittelmäßigen und die schlechten.[204]

Dieser 1774 beschlossene Schulbestand wurde 1805 und 1847 durch mehrere Bestimmungen bestätigt und erweitert. Die ursprüngliche Reduzierung des kirchlichen Einflusses wurde dabei aber wieder zurückgenommen. Die unmittelbare Aufsicht über die Trivial- und die Hauptschule wurde sogar dem Ortsseelsorger übertragen.[205] Die Einteilung der Schulen wurde beibehalten, es

197 Grimm, Die Schulreform Maria Theresias, 97.
198 Kann, Das Problem des übernationalen Staates, 17.
199 Grimm, Die Schulreform Maria Theresias, 93–95.
200 Hantsch, Die Funktion des österreichischen Bildungswesens, 16–17.
201 Engelbrecht, Geschichte des österreichischen Bildungswesens, 194.
202 Allgemeine Schulordnung 1774, Paragraf 2.
203 Patent vom 6. Dezember 1774. In: Kropatschek, Sammlung k. k. Verordnungen, VII. Band 1774–1776, 116–117.
204 Allgemeine Schulordnung 1774, Paragraf 9.
205 Politische Gesetze 1804, 27–30/10, und Politische Verfassung der deutschen Volksschulen 1847 § 1, 5.

kamen aber die sogenannten Realschulen für die Ausbildung im kaufmännischen Bereich und in der Staatswirtschaft hinzu:[206]

- Es gab Trivialschulen auf dem Land und in den Städten,
- Hauptschulen von drei bis vier Klassen, die in jedem Kreis einzurichten waren und die Jugend auf Künste, Handwerke und Handlung geringerer Art vorbereiten sollten,
- Realschulen, die in Haupt- und Handelsstädten eingerichtet wurden,
- und Normalschulen, später *Muster-Hauptschulen* genannt, die in die Organisation des Schulsystems eingebunden waren.

Die Abbildung 7 zeigt einen Überblick über das Schulsystem am Anfang des 19. Jahrhunderts und die Möglichkeiten, die sich den Schülern nach dem Abschluss der jeweiligen Schultypen eröffneten. Dieses Unterrichtssystem wurde bis 1868/69 beibehalten. Das Reichsvolksschulgesetz vom 14. Mai 1869 brachte eine umfassende Reform, die den kirchlichen Einfluss radikal beschnitt.[207]

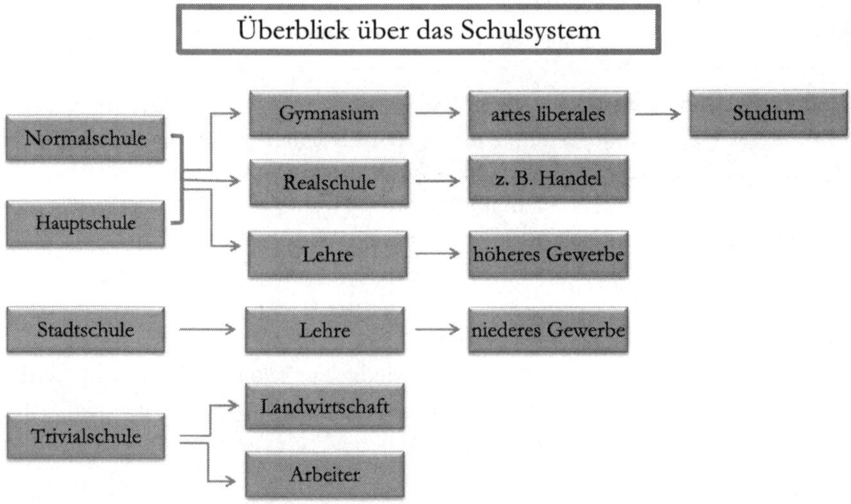

Abbildung 7: Schulsystem. *Quelle: Eigene Darstellung nach Politische Gesetze 1804, 27–40.*

206 Gönner, Die österreichische Lehrerbildung, 65, und Politische Verfassung der deutschen Volksschulen 1847, § 17–§ 25, 14–16.

207 Reichsgesetzblatt 1869, Nr. 62, 277.

3.2 Normalschulen

In jeder Provinz war 1774 die Einrichtung von je einer Normalschule vorgesehen, mit dem Sitz in der jeweiligen Provinzhauptstadt. Diese Schulen galten als richtungsweisend für sämtliche anderen Schulen der Provinz und waren auch der Ort für die Einrichtung der Schulkommission.[208] Die Schulkommissionen hatten umfangreiche Aufgaben. Sie entschieden beispielsweise über die im Unterricht zu verwendenden Schulbücher, die dann mit dem Normalschulstempel gekennzeichnet werden mussten.[209] Die Kommission führte die Aufsicht über alle anderen Schulen in der Provinz und bildete auch die Lehrer aus.[210] Die auszubildenden Lehrer wurden *Präparanden* genannt. Bis 1832 genügte es, dass die angehenden Lehrer selbst nur die Trivialschule absolviert hatten. Die Ausbildung dauerte drei Monate. Zukünftige Lehrer für Hauptschulen verblieben sechs Monate an der Normalschule. Nach 1832 wurde der Zugang zum Lehramt erschwert. Zukünftige Trivialschullehrer mussten den Nachweis über einen Abschluss einer dritten Klasse Hauptschule erbringen. Für eine Unterrichtsbefähigung an Hauptschulen und für Hauslehrer war der erfolgreiche Besuch einer Hauptschule bis zur vierten Klasse Voraussetzung.[211]

In den Normalschulen fand ein umfangreicher Unterricht statt. Die Schule musste einen Direktor und vier bis fünf Lehrer haben. Ein Lehrer mindestens musste dem geistlichen Stand angehören.[212] Die Lehrgegenstände waren Religion, Buchstabieren, Lesen, Schön- und Rechtschreiben, Rechnen, Rechnungsführung sowie Betragen und Sittsamkeit. Zusätzlich standen noch Fächer auf dem Unterrichtsplan, die als Vorbereitung für ein Studium oder als Basis für den späteren Eintritt in ein Handwerk, in die Landwirtschaft oder in den Wehrstand dienen sollten. Diese Fächer waren die Anleitung zu den schriftlichen Aufsätzen, die Haushaltungskunst, die historische Kenntnis von Künsten und Handwerken und das Grundwissen in den Naturwissenschaften.[213]

Der Unterricht wurde in der Muttersprache gehalten. Die Schüler sollten auch etwas Geschichte, Geografie mit Schwerpunkt auf dem Habsburgerreich, die Anfangsgründe der Mechanik, Feldmess- und Baukunst sowie das Zeichnen mit dem Zirkel lernen.[214] Die Normalschulen wurden auch unter Franz I. beibehal-

208 Allgemeine Schulordnung 1774, Paragraf 1.
209 Kropatschek, Sammlung k. k. Verordnungen, VII. Band 1774–1776, Nr. 1758, 493.
210 Kropatschek, Sammlung k. k. Verordnungen, VIII. Band 1777–1780, Nr. 1905, 74.
211 Gönner, Die österreichische Lehrerbildung, 71.
212 Allgemeine Schulordnung 1774, Paragraf 1.
213 Allgemeine Schulordnung 1774, Paragraf 5, und Engelbrecht, Geschichte des österreichischen Bildungswesens, 425–426.
214 Allgemeine Schulordnung 1774, Paragraf 5.

ten. Sie lagen nach wie vor in den Hauptstädten. Die Bezeichnung wurde aber 1805 von *Normalschule* auf *Muster-Hauptschule* geändert.[215]

3.3 Hauptschulen

Hauptschulen waren in jedem Viertel, Kreis oder Distrikt eingerichtet.[216] Sie waren kleiner und wesentlich zahlreicher als die Normalschulen. Die Hauptschulen hatten weniger Ausstattung und auch weniger Lehrer zur Verfügung. Die gelehrten Fächer waren in jedem Fall Religion, Lesen, Schreiben und Rechnen. Die anderen, oben bei der Normalschule angeführten Lehrgegenstände, sollten nach der Zahl, Fähigkeit und Möglichkeit der angestellten Lehrer unterrichtet werden. Das allgemeine Bildungsniveau der Hauptschulabgänger war damit sehr heterogen. In Städten mit einem umfangreicheren Lehrkörper hatten die Schüler ein wesentlich breiteres Angebot. Die Einhaltung der Pflichtfächer sollte einen gesetzlichen Mindeststandard garantieren, benachteiligte aber die Bewohner von ärmeren Distrikten und vom Land.

Die Schüler einer Hauptschule waren ausnahmslos ab dem sechsten Lebensjahr und möglichst bis zum zwölften Lebensjahr schulpflichtig. Die Befolgung dieser Schulpflicht hing von vielen sozialen Faktoren ab, allen voran von den finanziellen Möglichkeiten der Eltern. Durch Verbote sollten Kinder beispielsweise vor der Arbeit in Wein- und Biergärten geschützt und in der Schule gehalten werden.[217] Besonders begabte Kinder konnten mithilfe von Stipendien auf ein Gymnasium wechseln und hatten damit Zugang zu einer höheren Bildung. Ein eventueller Wechsel war nach dem Abschluss der Hauptschule möglich.[218]

Die Kinder aus reichen Elternhäusern waren von der Regelung zum verpflichtenden Schulbesuch ausgenommen. Dort war es üblich, dass die Kinder von einem eigenen Hauslehrer unterrichtet wurden. Durch die weite Verbreitung von Hauslehrern gab es auch für diesen Bildungsweg genaue Vorschriften. Die Hauslehrer unterlagen beispielsweise den gleichen Ausbildungsregeln wie die Hauptschullehrer. Für die Fortsetzung des Unterrichts ab dem zwölften Lebensjahr sollten die Kinder aber ein Gymnasium besuchen.[219]

Bis Mitte des 19. Jahrhunderts hatten die Hauptschulen drei Klassen, deren Abschluss die Voraussetzung für den Eintritt in etliche Lehrberufe, wie bei-

215 Politische Verfassung der deutschen Volksschulen 1847, § 24, 16.

216 Allgemeine Schulordnung 1774, Paragraf 1 und Gönner, Die österreichische Lehrerbildung, 37.

217 Kropatschek, Sammlung k. k. Verordnungen, VIII. Band 1777–1780, Nr. 1999, 202.

218 Allgemeine Schulordnung 1774, Paragraf 12.

219 Ebenda, Paragraf 12.

spielsweise in den des Wundarztes, war. Im Zuge der *Politischen Verfassung* von 1847 wurden die Hauptschulen erweitert. In jedem Kreis und nach den Möglichkeiten hatten die dort ansässigen Hauptschulen eine vierte Klasse einzurichten, in der vorbereitendes Wissen für die Künste und das Handwerk gelehrt werden sollten. Die Kinder, die später in ein Gymnasium oder eine Realschule wechseln wollten, sollten neben Religion, Lesen, Schön- und Rechtschreiben, Rechnen, deutscher Sprache mit Anleitung zum Aufsatzschreiben auch das Lesen und Schreiben einiger lateinischer Wörter lernen können.[220]

3.4 Stadt- und Trivialschulen

Gemeine Deutsche Schulen oder *Trivialschulen* sollten ab 1774 in allen kleineren Städten und Märkten eingerichtet werden, aber auch auf dem Land, wo es Pfarrkirchen oder weiter entfernte Filialkirchen gab. Die Unterweisungen waren hier auf ein notwendiges Minimum reduziert. An erster Stelle stand wie bei den anderen Schulen Religion, aber in sehr verkürzter Form. Die Hauptlehrfächer waren das Buchstabieren und das Lesen, aber es gab keinen Schreibunterricht. Beim Rechnen waren nur die Grundrechnungsarten verlangt. Darüber hinaus *»war das Landvolk in Rechtschaffenheit und gutem Wirtschaften zu belehren«*.[221]

Es gab zahlreiche Vorschriften in Bezug auf die Anschaffung ganz bestimmter Bücher für Schüler und Lehrer[222] und die zu wählenden Unterrichtsmethoden.[223] Eine Besonderheit war die Einführung des Unterrichts für Kinder beiderlei Geschlechts. Die Mädchen durften die Schulen zusammen mit den Knaben besuchen. Sie mussten allerdings in eigenen Bänken zusammensitzen. In Orten, wo es eigene Mädchenschulen gab, waren sie zum Besuch dieser Einrichtung verpflichtet. Im dortigen Lehrplan war zusätzlich der Unterricht im Stricken und Nähen vorgesehen.[224]

Eine weitere Besonderheit der Schulen am Land war die Rücksichtnahme auf die Hilfe der Kinder auf den Bauernhöfen und bei der Ernte. Die Schule begann erst am 1. Dezember[225] jeden Jahres und ging nur bis Ende März. Diese *Winterschule* sollte von den größeren Kindern im Alter von neun bis 13 Jahren besucht werden, damit sie den Rest des Jahres ihre Dienste am Hof der Eltern leisten konnten. Die *Sommerschule* fand in der Zeit nach Ostern bis Ende September statt, wobei zur Haupterntezeit drei Wochen ausgesetzt wurde. Diese

220 Politische Verfassung der deutschen Volksschulen 1847, § 23, 16 und § 31, 19.
221 Allgemeine Schulordnung 1774, Paragrafen 1 und 5.
222 Ebenda, Paragraf 8.
223 Ebenda, Paragraf 9.
224 Ebenda, Paragraf 12.
225 Schulen in Städten hatten Anfang November zu beginnen.

Sommerschule war für die sechs- bis achtjährigen Kinder vorgesehen, denen der Schulweg in der rauen Winterwitterung nicht zugemutet werden sollte, denn die meisten Kinder hatten keine ausreichend wetterfeste Kleidung. Eine Schulpflicht für die Dauer von sechs bis sieben Jahren war auch für die Kinder vom Land vorgesehen. Trotz aller Bemühungen blieben aber viele Kinder dem Unterricht fern. Bei manchen Eltern war es Nachlässigkeit oder Desinteresse. Die Gründe waren aber häufiger die überlangen Schulwege und die Kosten, die mit dem Schulbesuch verbunden waren.[226]

3.5 Gymnasium

Im Bereich der Gymnasien kam es 1774 zu den größten Veränderungen. Viele Gymnasien wurden von Orden betrieben und hatten bereits eine jahrhundertelange Tradition. Mönche wurden aber für die Vermittlung von Weltkenntnissen als ungeeignet erachtet. Darüber hinaus sollten sie völlig aus dem Unterrichtswesen verdrängt werden. Der Jesuitenorden wurde aufgehoben, andere Orden sollten durch Aufnahmeverbote von Novizen auf natürlichem Weg aufgelöst werden. Im Unterricht wurden die religiösen Übungen drastisch vermindert. Der größte Schlag gegen den Klerus war aber die Eintrittserlaubnis für Kinder mit jüdischen Wurzeln in die Gymnasien.[227]

Der Zugang zu höherer Bildung wurde durch einige Maßnahmen erleichtert und vor allem Joseph II. wünschte sich eine gute Grundausbildung für seine Bürger. Aber es kursierte auch die Angst vor einer Art Bildungsproletariat, das dann womöglich keine Arbeit fand.[228] Die Einführung von Schulgeld 1784 in der Höhe von 12 fl. pro Jahr sollte als Regulierungsmechanismus dienen. Dieser Betrag war für damalige Verhältnisse sehr hoch. 1794 erhielt beispielsweise der Totengräber des Militär-Hauptspitals einen Jahressold von 86 fl. 47 Kr.[229]

Die Einführung des Schulgeldes wurde von einem umfangreichen Stipendienprogramm aus den Geldern der zahlenden Schüler begleitet. Joseph II. wollte gezielt begabte Kinder aus allen Schichten der Bevölkerung fördern. Die Schüler aus den unteren Schichten waren vom Schulgeld befreit. Die finanziellen Zuwendungen waren für die Bezahlung der Lebenshaltungskosten und die An-

226 Engelbrecht, Geschichte des österreichischen Bildungswesens, 236, und Allgemeine Schulordnung 1774, Paragraf 10.

227 Strakosch-Straßmann, Geschichte des Unterrichtswesens, 117.

228 Engelbrecht, Geschichte des österreichischen Bildungswesens, 198.

229 Wie viel die Unterhaltung der Josephinischen medizinisch-chirurgischen Akademie jährlich gekostet hat. In: ÖStA, KA, ZSt, MilKom, Nostiz, Karton 14.

schaffung der Schulbücher[230] gedacht. Damit sollten den ärmeren Bevölkerungsgruppen alle Möglichkeiten offenstehen, ohne gleichzeitig einen zu großen Zustrom zum Bildungswesen zu riskieren.[231]

Es stellte sich aber bald heraus, dass die von Joseph II. gesetzten Maßnahmen ein starkes Sinken der Schülerzahlen zur Folge hatten. Außerdem waren die ärmeren Bevölkerungsschichten nur in Ausnahmefällen erreicht worden. Franz I. schuf daher das Schulgeld wieder ab und ließ einige neue Gymnasien errichten.[232] 1797 wurde unter seiner Führung die Studien-Revisions-Hofkommission gegründet. Ihre Aufgabe war eine umfangreiche Analyse des gesamten Unterrichtswesens und die Ausarbeitung von Reformvorschlägen. Darunter fiel auch das Gymnasialwesen. Das Ergebnis der Hofkommission basierte auf den Beiträgen des zuständigen Referenten Franz Innozenz Lang (1752–1835) und wurde 1807 als *Sammlung der Verordnungen und Vorschriften über die Verfassung und Einrichtung der Gymnasien* in Kraft gesetzt. Die neuen Bestimmungen aus diesem Gymnasialkodex wurden bis zum Jahr 1848 befolgt.[233]

Die Dauer für das Gymnasium wurde zuerst einheitlich auf fünf Jahre festgelegt. Der Vorschlag der Hofkommission, das Gymnasium auf sechs Jahre einzurichten, wurde erst 1810 umgesetzt.[234] Der Besuch eines Gymnasiums wurde im Normalfall als Vorbereitung auf ein Studium gesehen. Diese Verbindung war so eng, dass die Wiener Universität in ihrem jährlich erscheinenden Taschenbuch auch die Bestimmungen und Lehrpläne für die Gymnasien abdruckte. Die Erfordernisse für die Aufnahme an ein Gymnasium wurden am 21. Mai 1805 in einer Allerhöchsten Entschließung festgelegt. Demnach durften nur elfjährige Knaben, die die ersten drei Klassen einer Hauptschule mit sehr gutem Erfolg abgeschlossen hatten, aufgenommen werden. Im Zeugnis sollten auch großer Fleiß, Sittenhaftigkeit und gutes Betragen bestätigt sein. Kinder, die von einem privaten Hauslehrer unterrichtet wurden und keine Zeugnisse vorlegen konnten, mussten zu regelmäßigen Prüfungen antreten.[235]

In den Gymnasien mussten täglich vier Unterrichtsstunden stattfinden. Im Winter wurden der Vormittagsunterricht von 9 bis 11 Uhr und der Nachmittagsunterricht von 14 bis 16 Uhr abgehalten. Im Sommer war die Pause über Mittag länger. Die Schüler mussten von 8 bis 10 Uhr und von 15 bis 17 Uhr

---

230 Siehe dazu Preisverzeichnis für Schulbücher in der Schulverordnung vom 24. September 1781. In: Kropatschek, Handbuch k. k. Gesetze, 1. Band 1780–1784, 3. Abt., 433–434.

231 Strakosch-Straßmann, Geschichte des Unterrichtswesens, 117–118.

232 Strakosch-Straßmann, Geschichte des Unterrichtswesens, 153–156.

233 Engelbrecht, Geschichte des österreichischen Bildungswesens, 245–246.

234 Sammlung der Verordnungen und Vorschriften über die Verfassung und Einrichtung der Gymnasien, Verschiedenheit der Gymnasien. Siehe dazu Engelbrecht, Geschichte des österreichischen Bildungswesens, 249–250, und Gönner, Die österreichische Lehrerbildung, 357.

235 Phillebois (Hg.), Taschenbuch 1805, 69–70.

anwesend sein.[236] Die Lehrgegenstände waren in einer eigenen Ordnung nach sechs Lehrkursen eingeteilt. Diese sechs Lehrkurse waren die sogenannten vier Grammatikalklassen, die Poetik- und die Rhetorikklasse. Zusätzlich waren die Lehrbücher vorgeschrieben. Die folgende Übersicht zeigt die Lehrpläne von 1810.[237] Damit soll das Ausmaß der Vorbildung verdeutlicht werden, die bei einem angehenden Magister der Chirurgie, Doktor der Chirurgie oder Doktor der Medizin verlangt wurde.

Die genannten Schulbücher waren für alle Gymnasien gleich und wurden gegen Ende des 18. Jahrhunderts zentral beim Trattner-Verlag aufgelegt.[238] Ab 1807 war der Druck und der Verkauf der *k. k. Schulbücher-Verschleiß-Administration* vorbehalten.[239]

- Erste Grammatikalklasse:
  - die Elemente der lateinischen Sprache nach der *Lateinischen Sprachlehre für Anfänger*[240]
  - Elementargeografie und Vorbereitung zur Geschichte nach dem *Elementarbuch für Geographie und Geschichte*[241]
  - von der Naturgeschichte: das Tierreich nach dem Lehrbuch *Naturgeschichte in Hinsicht auf die Brauchbarkeit der Naturprodukte im gemeinen Leben*[242]
  - Mathematik nach dem Lehrbuch *Anfangsgründe der besonderen und allgemeinen Rechenkunst*[243],
  - die Religionsgeschichte in Verbindung mit der Glaubens- und Sittenlehre, 1. Abschnitt
  - analytische und synthetische Sprachübungen
- Zweite Grammatikalklasse:
  - Fortsetzung der lateinischen Sprachlehre für Anfänger
  - alte Geografie in Verbindung mit der alten Staatengeschichte nach den Lehrbüchern *Kurzer Entwurf der alten Geographie*[244] und *Lehrbuch der alten Staaten- und Völkergeschichte*[245]
  - von der Naturgeschichte das Pflanzen- und Mineralreich nach dem Lehrbuch wie in der ersten Grammatikalklasse

236 Phillebois (Hg.), Taschenbuch 1810, 78.
237 Ebenda, 71–77.
238 Kropatschek, Handbuch k. k. Gesetze 1780–1784, 1. Band, 3. Abt., 433.
239 Politische Gesetze 1807, 110.
240 K. k. Schulbücher-Verschleiß-Administration, Lateinische Sprachlehre für Anfänger.
241 Ebenda, Elementarbuch für Geographie und Geschichte.
242 Ebenda, Naturgeschichte in Hinsicht auf die Brauchbarkeit der Naturprodukte im gemeinen Leben.
243 Ebenda, Anfangsgründe der besonderen und allgemeinen Rechenkunst.
244 Ebenda, Kurzer Entwurf der alten Geographie.
245 Ebenda, Lehrbuch der alten Staaten- und Völkergeschichte.

  - Mathematik, Fortsetzung der Anfangsgründe der allgemeinen und besonderen Rechenkunst
  - die Religionsgeschichte in Verbindung mit der Glaubens- und Sittenlehre, 2. Abschnitt
  - analytische und synthetische Sprachübungen
- Dritte Grammatikalklasse:
  - *Ex Grammaticae latinae parte altera Pars I. de recta constructione grammatica, App. II. De Calendario Romano*[246]
  - Interpretation lateinischer Schriften aus der *Chrestomathia latina*[247]
  - Fortsetzung und Abschluss der alten Geografie in Verbindung mit der alten Staaten- und Völkergeschichte
  - Naturgeschichte nach dem Lehrbuch *Naturlehre in Hinsicht auf die neuen Entdeckungen zur Erklärung der gewöhnlichen Erscheinungen in der Körperwelt*[248]
  - in Mathematik die Fortsetzung der allgemeinen und besonderen Rechenkunst
  - die Religionsgeschichte in Verbindung mit der Glaubens- und Sittenlehre, 3. Abschnitt
  - synthetische Sprachübungen
- Vierte Grammatikalklasse:
  - *Ex Grammaticae latinae parte altera Pars II. De orationis puritate Pars III. de elegantia orationis. De pro sodia*[249]
  - Interpretation lateinischer Schriften aus der *Chrestomathia latina*
  - griechische Sprache, die Formenlehre nach dem Lehrbuch *Brevis Grammatica Graeca*[250]
  - Geografie des österreichischen Erbkaisertums in Verbindung mit der Geschichte desselben nach dem *Lehrbuch der neuesten Geographie*[251] und *dem Lehrbuch der europäischen Staatengeschichte*[252], 1. Abteilung
  - in Mathematik die Fortsetzung der allgemeinen und besonderen Rechenkunst
  - die Religionsgeschichte in Verbindung mit der Glaubens- und Sittenlehre, 4. Abschnitt
  - synthetische Sprachübungen

246 Ebenda, Ex Grammaticae latinae parte altera Pars I.
247 Ebenda, Chrestomathia latina.
248 Ebenda, Naturlehre.
249 Ebenda, Ex Grammaticae latinae parte altera Pars II.
250 Ebenda, Brevis Grammatica Graeca.
251 Ebenda, Lehrbuch der neuesten Geographie.
252 Ebenda, Lehrbuch der europäischen Staatengeschichte.

- Poetik-Klasse:
  - *Ex Institutione ad Eloquentiam Pars I. tum ex Parte II. de Narratione, Fabula Aesopica, Epistola, Carmine didactico, Satyra, Epigrammate, Idyllio. Appendix de Mythologia*[253]
  - *Interpretatio selectorum latinae orationis exemplarium, Vol. I*
  - deutsche Sprache nach der *Sammlung deutscher Beispiele zur Bildung des Stils*[254], 1. Band
  - griechische Sprache, Erklärung griechischer Schriftsteller aus *Griechisches Lesebuch*[255]
  - Geografie des deutschen, fränkischen, russischen und türkischen Kaisertums in Verbindung mit der Geschichte derselben nach dem *Lehrbuch der neuesten Geographie* und dem *Lehrbuch der europäischen Staatengeschichte*, 2. Abteilung
  - in Mathematik die Fortsetzung der allgemeinen und besonderen Rechenkunst und Euklids Elemente
  - die Religionsgeschichte in Verbindung mit der Glaubens- und Sittenlehre, 5. Abschnitt
  - schriftliche Aufsätze in deutscher und lateinischer Sprache
- Rhetorik-Klasse:
  - *Ex Institutione ad Eloquentiam de Elegia*[256], *Carmine lyrico, oratione, Drammate et Epopoeia*
  - *Interpretatio selectorum latinae orationis exemplarium, Vol. II*[257]
  - deutsche Sprache nach der *Sammlung deutscher Beispiele zur Bildung des Stils*, 2. Band
  - griechische Sprache, Erklärung griechischer Schriftsteller aus *Griechisches Lesebuch*
  - Geografie der übrigen europäischen Staaten in Verbindung mit der Geschichte derselben dem *Lehrbuch der neuesten Geographie* und dem *Lehrbuch der europäischen Staatengeschichte*, 3. Abteilung
  - in Mathematik die Fortsetzung der allgemeinen und besonderen Rechenkunst und Euklids Elemente
  - Fortsetzung und Beschluss der Religionsgeschichte in Verbindung mit der Glaubens- und Sittenlehre, 6. Abschnitt
  - schriftliche Aufsätze in deutscher und lateinischer Sprache

---

253 Ebenda, Ex Institutione ad Eloquentiam.
254 Ebenda, Sammlung deutscher Beispiele.
255 Ebenda, Griechisches Lesebuch.
256 Ebenda, Ex Institutione ad Eloquentiam de Elegia.
257 Ebenda, Interpretatio selectorum latinae.

Die Zeit unter Franz I. war durch die Angst vor revolutionären Kräften geprägt. Die Folge war eine Einzementierung der politischen und der sozialen Strukturen. Die Unterdrückungs- und Überwachungsmethoden betrafen den Bildungsbereich als Steuerungselement der Denkhaltung der Bevölkerung beträchtlich.[258] Das Schulsystem fuhr sich über viele Jahrzehnte fest und es waren dringend Reformen nötig. Diese konnten aber erst nach der Revolution von 1848 unter dem neu geschaffenen Unterrichtsministerium in Angriff genommen werden.[259] Schon im September 1849 gab es einen *Entwurf der Organisation der Gymnasien und der Realschulen in Österreich.* Darin gelang die Verbindung des bisher sechsjährigen Gymnasiums mit den zwei Jahrgängen der philosophischen Fakultät.[260] Humanistische und realistische Fächer wurden zu einem Ganzen vereint. Das Ergebnis war eine höhere Allgemeinbildung und eine solide Grundlage für ein eventuelles Studium. Ab 1850 gab es die Maturitätsprüfung als Abschluss, die ab diesem Zeitpunkt die Voraussetzung für eine Zulassung an einer Universität wurde.[261]

Im Zuge der Reformen kam es auch an den Universitäten zu großen Umstrukturierungen. Nach Jahrhunderten staatlicher Kontrolle und der starren Vorgabe der Studien- und Stundenverläufe wünschten sich Professoren und Studenten mehr Freiheit und Eigenbestimmung. An der Universität in Wien entstand schon im März 1848 eine Petition, die an den Kaiser gerichtet war. Darin bat eine Versammlung von Studenten und Professoren um die Gewährung der Lehr- und Lernfreiheit. Die in der Petition geforderte Freiheit von Forschung und Lehre wurde in der Folge aber nicht im gewünschten Ausmaß umgesetzt. Die Träger der Reform, allen voran der amtierende Minister Leopold Graf von Thun-Hohenstein (1811–1888), standen nicht nur dem erbitterten Widerstand der konservativen Kräfte gegenüber, sondern lehnten auch selbst eine voraussetzungslose Wissenschaft ab.[262]

Im September 1849 trat das *Provisorische Gesetz über die Organisation der akademischen Behörden* in Kraft, das durch mehrere Erlässe im Laufe des Jahres 1850 ergänzt wurde.[263] Darin wurde das Ideal einer Art von beschränkter Lehrfreiheit umgesetzt. Zur Vermeidung von chaotischen Zuständen wurde die Lernfreiheit durch verpflichtende Vorgaben für die Absolvierung der Studien eingegrenzt.[264]

---

258 Stachel, Das österreichische Bildungssystem zwischen 1749 und 1918, 127.
259 Hantsch, Die Funktion des österreichischen Bildungswesens, 19.
260 Reichsgesetzblatt 1849, Nr. 333, 536.
261 Meister, Österreichs Unterrichtsverwaltung 1760–1960, 72–73.
262 Ogris, Die Universitätsreform, 8–15.
263 Erlaß des Ministers des Cultus und Unterrichts vom 30. September 1849. In: Reichsgesetzblatt 1849, Nr. 401, 722–729, und Reichsgesetzblatt 1850, Nr. 370, 1675–1689.
264 Ogris, Die Universitätsreform, 16.

1867 wurde im Artikel 17 des Staatsgrundgesetzes die Freiheit der Wissenschaft und Lehre festgeschrieben, doch auch hier räumte sich der Staat das Recht auf die oberste Leitung und Aufsicht des Unterrichts- und Erziehungswesens ein.[265]

265 Staatsgrundgesetz vom 21. Dezember 1867. In: Reichsgesetzblatt 1867, Nr. 142, 396.

4 Die niedere Wundarzneikunst

Die Ausübung der *niederen* Wundarzneikunst stand allen Heilkundigen offen, die einen entsprechenden Abschluss vorweisen konnten. Dazu gehörten die Wundarztdiplome bis hin zum Ausweis über den höchsten akademischen Grad – den Doktor der Chirurgie. Die *höhere* Wundarzneikunst durfte aber nur von Letztgenanntem ausgeübt werden. Die Frage nach dem einschlägigen Personenkreis lässt sich einfacher beantworten als die Frage nach der tatsächlichen Bandbreite der Behandlungen. In den Gesetzestexten gab es dazu keine eindeutige Definition. Es besteht nur die Möglichkeit, mithilfe der chirurgischen Lehrbücher, allen voran jenen, die ausdrücklich an Wundärzte gerichtet waren, eine Annäherung zu versuchen. Das Lehrbuch von Plenk beispielsweise enthält unter anderem eine genaue Auflistung der chirurgischen Werkzeuge, die für die verschiedenen Arten von Eingriffen notwendig sind. Neben dem Aderlass sind unter anderem aufgezählt: das Ausschälen und Aufschneiden von Geschwülsten, das Nägelziehen, die Ausrottung von Nasenpolypen, das Herausnehmen fremder Körper aus den Ohren oder dem Schlund, die Behebung von Hasenscharten, die Operation von Leistenbrüchen bis hin zu Hirnschalentblößungen und Trepanationen.[266]

Diese Aufzählung ist nicht taxativ, vermittelt aber ein ganz bestimmtes Bild: Der Thorax, die Bauchhöhle und die Augen gehörten bis auf sichtbare Äußerlichkeiten nicht zum Zuständigkeitsbereich der niederen Wundarzneikunst. Die *vorsätzliche* Öffnung und Behandlung des Körpers war der Hoheitsbereich der Doktoren der Chirurgie, die laut der diversen medizinischen Fachzeitschriften[267] laufend durchaus fortschrittliche Eingriffe machten. Die Betonung liegt hier absichtlich auf vorsätzlich, denn ein einfacher Wundarzt musste sehr wohl eine Stich- und Schusswunde im Bauchraum behandeln können, daher musste er mit dem nötigen Wissen um die Organe vertraut sein. Schon dieses Beispiel zeigt, dass eine Grenzziehung schwierig war. Vor allem wenn dann noch die Forderung

266 Plenk, Anfangsgründe, 108–121.
267 Wittelshöfer, Wiener Medizinische Wochenschrift, diverse Jahrgänge.

hinzugekommen war, am Land ansässige Wundärzte mögen auch ausreichend medizinisches Wissen über die inneren Kuren haben.

Dieser Anspruch und allen voran die andauernde Raum- und Geldnot führten zu zahlreichen Verflechtungen zwischen den Systemen Medizin und Chirurgie. Die Schüler der niederen Wundarzneikunst und die Studenten der Medizin sowie der höheren Wundarzneikunst teilten sich oft eine Ausbildungsstätte. Es konnte gut möglich sein, dass ein Lehrling im selben Gebäude das *Collegium publicum* frequentierte, in dem sich ein ausgelernter Chirurgengehilfe auf seine Prüfungen für das wundärztliche Diplom vorbereitete. Der Lehrling traf dabei vielleicht gleichzeitig auf einen Schüler, der die *artes liberales* belegte, um später an der Universität Medizin zu studieren. Im Fall der Wiener Universität trafen die Studenten der Medizin und der Chirurgie mit den Frequentanten des niederen medizinisch-chirurgischen Studiums zusammen. Sie waren bei den Vorlesungen der ersten Ausbildungsjahre sogar Hörer derselben Veranstaltungen.

Diese Überschneidungen betrafen die Ausbildung und die Orte, an denen sie angeboten wurde. Für die Möglichkeiten zur späteren Berufswahl gab es aber deutliche Grenzen. Im Fall der niederen Wundarzneikunst wurde der Lebensweg eines jungen Mannes mit dem Eintritt in eine Lehre fixiert. Dieser Weg führte im Normalfall zum Beruf des Zivil- und Landwundarztes. Die Betonung liegt auf Normalfall, denn später angeführte Beispiele aus den Biografien einiger bekannter Chirurgen und Ärzte zeigen auch andere Lebenswege auf. Einen besonderen Stellenwert nahm die medizinisch-chirurgische Akademie ein, die nicht in das damalige System passte. Ausgehend von dort wurden auch von ehemaligen Lehrjungen ganz erstaunliche Karrieren gemacht.

Im vorliegenden Kapitel wird der Weg vom Eintritt in die Lehre bis zum Wundarztdiplom nachgezeichnet. Es wird dabei der Unterschied zwischen der Situation am Anfang des 18. Jahrhunderts und am Anfang des 19. Jahrhunderts herausgearbeitet. Dabei nehmen die verschiedenen Ausbildungsstätten und der Studienaufbau einen breiten Raum ein. Die folgende Abbildung zeigt die Stationen, die ein angehender Wundarzt durchlaufen musste. Die Ausbildung zog sich über viele Jahre hin und war insgesamt eine kostenintensive Angelegenheit. Auf den folgenden Seiten werden die in der Abbildung gezeigten Schritte ausführlich erklärt. Es wird auch dargelegt, dass die Voraussetzungen in vielen Bereichen günstig sein mussten, bis sich ein Wundarzt tatsächlich über eine eigene Niederlassung freuen konnte.

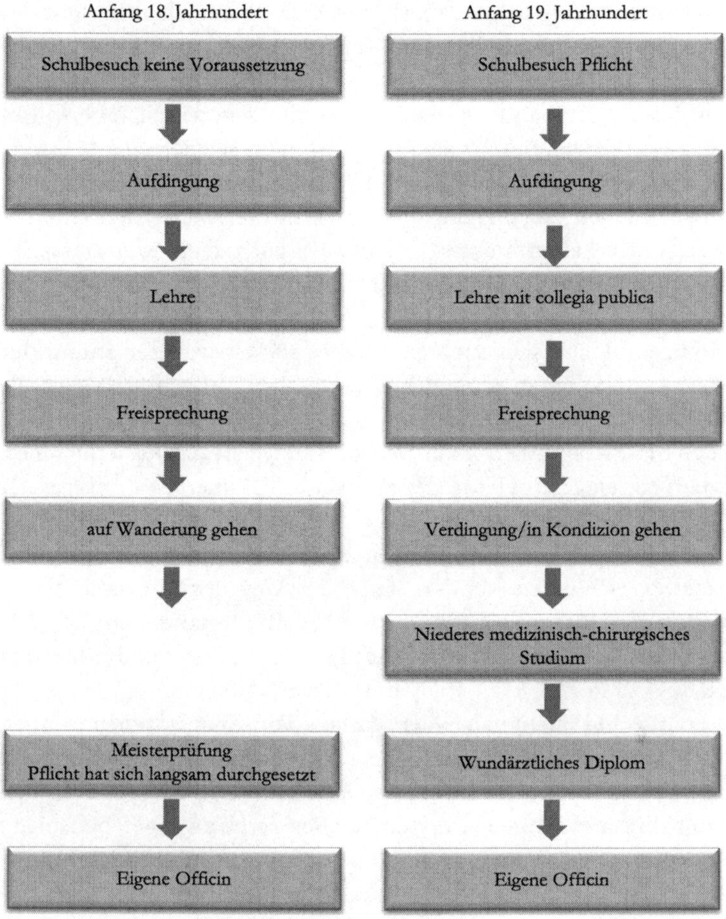

Abbildung 8: Der vorgesehene Werdegang zum Wundarztberuf. *Quelle: Eigene Darstellung.*

4.1 Aufdingung und Lehre

Die Söhne von niedergelassenen Wundärzten wurden oft von Kindesbeinen an mit dem Beruf des Vaters konfrontiert. Der als Bader bezeichnete Mathaeus Rabl aus dem Hausruckviertel beispielsweise nahm 1642 seinen Sohn Wolfgang im Alter von zwölf Jahren unter seine Fittiche. Zwei Jahre lang vermittelte der Vater dem Knaben sein ganzes Wissen, doch Wolfgang sollte im Anschluss das Lesen und Schreiben lernen. Seinen zweiten Sohn Hans nahm Mathaeus Rabl 1646 am Fronleichnamstag ebenfalls als Lehrling zu sich. Hans war zu diesem Zeitpunkt auch zwölf Jahre alt und seine Lehre dauerte etwas über zwei Jahre. Im Jahr des Lehrabschlusses trat Hans bereits eine Stelle an.[268]

Die Handwerksordnungen regelten unter anderem auch das Lehrlingswesen. Der Fachbegriff für den Aufnahmevorgang war *Aufdingen*, der auch beispielsweise in der Handwerksordnung für das Viertel ob dem Wienerwald 1627 verwendet wurde. Die Lehre sollte im Idealfall drei Jahre dauern und war nur für ehelich geborene Knaben zugänglich, die laut Handwerksordnung kein bestimmtes Alter erreicht haben mussten. Es wurden auch keine Kenntnisse im Lesen, Schreiben und Rechnen vorausgesetzt.[269]

Bei diesen letztgenannten Punkten gab es im 17. und 18. Jahrhundert einige neue Bestimmungen, denen sich auch Carl Rabl 1800 als weiterer Spross der oben erwähnten Arztfamilie zu unterziehen hatte. Sein Vater musste sich als niedergelassener Wundarzt einem strikten Regelwerk unterwerfen, wenn er seinem Sohn den Berufsweg ebnen wollte, obwohl der Knabe das Rasieren schon im Alter von zehn Jahren gelernt hatte und ab zwölf als Barbiergehilfe eingesetzt wurde.[270]

Ende des 18. Jahrhunderts war nicht nur die Institutionalisierung des Wundarztberufs abgeschlossen, sondern auch der Weg dorthin hatte einem fixen Ablauf zu folgen. Neben der Festsetzung des Mindestalters auf 14 Jahre wurde der Besuch von Schulunterricht vor dem Lehrantritt als Conditio sine qua non festgelegt.

Die Lehre konnte nur mehr nach der Vorlage von Zeugnissen begonnen werden. Diese Bescheinigungen mussten den Besuch von zuerst zwei, später erhöht auf drei Klassen mit gutem Erfolg und ein korrektes Betragen über den ganzen Zeitraum hinweg belegen. Das durfte aber nicht an einer beliebigen Schule sein, sondern nur an einer Normal- oder zumindest einer Hauptschule.[271] Den Schülern der oben erwähnten Trivialschulen war der Weg damit automatisch verschlossen.

Für die Aufnahme oder Aufdingung war das chirurgische Gremium zuständig, bei dem der zukünftige Lehrherr eingeschrieben war. Der Zeitpunkt der Aufdingung folgte der Tradition der alten Handwerksordnungen und war auf die Tage rund um Fronleichnam festgelegt. In den alten Ordnungen waren vom Meister bis zum Hausknecht alle zur Teilnahme an der Fronleichnamsprozession verpflichtet. Bei dieser Zusammenkunft aller Betroffenen aus dem Viertel konnte sich auch das Gremium versammeln, um beispielsweise angehende

268 Rabl, Anfänge, Ausbreitung und Werdegang, 170–171.
269 Handwerksordnung 1627. In: ÖStA, AVA, Salbuch Nr. 35.
270 Roth, Vom Baderlehrling zum Wundarzt, 133.
271 Kropatschek, Handbuch k. k. Gesetze, 10. Band 1786, 3. Abt., 563, und Kropatschek, Handbuch k. k. Gesetze, 13. Band 1787, 3. Abt., 492.

Lehrlinge in Augenschein zu nehmen.[272] Auch nachdem dieser konfessionelle Hintergrund weggefallen war, blieb der Termin für die Aufnahme von Lehrlingen und die Abschlussprüfung von ausgelernten Knaben erhalten.

Die Mitglieder des chirurgischen Gremiums überprüften unter der Leitung des Vorstands die schriftlichen Nachweise der Kandidaten und unterzogen sie auch einer körperlichen Überprüfung.[273] Die Arbeit als Wundarzt erforderte einen hohen physischen Einsatz. Dafür musste der junge Mann gesund und vor allem kräftig sein. Ebenso zur körperlichen Eignung zählte die Funktionstüchtigkeit aller fünf Sinne.[274] Nach der Feststellung der Tauglichkeit des Bewerbers wurde dem Lehrherrn die Ausbildung des Lehrlings gestattet.[275]

Neben der Verpflichtung, seinen Schutzbefohlenen die Chirurgie zu lehren, musste der ausbildende Wundarzt versichern, dass er seinen Lehrling gut behandeln und nicht für die Arbeiten eines Knechts heranziehen werde. Dieses Verbot wurde 1756 in einem ausführlichen Hofreskript kundgetan. Dort wurden Tätigkeiten wie Kinderwiegen und Gartenarbeit explizit genannt und als *üble Gebräuche* eingestuft, die wie andere *unanständige Sachen* zu unterlassen waren.[276]

Die Aufdingung war abgeschlossen, wenn die erforderlichen Gebühren bezahlt wurden. Anfang des 19. Jahrhunderts war der Tarif in Wien beispielsweise auf 8 fl. festgelegt.[277] Die Dokumente des Lehrlings wurden für die Dauer der Lehre, die mit drei Jahren festgelegt worden war, in den Räumen des chirurgischen Gremiums verwahrt.

In der Fachsprache wurde für die Lehrlinge der Begriff *Tyro* gebraucht. Diese Schreibweise geht auf das Latein des Mittelalters zurück und wurde auch noch im 19. Jahrhundert verwendet.[278] Im lateinisch-deutschen Wörterbuch ist das Wort *tiro* zu finden. In der deutschen Übersetzung bedeutet das Rekrut und junger Soldat. Metaphorisch gebraucht bedeutet *tiro* Neuling, Schüler oder eben Lehrling.[279]

Die Ausbildung des Tyros fand in der Wundarztpraxis, in der Branche auch *Officin* genannt, seines Lehrherrn statt. Der Lehrling lebte mit der Familie des Wundarztes und mit allen anderen Personen, die dort arbeiteten, unter einem Dach und wurde dort auch versorgt. Das enge Zusammenleben führte schon in

272 Handwerksordnung 1620. In: ÖStA, AVA, Salbuch Nr. 28.
273 Bernt, Handbuch des Medicinalwesens, 195.
274 Daimer, Handbuch Sanitäts-Gesetze, 359.
275 Bernt, Handbuch des Medicinalwesens, 196, und Daimer, Handbuch Sanitäts-Gesetze, 360.
276 Hofreskript Wien Nr. 455 vom 24. Juli 1756. In: Kropatschek, Sammlung k. k. Verordnungen, III. Band 1755–1759, 336–338.
277 Siehe dazu Ordnung für das bürgerliche Gremium zu Wien 24. 10. 1812. In: Bernt, Handbuch des Medicinalwesens, 203.
278 Cange, Glossarium, 594 und 711.
279 Stowasser, Der kleine Stowasser, 463.

früher Zeit zu allerlei Bestimmungen in den Handwerksordnungen, die darauf abzielten, die Arbeitsbereiche voneinander abzugrenzen und die älteren Hausmitglieder davon abzuhalten, die jüngeren zu verwerflichem Unfug wie Weintrinken oder Kartenspielen anzustiften.[280]

Neben dem praktischen Unterricht, den der Lehrling innerhalb der Officin zu erhalten hatte, gab es noch zusätzliche Ausbildungsschienen. Der Wundarzt hatte dafür zu sorgen, dass sein Schützling eine intensive Lektüre der einschlägigen Werke betrieb. Dafür sollte er den eigenen Büchervorrat zur Verfügung stellen oder Lehrbücher aus der Bibliothek des Gremiums ausleihen.[281]

Für den Zeitraum der Lehre war auch der Besuch von öffentlichen Vorlesungen vorgesehen. Der Lehrherr war dazu verpflichtet, seinen Tyro regelmäßig dorthin zu schicken. In den ersten zwei Jahren hörten die Knaben Vorträge über die Fächer Anatomie und theoretische Chirurgie, im dritten Jahr gab es eine Vorlesung über Instrumente und Bandagen. Ab 1784 wurden von den Wundärzten auch Kenntnisse und eine Prüfung in Geburtshilfe verlangt. Zuerst galt diese Bestimmung nur für Graz, Klagenfurt, Laibach und Umgebung.[282] Am 29. April 1785 wurde dann aber ein allgemeingültiges Hofdekret öffentlich kundgemacht, dass nur mehr Wundärzte zuzulassen waren, die die Geburtshilfe erlernt und auch eine Prüfung abgelegt hatten.[283] Der Vorlesungsstoff wurde daher um die Geburtshilfe ausgeweitet. Die Lehrlinge erhielten Zeugnisse über den Besuch dieser Lehrveranstaltungen, die später dem Gremium oder anderen Einrichtungen vorgelegt werden mussten.[284]

Dieses *collegium publicum* wurde in vielen Städten im ganzen Habsburgerreich eingerichtet und abgehalten. Die Organisation oblag dabei häufig nur einem einzigen Lehrer, der für den ganzen Unterricht in Anatomie, Chirurgie und Geburtshilfe zuständig war. Es war in den Provinzen aus Kostengründen üblich, dass die Lehrlinge zusammen mit den Hebammenschülerinnen unterwiesen wurden.

Im Österreichischen Staatsarchiv sind einige Hinweise auf diese Vorlesungen zu finden. 1753 wurde beispielsweise in einem Schreiben die *Introducierung von Collegy Anatomici* in Brünn beantragt. Es war festgestellt worden, dass es den

280 Beispielsweise die Handwerksordnung für Bader und Wundärzte 1715. In: ÖStA, AVA, Salbuch Nr. 137.

281 Daimer, Handbuch Sanitäts-Gesetze, 360, und Bernt, Handbuch des Medicinalwesens, 196, sowie Kropatschek, Sammlung k. k. Verordnungen, III. Band 1755–1759, 336–338.

282 Kropatschek, Handbuch k. k. Gesetze, 6. Band 1780–1784, 3. Abt., 413–417.

283 Kropatschek, Handbuch k. k. Gesetze, 8. Band 1785, 3. Abt., 514–515.

284 Bernt, Handbuch des Medicinalwesens, 196.

dort praktizierenden Chirurgen und Badern an Kenntnissen in Anatomie mangelte.[285]

Ein anderes Dekret von 1756 verfügte die Bestellung eines Lehrers für *die anatomische und chirurgische Instruction und die Abhaltung von Examine* in Laibach.[286] Dieser Lehrstuhl wurde eingerichtet, aber wie viele andere offizielle Stellen musste auch dieser Standort um seine Geldmittel kämpfen. 1769 setzte sich Gerard van Swieten persönlich in einem Brief an Maria Theresia für den damaligen Lehrer Franz Klopstein ein. Mit höchsten Worten lobte er die Einsatzbereitschaft für den chirurgischen Unterricht von Klopstein:

> *»[...] avoir la meilleure volonté du monde pour enseigner la chirurgie [...]«*[287]

Van Swieten schreibt aber weiter, dass der *maitre examiné* einen Teil seiner vorbereiteten Lektionen nicht wie geplant abhalten konnte, weil ihm die entsprechenden Instrumente nicht genehmigt worden waren. Van Swieten pries in seinem Schreiben nicht nur die Fähigkeiten dieses Lehrers und die Notwendigkeit dieses Standorts, sondern er sprach sich auch für die unbedingte Förderung der Instruktionen für die Chirurgen und Hebammen in Laibach aus.

Die weiteren Dokumente aus dem Aktenlauf zeigen, dass die Vorlesungen weitergeführt wurden. 1774 genehmigte Maria Theresia persönlich weitere Geldmittel für die Abhaltung der *collegia chyrurgico et obstetrico artis.* Für die notwendigen *requisita* wurde ein Fond über 160 fl. eingerichtet und für die Bezahlung des Lehrers standen jährlich 80 fl. zur Verfügung.[288] Dieser eher geringe Betrag weist darauf hin, dass die zuständigen Lehrer diese Tätigkeit nur nebenberuflich, beispielsweise zusätzlich zu ihrer Funktion als Kreiswundarzt, durchführen konnten. Im Vergleich dazu erhielten Priester für ihre Lehrtätigkeit am Gymnasium von Laibach zwischen 350 und 500 fl. Gehalt.[289]

In einem Aktenlauf über den Unterricht in der Stadt Görz gibt es unter anderem ein Verzeichnis der Hörer der Vorlesungen über Anatomie, Chirurgie und Geburtshilfe. Die Listen lassen den Rückschluss zu, dass einige Lehrlinge auch schon vor 1784/85 die Möglichkeit zum Besuch der Vorlesung über Geburtshilfe wahrgenommen hatten. 1769 zeichnete der damalige Lehrer Franz Scati beispielsweise dreizehn Hörer für Anatomie und Chirurgie auf. An der Vorlesung

285 Collegium Anatomicum zu Brünn 1753 [fol 2–8]. In: ÖStA, AVA, Unterricht StHK Teil 1, Karton 47, Sign. 6, 7 und 8 Lyzeen, 7. Aktenlauf.

286 ÖStA, AVA, Unterricht StHK Teil 1, Karton 52, Sign. 8 Lyzeen, 3. Aktenlauf: Laibach in genere.

287 Brief vom 27. Dezember 1769. In: ÖStA, AVA, Unterricht StHK Teil 1, Karton 52, Sign. 8 Lyzeen, 6. Aktenlauf: Laibach Medizin 1765–1790.

288 ÖStA, AVA, Unterricht StHK Teil 1, Karton 52, Sign. 8 Lyzeen, 6. Aktenlauf: Laibach Medizin 1765–1790.

289 ÖStA, AVA, Unterricht StHK Teil 1, Karton 52, Sign. 8 Lyzeen, 3. Aktenlauf: Laibach in genere: 1752–1783.

über Geburtshilfe nahmen 22 Auszubildende teil, wobei nur zehn davon Hebammenschülerinnen waren.[290]

Die Orte für die Abhaltung waren ganz unterschiedlich. Die oben beschriebenen Dokumente werden vom Österreichischen Staatsarchiv unter dem Stichwort *Lyzeen* geführt. Die sogenannten Lyzeen waren eigene Institutionen, wo in der ursprünglichen Form die *artes liberales* als Vorbereitung auf ein Studium an einer Universität abgehalten wurden. Aus Raumnot oder auch aufgrund der geringen Schülerzahlen fanden sich am selben Ort oft auch Gymnasien oder eine Lehranstalt für das niedere medizinisch-chirurgische Studium. Unabhängig von der Existenz einer solchen Lehranstalt wurden die vorhandenen Lehrsäle auch für die Abhaltung der Vorlesungen genutzt.

Für Lehrlinge aus Wien ging die örtliche Symbiose sogar so weit, dass sie dieselben Veranstaltungen besuchten wie die ordentlichen Schüler der Wundarzneikunst, die schon das niedere Studium absolvierten. Es wurde nur streng darauf geachtet, dass die Lehrlinge in den Katalogen als solche geführt wurden und ihre Zeugnisse ausdrücklich auf den Lehrlingsstatus hinwiesen.[291]

Der Besuch der *collegia* wurde sehr ernst genommen. In den Katalogen der Josephsakademie gab es bei den Aufnahmeprotokollen eine eigene Spalte, die die Vorlage der Zeugnisse bestätigte. Bei den aufgenommenen Schülern wurde der Eintrag *hat die Collegia gehört* eigens notiert.[292]

4.2 Freisprechung

Nach dem Ablauf der Ausbildungszeit präsentierte der Lehrherr seinen Tyro abermals beim chirurgischen Gremium und stellte ihm einen mündlichen Ausweis über sein Betragen und Fortkommen aus. Danach ließ sich das Gremium die Zeugnisse über die Absolvierung der Vorlesungen vorlegen und hielt in Gegenwart des Gremialcommissärs eine Prüfung über die Bereiche der Anatomie und Chirurgie ab, die ein Geselle wissen musste. Stellte sich heraus, dass der Lehrling noch nicht so weit war, musste er ein Jahr länger in der Lehre verbleiben, bis er das geforderte Wissen vorweisen konnte. Bei Verfehlungen aufseiten des Lehrherrn gab es auch die Möglichkeit, einen anderen Ausbilder zu wählen.

Wenn die Prüfung erfolgreich verlief, dann wurde der Lehrling von seiner Lehre *ledig und frei*gesprochen. Nach diesem Akt der *Freisprechung* stellten der

290 ÖStA, AVA, Unterricht StHK Teil 1, Karton 50, Sign. 8 Lyzeen, 10. Aktenlauf GörzMed 1773–1790.

291 Studien-Hof-Commissions-Decret vom 12. October 1810. In: Politische Gesetze 1810, 3. Teil, 94.

292 Feldsanitätslisten. In: ÖStA, KA, MBeh, OFD, Bücher 4, Catalog.

Gremialcommissär und der Obervorsteher ein Lehrzeugnis aus, das mit dem Gremialsiegel bestätigt wurde. Die jungen Männer waren damit zu Badergesellen oder später zu *Wundarzneikunstgesellen* aufgerückt.[293] Bei ihrem Berufseintritt waren dann in der Officin aber die Bezeichnungen *chirurgischer Gehilfe* oder *Subjekt* in Verwendung. Wie die Aufdingung musste auch die Freisprechung bezahlt werden. In Wien beispielsweise belief sich der Betrag auf 15 fl.[294]

Der letzte Schritt der Freisprechung bestand in der Übergabe aller Dokumente, auch jener, die vom Gremium aufbewahrt worden waren. Auch der eingangs erwähnte Carl Rabl musste sich der Freisprechung stellen. 1803 reiste sein Vater mit ihm nach Wels, um ihn nach dem Ablauf der Lehrzeit vor dem zuständigen Gremium zu präsentieren. Der Text dieser Freisprechung, in der auch auf die Aufdingung drei Jahre zuvor Bezug genommen wurde, liegt in editierter Form vor:[295]

> *»Wir K. K. Vorsteher eines löblichen Gremii der burgerlichen Wundärzte in der K. K. Landesfürstlichen Stadt Wels bekennen himit, was massen der Karl Rabel[296] [...] nachdem er den 26. des Monats Juny im Jahr 1800 vor uns erschienen, und die Wundarzneykunst zu erlernen bittlich angesucht hat, dem Wohlerfahrnen, von einer löbl. Medizinischen Facultät zu Linz Examinirt und Apporbirten, und unserem Gremio einverleibten Wundarzten Herrn Franz Rabel auf 3 Jahr lang als ein Lehrjung zugestellt worden seye. Da er aber hernach, wie es vormög unserer Kunst und Ordnung erforderlich ist, seine Lehrjahre vollkommen erstrecket, und in dieser Zeit sich dergestalltén, wie es einem ehrlich, getreu und fleißigen Lehrjung zusteht, verhalten. Anbey aber auch in dem mit ihm vorgenommenen Examen stattsam gezeiget hat, daß er die einem Wundarzneykunstgesellen nöthige Fähigkeit besitze, dahero ist ermeldter Karl Rabel den zu Ende stehenden Tag, und Jahr von seinen Lehrjahren der Ordnung nach frey und ledig gesprochen worden. Zumalen derselbe aber uns auch gezimend ersuchet hat, ihm wegen seinen vollendeten Lehrjahren ein glaubwürdiges Zeugniß [...] zu ertheilen, als haben wir ihm gegenwärtige Lehrattestation, so mit unserer Handunterschrift, und unseres Gremii kleineren Insigel bekräftiget ist, ausgefertigt. So geschehen Wels den 2. Monats Tag Augusty im Jahr 1803.*
>
> *Joh. Michael Gudorfer*
> *exam. burg. Chyrurgus und Accouclieur derzeit Vorsteher*
> *Johann Friedrich Rosenburger*
> *exam. Burg. Chyrurgus und Accouclieur p.T. Unterrvorst.«*

293 Daimer, Handbuch Sanitäts-Gesetze, 360.

294 Siehe dazu Ordnung für das bürgerliche Gremium zu Wien 24.10.1812. In: Bernt, Handbuch des Medicinalwesens, 203.

295 Roth, Vom Baderlehrling zum Wundarzt, 133.

296 In dieser Zeit gab es keine fixen orthografischen Regeln. Es kam daher häufig vor, dass Namen in unterschiedlichen Schreibweisen auftraten, obwohl es sich um ein und dieselbe Person handelte.

4.3 Verdingung

Der Begriff *Freisprechung* war im Bereich der Gewerbe seit Jahrhunderten üblich, ebenso wie die daran anschließende Wanderschaft, die ihre Wurzeln ebenfalls im Mittelalter hatte. Im 17. Jahrhundert wurde die Wanderschaft als Voraussetzung in die Baderordnung aufgenommen, wenn ein Geselle die Meisterprüfung anstrebte:

»[...] fünff oder sechs jahr lang auf dem handtwerch gewandert [...]«[297]

In den Zunft- und Innungsangelegenheiten wurde 1783 die Wichtigkeit der Wanderung nach der Freisprechung betont, da *»diese zu ihrer Vervollkommnung unumgänglich notwendig ist«*. Es wurde keine Dauer festgelegt, aber diese Wanderjahre waren in der Fremde zu absolvieren und es durfte keine Stelle im Geburts- oder bisherigen Wohnort angetreten werden.[298] Bei den Wundärzten wurde später nicht mehr der Begriff *Wanderung* verwendet, aber es wurde von den Gesellen sehr wohl erwartet, dass sie sich bei verschiedenen Meistern fortbildeten. Dabei waren die Begriffe *Verdingung* und *in Kondizion gehen* üblich. Der Wundarzneigeselle wurde bei einem niedergelassenen Meister vorstellig, dem er seine Zeugnisse vorlegte. In jedem Fall war das Lehrzeugnis zu präsentieren und, wenn es vorher schon mehrere Anstellungen gegeben hatte, auch die Arbeitszeugnisse – die *Kundschaften* – der letzten Dienstgeber. Vor allem Letzteres war sehr wichtig, denn Gesellen durften nur aufgenommen werden, wenn sie von ihrem vorangegangenen Dienstherrn ein Zeugnis vorlegen konnten, das ihre ordentliche Entlassung belegte.[299]

Nach der Aufnahme veränderte sich die Bezeichnung des Verhältnisses von Meister und Geselle in *Prinzipal* und Subjekt. Es war üblich, dass mehrere Subjekte in einer Officin tätig waren. Sie hatten in der Reihenfolge ihres Eintritts und aufgrund ihrer Erfahrung eine Art Rangordnung untereinander. Diese zeigte sich durch die zugeteilten Arbeiten, aber auch durch die mehr oder weniger vorhandenen Bequemlichkeiten im Bereich Schlafen und Wohnen.[300] Neben Kost und Logis erhielten die Gesellen einen Wochenlohn. Anfang des 19. Jahrhunderts wurden in Wien etwa 18 Kreuzer[301] pro Woche bezahlt. Das war ein sehr geringer Betrag, der vielen nicht einmal für das tägliche Leben reichte.[302]

Im Dienstrecht der Gesellen waren einige Punkte fix vorgegeben. Laut dieser

297 Der bader in viertel ob Wienerwaldt handwerchsordnung 1627. In: ÖStA, AVA, Salbuch Nr. 35.
298 Kropatschek, Handbuch k. k. Gesetze, 3. Band 1780–1784, 6. Abt, 592.
299 Bernt, Handbuch des Medicinalwesens, 200–201.
300 Roth, Vom Baderlehrling zum Wundarzt, 14 und 22.
301 Ein Gulden waren 60 Kreuzer. Das heißt, der Jahresverdienst lag bei ca. 15 Gulden.
302 Roth, Vom Baderlehrling zum Wundarzt, 22.

Regelung war der ordentliche Dienstwechsel für Gesellen für den 15. Oktober jedes Jahres festgelegt. Zu diesem Datum konnten Gesellen den Prinzipal wechseln, ohne vorher zu kündigen. Eine unterjährige Kündigung musste aber sechs Wochen im Vorhinein ausgesprochen werden. In beiden Fällen musste der Prinzipal dem weiterziehenden Gesellen sein Lehrzeugnis, das er bei Arbeitsantritt hinterlegt hatte, die bisherigen Kundschaften und eine neue Kundschaft über das abgelaufene Dienstverhältnis aushändigen.[303] Es bestand sogar die Verpflichtung, die Dokumente in einem ordentlichen Zustand und auch nicht verbogen zu restituieren.[304]

Carl Rabl ging fast vier Jahre bei verschiedenen Meistern in Kondizion. Aus dem Jahr 1806 ist beispielsweise ein Zeugnis von ihm überliefert, das ihm über seine Arbeit bei dem Wundarzt Andreas Zierl in Steyr ausgestellt worden war:[305]

> *»Ich Endes Unterschriebener bezeuge, daß gegenwärtiger Wundarzt Gesell, Namens Karl Raabl von Kemiten aus Oberösterreich gebürtig, katholischer Religion, bey mir durch 1 Jahr, 9 Monat, - Wochen in Kondizion gestanden seye, und sich diese Zeit hindurch getreu und fleißig verhalten habe, derohalben ich, sammentliche Herrn Wundärzte, welchen dieses Attestat zu lesen vorkommet, ihme Karl Raabl mit aller guten Beförderung an die Hand zu gehen, geziemend ersuche, und gleichförmige Dienstwilligkeit entgegen verspreche. Gegeben, und mit des Gremii kleinen Insigel gefertigt in der Kaiserl. Königl. und Landesfürstlichen Stadt Steyr in Oesterreich ob der Enns, den 28ten Februar im Jahre 1806.*
> *Andreas Zierl*
>
> *Chyrurgy pro tempore Profacty«*

Ausgestattet mit diesen Kundschaften konnten die Gesellen einen neuen Dienst antreten oder sich der Weiterbildung zuwenden. Es blieben den Wundarzneigesellen nur diese zwei Optionen, denn sie konnten ihre Dienste nicht selbstständig anbieten. Sie wären damit ohne Ausnahme unter den Pfuscherparagrafen gefallen.[306]

Wenn es die finanziellen Möglichkeiten zuließen, konnten sich angehende Wundärzte an einer medizinisch-chirurgischen Lehranstalt oder der Universität bis im November desselben Jahres zum Studium einschreiben. Diese Zeit von 15. Oktober bis vielleicht Ende November brauchten viele Gesellen für die Anreise. Der oben erwähnte Carl Rabl war beispielsweise wochenlang zu Fuß von Kematen in Österreich ob der Enns nach Wien unterwegs, wobei er auch einen eigenen vom Marktrichter ausgestellten Reisepass benötigte.[307]

---

303 Bernt, Handbuch des Medicinalwesens, 201–203.

304 Hofentschließung Nr. 171, 11. Jänner 1752. In: Kropatschek, Sammlung k. k. Verordnungen, I. Band 1740–1752, 346.

305 Roth, Vom Baderlehrling zum Wundarzt, 132.

306 Bernt, Handbuch des Medicinalwesens, 201 und 203.

307 Roth, Vom Baderlehrling zum Wundarzt, 7–8 und 131.

Es ist eher unwahrscheinlich, dass es ein angehender Wundarzt zu jedweder Zeit aus eigener Kraft schaffte, seinen weiteren Weg zu finanzieren. Für die meisten waren die Reise nach Wien, um sich der Prüfung durch die Fakultät zu unterziehen, und die Prüfungstaxen zu kostspielig. Andere konnten sich in Provinzen, in denen die Meisterprüfung noch durch das chirurgische Gremium abgenommen wurde, die Ablösebeträge für eventuell frei gewordene Wundarztpraxen nicht leisten. Viele Wundarztgesellen verdingten sich daher jahreoder auch lebenslang als Subjekte. Für diese Fälle hielt nur mehr das Militär Aufstiegsmöglichkeiten bereit.

4.4 Meisterprüfung

Nach der Freisprechung und Verdingung treten die Unterschiede zwischen der Zeit vor der Regierung von Maria Theresia und ihrem Sohn, währenddessen und nachher am meisten zutage. Wie im Überblick dargestellt, hatte sich die medizinische Fakultät in Wien für ihren Einflussbereich das Privileg zur Prüfung der Wundärzte mehrfach zusichern lassen. In der Praxis setzte sich diese Usance nur zögerlich durch. Verordnungen, Hofreskripte und Dekrete bestätigten in mehr oder weniger großen Abständen mehrfach die Forderung nach ausschließlich examinierten Meistern.[308]

Da das niedere medizinisch-chirurgische Studium erst in den 1780er-Jahren seine Anfänge nahm, mussten sich die angehenden Wundärzte vorher das erforderliche Wissen für die Prüfung bei ihrer Verdingung und durch intensive Lektüre selbstständig aneignen. Viele Wundärzte waren auch schon längst Besitzer einer damals noch als Badestube bezeichneten Niederlassung. Für die Vergabe der Standorte war die Lade, die Zunftorganisation der Bader, zuständig. An dieser Stelle gab es große Unterschiede, die sich durch die geografische Lage der Wundarztpraxis manifestierten. In entlegeneren Orten entschied der Vorstand der Lade zusammen mit zwei weiteren Examinatoren über die Tauglichkeit eines Badestubenbesitzers.

In den landesfürstlichen Städten und Märkten von Ober- und Niederösterreich durften laut kaiserlichem Dekret von 1638 nur mehr akademisch geprüfte Wundärzte den Zuschlag für eine Officin erhalten.[309] Sie mussten den Nachweis über die Prüfung bei ihrer Bewerbung vorlegen. Die Praxis zeigte, dass die

308 Beispielsweise vom 14. Oktober 1755. In: Kropatschek, Sammlung k. k. Verordnungen, III. Band 1755–1759, Nr. 421, 259 und vom 5. September 1761. In: ebenda IV. Band 1760–1765, Nr. 597, 82 sowie vom 8. November 1763. In: ebenda, IV. Band 1760–1765, Nr. 729, 256 und dann wieder 1770 in der Sanitäts- und Kontumazverordnung. In: ebenda, VI. Band 1770–1773, Nr. 1152, 3–121.

309 Maurer, Baden, schröpfen, amputieren, 9.

Vorgangsweise aber auch acht Jahrzehnte später nicht immer befolgt wurde. Von einem Kandidaten aus Markt Piesting beispielsweise existiert das Wundarztdiplom der Wiener Medizinischen Fakultät von 1718. Johann Blumberger hatte zum Zeitpunkt seiner Prüfung die Badestube schon einige Jahre in Besitz.[310]

»Diplom der Wiener Medizinischen Facultät für den Wundarzt Johann Blumberger in Piesting vom 29. November 1718

Wir, Decanus und Facultas Medica bey der uralten und weith berimbten kayser-, königl. und ertzherzoglichen Universitet zu Wienn in Österreich, bekennen hiemit und thuen kundt krafft dises brieffs, daß vor unß erschinen der ehrngeachte Johann Blumberger, baader und Wundartzt in den marckt Büsting, sess- und wohnhafft alda, und unß gehorsambl(ich) angebracht, wie daß er schon lange jahr das baad in dem bedachten marckt Büsting besitze, darneben die wundartzney getriben und exercire, in dieser seiner wundartzneykunst aber noch nicht examinirt. Dieweillen dan von der röm. Kayser- und königl(ichen) catholischen may(estät) unsers allergnädigsten landsfürsten und herrn durch die hochlöbl(iche) n.ö. regierung allergnädigst befelch dahin ergangen, daß alle unexaminirte baader und wundartzten sich zu der allhiesigen Wiennerischen Facultet ad examen stellen sollen, als hat nun gemelter Johann Blumberger bey unserer Facultet sich wegen des examen angemeldet und anbey gehorsambl(ich) gebetten, wir geruheten nach vorweisung seiner ehrlichen geburth und rechtmässigen lehr, daß wir ihme in seiner erlehrnten wundartztneykunst unbeschwert examinieren möchten.
[…]
Thuen ihme Blumberger hiemit nochmahlen lauth unseren allergnädigst ertheitlen freyheiten als ein examinirten und appobirten baader und wundartzt erklären, approbiren und erkennen.«

Die medizinische Fakultät verwies bei der Ausstellung nicht nur auf den Umstand, dass sich Johann Blumberger aufgrund der gesetzlichen Grundlage der Prüfung ordnungsgemäß gestellt hatte, sondern es waren auch seine ehrliche Geburt und die rechtmäßig abgeschlossene Lehre überprüft worden. Nach der erfolgreichen Prüfung durfte sich Blumberger als *examinierter und approbierter Bader und Wundarzt* bezeichnen.

Der Wunsch der Gesetzgeber ging allerdings in die Richtung, dass dieses Prozedere stattfand, bevor sich die Meister um den Besitz einer Niederlassung bewarben. Die Zahl der Kandidaten, die sich zur Prüfung in Wien meldeten, stieg nur zögerlich an. Die Protokolle der medizinischen Fakultät sind beginnend mit 1749 in übersichtlicher Form vom Verein für Familienforschung erfasst worden. In diesem Jahr sind nur zwei Kandidaten angetreten, 1750 waren es weitere fünf. In den folgenden Jahren wurden rund zwanzig bis vierzig angehende Wundärzte pro Jahr bei der medizinischen Fakultät vorstellig. Ab 1761 ist ein starker Anstieg zu bemerken. 1773/74 – nach der erneut festgehaltenen

310 Maurer, Baden, schröpfen, amputieren, 143.

Forderung in den Nachfolgeregelungen zur Sanitäts- und Kontumazverordnung nach diesen Examina – stellten sich zwischen siebzig und neunzig Kandidaten jährlich den strengen Prüfungen, in den lateinisch geführten Protokollen *Rigorosen* genannt. Diese Art der Prüfung hing aber nicht mit den im kompletten Medizinstudium geforderten Rigorosen zusammen.[311]

Der Anstieg der Prüfungszahlen darf aber nicht die vorher beschriebenen und nach wie vor bestehenden Beschwerlichkeiten und Hindernisse rund um diesen Wienaufenthalt vergessen machen. Im Österreichischen Staatsarchiv findet sich beispielsweise eine dringende schriftliche Anfrage, die 1779 an das zuständige Landesgubernium gerichtet wurde. In diesem Brief ging es um die weitere Ausübung der Praxis in Brünn. Ein dort ansässiger, noch ungeprüfter Wundarzt namens Joseph Gallin wies in seinem Schreiben auf den Umstand hin, dass er »*zur Ausübung der Praxim in den königlichen Städten, [...] von der Winnerischen Universität unterrichtet und geprüft sein*« musste. In mehreren Sätzen beklagte er die zu erwartenden Unkosten für die beschwerliche Reise und den Aufenthalt in Wien sowie die lange Abwesenheit von seinem Heim und seinen Kindern. Er bat weiter um eine Lösung für seine Situation.[312] Es ist nicht bekannt, wie in seinem Fall entschieden wurde. Joseph Gallin hat diese Reise nach Wien aber tatsächlich nicht angetreten, denn er scheint in den Prüfungsprotokollen der medizinischen Fakultät nicht auf.[313]

4.5 Niederes medizinisch-chirurgisches Studium

Das oben angeführte Beispiel zeigt, dass die Prüfungsstellen an den medizinischen Fakultäten nicht ausreichend waren. Es lag auch im staatlichen Interesse, das Niveau der Wundärzte anzuheben und anzugleichen. Damit war der Bedarf an einer institutionalisierten Ausbildungsmöglichkeit dringend gegeben. Die Lösung wurde in der Schaffung eines kleinen Studiums gefunden. 1774 wurde in Wien eine außerordentliche Lehrkanzel für die praktisch-chirurgische Ausbildung von Wundärzten eingerichtet und der Studienplan für das sogenannte niedere medizinisch-chirurgische Studium entwickelt.[314] Die Dauer war für zwei Jahre festgelegt und die Absolventen schlossen mit dem Diplom der Wundarzneikunst, der Meisterprüfung, ab.

Dieses neue Lehrangebot sollte möglichst rasch in den Provinzen etabliert werden. Diese Vorgangsweise war für viele Orte wesentlich sinnvoller, obwohl

311 Weber, Rigorosenprotokoll Chirurgenprüfung.
312 ÖStA, AVA, Unterricht StHK Teil 1, Karton 48, Sign. 8 Lyzeen.
313 Weber, Rigorosenprotokoll Chirurgenprüfung.
314 Skopec, Ringen um Einheit, 140.

sich einige Städte sehr für ein Universitätsstatut einsetzten. Neben den enorm hohen Kosten, die eine Hochschule allein schon durch die wesentlich größere Zahl von Professoren verursachte, waren die Studiengebühren in den ärmeren Provinzen das größte Hindernis.[315]

Um auch die Kosten bei der Einrichtung des niederen medizinisch-chirurgischen Studiums in den fraglichen Städten niedrig zu halten, wurde auf die Nutzung bereits bestehender Strukturen zurückgegriffen. Joseph II. ließ eine groß angelegte Reform durchführen, die bei den in der ganzen Habsburgermonarchie längst bestehenden Lyzeen ansetzte. Die meisten Lyzeen hatten ihre Wurzeln im klerikalen Bereich und einige blickten sogar auf eine Hunderte Jahre alte Tradition zurück, wie etwa das Lyzeum in Klagenfurt, das auf Ferdinand III. (1608–1657) zurückging, der für das *Collegio Clagenfurtensi* die Studienrichtungen Philosphia, Moralis Theologia und Jus Canonicum bestätigt hatte.[316]

Die Lyzeen, in älteren Quellen auch *Kollegien* genannt, waren in den Provinzen eingerichtet worden, damit sich junge Männer nach dem Gymnasium fortbilden konnten. Hauptsächlich wurden Studiengänge für Philosophie und Theologie angeboten. Die Philosophie, häufiger als *artes liberales* bezeichnet, wurde vor allem von angehenden Studenten belegt. Sie konnten damit die drei Jahre dauernde Vorbereitung für ein Universitätsstudium in einem ihrer Heimat näher gelegenen Ort absolvieren. An vielen Lyzeen wurde auch ein juristischer Zweig angeboten, um geeigneten Nachwuchs für den künftigen Dienst in staatlichen Positionen aufzubauen.[317] Mit dem Studienabschluss war prinzipiell nur der Magistergrad zu erreichen, nur wenige Standorte durften auch Doktorgrade in Theologie verleihen.

Einige Lyzeen wurden nach einer Bedarfsprüfung einer radikalen Umwandlung unterzogen. Dieser Schritt konnte eine Aufwertung durch eine Erweiterung des Studienangebots bedeuten oder auch das Gegenteil. Das betraf beispielsweise Villach, das seinen Status als Lyzeum verlor:

> *»Das zu Villach bisher von den Minoriten besorgte Lyzeum wird in eine teutsche Hauptschule verwandelt.«*[318]

Die Degradierung betraf etwa auch die Universität in Innsbruck. Die dortige medizinische Fakultät wurde 1782 in eine medizinisch-chirurgische Lehranstalt umgewandelt[319], weil Joseph II. die teure Ausbildung von Doktoren der Medizin

315 Kropatschek, Handbuch k. k. Gesetze, 10. Band 1786, 595, und 6. Band 1780–1784, 370–372.

316 ÖStA, AVA, Unterricht StHK Teil 1, Karton 51, Sign. 8 Lyzeen, 4. Aktenlauf: Klagenfurt in genere.

317 Kropatschek, Handbuch k. k. Gesetze, 6. Band 1780–1784, 3. Abt., 419.

318 ÖStA, AVA, Unterricht StHK Teil 1, Karton 51, Sign. 8 Lyzeen, 2. Aktenlauf: Lyzeum Villach.

319 Probst, Geschichte der Universität Innsbruck, 218–219.

nur mehr eingeschränkt zulassen wollte.[320] Neben seinem Wunsch, dem Volk gut ausgebildete Wundärzte zu geben, wollte er die Entstehung eines akademischen Proletariats vermeiden, das keine Arbeit fand.[321]

Im Hof- und Staatsschematismus[322] von 1808 waren auch sämtliche Bildungseinrichtungen aufgeführt.[323] Die darin gewählten Bezeichnungen der Institutionen gaben einen deutlichen Hinweis auf das verfügbare Bildungsangebot.

An den Standorten Linz, Kremsmünster, Graz, Klagenfurt, Laibach, Olmütz, Lemberg und Klausenburg gab es zu diesem Zeitpunkt jeweils ein *k. k. Lyceum.*[324] Jedes dieser Lyzeen bot vier Studienrichtungen an.

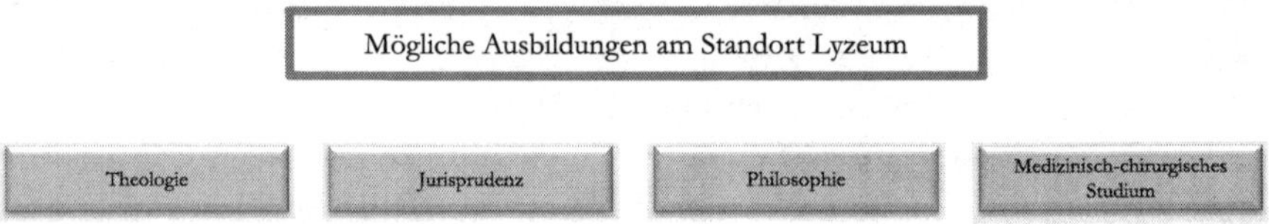

Abbildung 9: Ausbildungsformen an k. k. Lyzeen 1808. *Quelle: Eigene Darstellung nach dem Hof- und Staatsschematismus 1808.*

Im Unterschied zu den k. k. Lyzeen konnten die jungen Männer an den *königlichen Akademien* nur zwischen den Studienrichtungen Jurisprudenz und Philosophie wählen.[325]

Zehn Jahre später hatten sich die Konstellationen an einigen Standorten schon wieder verändert. In Linz und Salzburg wurde beispielsweise kein Studium der Jurisprudenz mehr angeboten und das medizinisch-chirurgische Studium wurde als eigenständige chirurgische Anstalt geführt.[326] Eine Quelle aus dem Österreichischen Staatsarchiv hält diesen Umstand für Salzburg fest:

> *»Nebst diesen zwei Studienfächern[327] besteht in Salzburg noch ein medizinisches Lehrinstitut für Landärzte, welches in keiner Verbindung zu dem Lyzeum steht.«*[328]

---

320 Strakosch-Straßmann, Geschichte des Unterrichtswesens, 103, und Probst, Geschichte der Universität in Innsbruck, 219.

321 Engelbrecht, Geschichte des österreichischen Bildungswesens, 198.

322 Der Hof- und Staatsschematismus des österreichischen Kaisertums wurde ab 1807 herausgegeben. Die Jahre davor war das Druckwerk als Staats- und Standskalender auf die Residenzstaat Wien beschränkt.

323 Staatshandbuch, Hof- und Staats-Schematismus 1808.

324 Staatshandbuch, Hof- und Staats-Schematismus 1808, 710–719.

325 Staatshandbuch, Hof- und Staats-Schematismus 1808, 720–724.

326 Staatshandbuch, Hof- und Staats-Schematismus 1818.

327 Theologie und Philosophie.

328 Bericht 1818 über die Einrichtung der höheren Studien zu Salzburg an die Studienhofkommission, § 1 Anstalt der höheren Studien in Salzburg. In: ÖStA, AVA, Unterricht StHK Teil 2, Karton 374 Studien-Hofkommission, 8 Salzburg.

Aufgrund dieser Konstellation blieb die chirurgische Lehranstalt in Salzburg auch nach der Schließung des Lyzeums zur Mitte des 19. Jahrhunderts im selben Gebäude bis 1872 bestehen. Auch an anderen Standorten kam es zu tief greifenden Veränderungen. Am Lyzeum in Kremsmünster war das Studienangebot auf das Fach Philosophie reduziert worden.[329] Das k. k. Lyzeum in Lemberg dagegen war zur Universität erhoben worden.[330]

Aus verschiedenen Gründen hat sich aber in den wenigen Quellen, die dieses Thema behandeln, der Ausdruck *Lyzeum* auch für die medizinisch-chirurgischen Lehranstalten durchgesetzt. Dieser Umstand zeigt sich beispielsweise bei der Archivierung im Österreichischen Staatsarchiv, wo unter dem Suchwort *medizinisch-chirurgische Lehranstalt* keine Einträge vorhanden sind, sondern alle Dokumente unter *Lyzeen* archiviert worden sind. Ein Druckwerk von 1915, in das der Autor Isidor Fischer seine Recherchearbeit verpackt hat, firmiert sogar unter der Bezeichnung *Medizinische Lyzeen.*[331] Wie oben gezeigt wurde, gab es aber die k. k. Lyzeen, die alle vier Studienrichtungen anboten, und später auch Lyzeen mit nur zwei Studienrichtungen und einer eigenständig agierenden chirurgischen Anstalt.

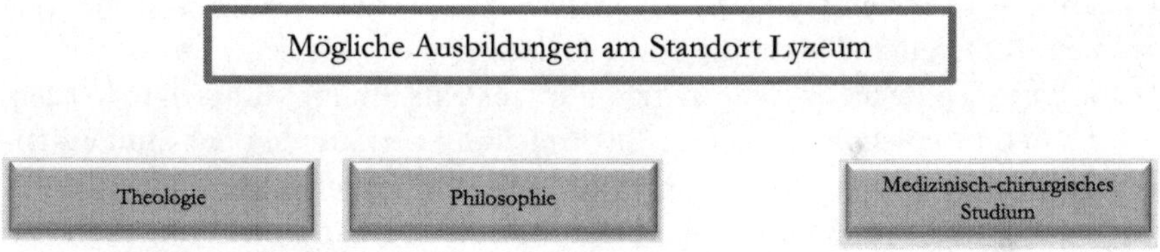

Abbildung 10: Ausbildungsformen an einigen Lyzeen 1818. *Quelle: Eigene Darstellung nach dem Hof- und Staatsschematismus 1818.*

Die oben angesprochene Standortwahl für die k. k. Lyzeen wurde 1782 von einer weiteren wesentlichen Voraussetzung beeinflusst. Da neben der theoretischen Basis auch auf den praktischen Unterricht sehr viel Wert gelegt wurde, mussten Orte gefunden werden, in denen es Krankenhäuser gab. In diesen Spitälern wurde eine eigene klinische Schule, mit einer medizinischen und einer chirurgischen Klinik eingerichtet. Jede sollte mit zwölf Betten ausgestattet sein, wobei die eine Hälfte der Plätze mit Frauen und die andere mit Männern zu belegen war. Die Patientinnen und Patienten wurden von den Professoren persönlich ausgesucht und unter Einbeziehung in den Unterricht behandelt.

Die Kosten für die Klinik wurden aus dem Studienfonds beglichen. Die Pa-

329 Staatshandbuch, Hof- und Staats-Schematismus 1818, 154–155.

330 Staatshandbuch, Hof- und Staats-Schematismus 1818, 192.

331 Fischer, Medizinische Lyzeen, und siehe dazu auch Knolz, Darstellung Medicinal-Verfassung, 75.

tientinnen und Patienten erhielten eine Versorgung nach der niedrigsten Klasse. Darin waren die Verköstigung, die Heizung, die Beleuchtung und der Lohn für die Wärtersleute inbegriffen.[332] Wie bei den Stundenplänen gezeigt wird, verbrachten die Schüler der Wundarzneikunst täglich mehrere Stunden mit den zuständigen Professoren in den Krankensälen und wurden anhand von interessanten Fällen unterrichtet. Verstarb beispielsweise eine Patientin oder ein Patient in der chirurgischen Klinik, musste der Leichnam in Gegenwart des Professors und der anderen Schüler seziert werden.

Die Professoren, die zur Lehre in der Klinik berufen waren, standen ihren Abteilungen auch als behandelnde Ärzte vor und erhielten ein Jahresgehalt von 800 fl. Die anderen Personen des Lehrkörpers wurden mit 600 fl. besoldet.[333] Der Prosektor erhielt als Vorstand der Sezierkurse, früher als *Zergliederungskunst* bezeichnet, ein Gehalt von 400 fl. pro Jahr.[334]

Das Studium war für die Dauer von zwei Jahren festgelegt.[335] Im ersten Jahr waren ein anatomischer Kurs, allgemeine und spezielle Lehre der Chirurgie und theoretisch-medizinischer Unterricht vorgesehen. Im zweiten Jahr erhielten die Schüler eine Unterweisung in den chirurgischen Operationen, Instrumenten und Bandagen, in der Geburtshilfe und chirurgischen und medizinischen Unterricht am Krankenbett.[336] Der Unterricht fand beinahe täglich und mehrere Stunden hintereinander statt. Für die Lehrzweige der Medizin, Chirurgie und Geburtshilfe sollte dabei jeden Tag mindestens eine Stunde vorgesehen werden.

In Wien beispielsweise war für die Einteilung der Stunden das Studien-Direktorat zuständig, das dafür sorgen musste, dass der praktische Unterricht in Heilkunde und jener in Wundarzneikunst ohne Überschneidung eingeteilt waren. Den Studenten sollte damit die Möglichkeit gegeben werden, die Vorlesungen des jeweils anderen Faches zu besuchen.[337] Es bestand die Verpflichtung, die Vorlesungen in einem gedruckten Verzeichnis bekannt zu machen.[338] Die Herausgabe des jährlichen Taschenbuchs der Universität fiel in den Zuständigkeitsbereich des Pedells der Universität. Im Anschluss an die Ausbildung wurde zur weiteren Erlernung der Geburtshilfe noch eine zweimonatige Praxis in einem Gebärhaus vorgesehen.[339]

332 Bernt, Handbuch des Medicinalwesens, 91–92.

333 Bernt, Handbuch des Medicinalwesens, 65–66 und 92.

334 Dekret aus 1786: Prosektor bekommt ein Gehalt von 400 fl. In: ÖStA, AVA, Unterricht StHK Teil 1, Karton 48, Sign. 8 Lyzeen, 4. Aktenlauf: Olmütz Med 1772–1790.

335 Hofkanzlei-Verordnung vom 3. und 28. September 1789 für einen zweijährigen Lehrcurse für Stadt- und Landwundärzte. Siehe dazu Daimer, Handbuch Sanitäts-Gesetze, 367, und Medicinisches Jahrbuch 1811, 12.

336 Phillebois, Taschenbuch 1791, 59–60.

337 Bernt, Handbuch des Medicinalwesens, 60–61 und 88–89.

338 Studien-Hof-Commissions-Decret vom 14. Mai 1810. In: Politische Gesetze 1810, 98–99.

339 Phillebois, Taschenbuch 1804, 68.

Die Zielgruppe des niederen Studiums waren in erster Linie ausgelernte Wundärzte, die die Lehre und die Collegia ordnungsgemäß absolviert hatten. Für sie galt die zweijährige Studiendauer. Aber es konnten auch Quereinsteiger das niedere Studium aufnehmen. Wenn sie die entsprechenden Zeugnisse einer Normalschule vorlegen konnten, durften sie das Studium aufnehmen. Ihre Studiendauer war allerdings auf drei Jahre festgelegt, wobei das zweite Jahr wiederholt werden musste.[340]

Der Unterricht für die Wundärzte wurde auf Deutsch beziehungsweise in der jeweiligen Landessprache abgehalten. Deutsch war 1784 auch an den Universitäten als Unterrichtssprache eingeführt worden.[341] Viele Vorlesungen, vor allem in den höheren Semestern, wurden aber nach wie vor auf Latein gehalten. Wenn das der Fall war, wurde es im Vorlesungsverzeichnis extra vermerkt. Die Umstellung der Lehrsprache war ein großer Einschnitt. Viele Lehrbücher waren noch auf Latein verfasst und für die Großzahl der Fachbegriffe gab es noch keine Übersetzung.[342] Für Studenten der Medizin waren Kenntnisse in Latein daher unumgänglich.

In den Folgejahren wurden die medizinisch-chirurgischen Lehranstalten in den Provinzen nach dem Vorbild des niederen Studiums in Wien eingerichtet. Alle Anstalten hatten dem gleichen Studienplan zu folgen. Ende des 18. Jahrhunderts war der Studienplan wie folgt:[343]

1. Semester
Anatomie, theoretisch-medizinischer Unterricht

2. Semester
Allgemeine und spezielle Lehre der Chirurgie, theoretisch-medizinischer Unterricht

3. Semester
Lehre von den chirurgischen Operationen, Instrumenten, Bandagen, medizinisch- und chirurgisch-praktischer Unterricht am Krankenbett

4. Semester
Lehre von der Geburtshilfe, medizinisch- und chirurgisch-praktischer Unterricht am Krankenbett, medizinisch- und chirurgisch-spezielle Therapie

Die Lehre von den chirurgischen Operationen hatte laut Studienvorschriften mithilfe von Leichnamen stattzufinden. Sämtliche Operationen mussten auch an

340 Medicinisches Jahrbuch 1811, 13–14, und Knolz, Darstellung der Medicinal-Verfassung, 76.
341 Kropatschek, Handbuch k. k. Gesetze, 6. Band 1780–1784, 3. Abt., 402–404.
342 Bernt, Handbuch des Medicinalwesens, 125 und Phillebois, Taschenbuch 1791, 42–44.
343 Phillebois, Taschenbuch 1791, 59–60.

den Leichnamen vorgezeigt werden, dann sollten die Studenten die Gelegenheit haben, selbst diese Operationen zu üben. Von den zur Verfügung gestellten Räumlichkeiten her gab es keine Hindernisse, aber neben den oben angesprochenen Problemen rund um die Beschaffung von Leichnamen in ausreichender Zahl mussten die Studenten die Auslagen für die Bereitstellung der Leichen selbst tragen.[344]

Anfang des 19. Jahrhunderts gab es an der Universität in Wien nach wie vor die Trennung von Medizin und Chirurgie. Um die vorhandenen Ressourcen besser zu nutzen, wurde 1804 eine Reform des medizinischen und des chirurgischen Studiums durchgeführt. Es wurde ein einheitliches medizinisch-chirurgisches Studium eingerichtet, das sich nur mehr in der Art der Prüfung, zu der sich der Kandidat anmeldete, unterschied.[345] Es blieb den Absolventen überlassen, ob sie sich in der Arzneikunde als Dr. med. oder in der höheren Wundarzneikunst als Dr. chir. qualifizierten. Das Interesse an der letztgenannten Kunst war aber sehr gering. 1807 gab es beispielsweise keinen Kandidaten für die Chirurgie und 1810 standen einem Absolventen der Chirurgie 30 Mediziner gegenüber.[346]

Die Schüler der niederen Wundarzneikunst wurden zusammen mit den Studenten von der medizinischen Fakultät unterrichtet. Die folgenden Abbildungen zeigen die Stundenpläne der Studienjahre 1807 und 1808. Die Vorlesungen, die von allen besucht wurden, sind weiß markiert. Die Veranstaltungen, die sich nur an die angehenden Wundärzte richteten, sind hellgrau hinterlegt.[347]

344 Bernt, Handbuch des Medicinalwesens, 65.
345 Vorschriften in Ansehung des Studiums der Arzneykunde, Wundarzney und Pharmacie, Politische Gesetze 1804, 68–83.
346 Phillebois, Taschenbuch 1807 und 1810, 101–102.
347 Eigene Darstellungen, zusammengestellt nach Phillebois, Taschenbücher von 1807, 1808 und 1809.

	Montag	Dienstag	Mittwoch	Donnerstag	Freitag
13:00-14:00					
14:00-15:00	Allgemeine Anatomie Prosektor Mayer	Allgemeine Anatomie Prosektor Mayer	Allgemeine Anatomie Prosektor Mayer	Allgemeine Anatomie Prosektor Mayer	
15:00-16:00					
16:00-17:00	theoretisch-medizinischer Unterricht Prof. Langmayer	theoretisch-medizinischer Unterricht Prof. Langmayer	theoretisch-medizinischer Unterricht Prof. Langmayer	theoretisch-medizinischer Unterricht Prof. Langmayer	
17:00-18:00					

Abbildung 11: Stundenplan des ersten Semesters 1807/08. *Quelle: Anton Phillebois (Hg.), Taschenbuch der Wiener Universität für das Jahr 1807 (Wien 1875) 52, 54.*

	Montag	Dienstag	Mittwoch	Donnerstag	Freitag
14:00-15:00					
15:00-16:00	allgemeine und specielle Chirurgie Prof. Leber	allgemeine und specielle Chirurgie Prof. Leber	allgemeine und specielle Chirurgie Prof. Leber	allgemeine und specielle Chirurgie Prof. Leber	
16:00-17:00	theoretisch-medizinischer Unterricht Prof. Langmayer	theoretisch-medizinischer Unterricht Prof. Langmayer	theoretisch-medizinischer Unterricht Prof. Langmayer	theoretisch-medizinischer Unterricht Prof. Langmayer	

Abbildung 12: Stundenplan des zweiten Semesters 1808. *Quelle: Anton Phillebois (Hg.), Taschenbuch der Wiener Universität für das Jahr 1808 (Wien 1808) 54, 57.*

	Montag	Dienstag	Mittwoch	Donnerstag	Freitag
9:00-10:00	medizinisch-praktischer Unterricht am Krankenbett und Vorlesung über medicinisch-spezielle Therapie Professor Reinlein	medizinisch-praktischer Unterricht am Krankenbett und Vorlesung über medicinisch-spezielle Therapie Professor Reinlein	medizinisch-praktischer Unterricht am Krankenbett und Vorlesung über medicinisch-spezielle Therapie Professor Reinlein	medizinisch-praktischer Unterricht am Krankenbett und Vorlesung über medicinisch-spezielle Therapie Professor Reinlein	medizinisch-praktischer Unterricht am Krankenbett und Vorlesung über medicinisch-spezielle Therapie Professor Reinlein
10:00-11:00	chirurgisch-praktischer Unterrich am Krankenbett und Vorlesung über chirurgisch-spezielle Therapie Professor Kern	chirurgisch-praktischer Unterrich am Krankenbett und Vorlesung über chiurgisch-spezielle Therapie Professor Kern	chirurgisch-praktischer Unterrich am Krankenbett und Vorlesung über chirurgisch-spezielle Therapie Professor Kern	chirurgisch-praktischer Unterrich am Krankenbett und Vorlesung über chiurgisch-spezielle Therapie Professor Kern	chirurgisch-praktischer Unterrich am Krankenbett und Vorlesung über chiurgisch-spezielle Therapie Professor Kern
15:00-16:00	Lehre von chirurgischen Operationen, Instrumenten und Bandagen Supplent Zimmermann	Lehre von chirurgischen Operationen, Instrumenten und Bandagen Supplent Zimmermann	Lehre von chirurgischen Operationen, Instrumenten und Bandagen Supplent Zimmermann	Lehre von chirurgischen Operationen, Instrumenten und Bandagen Supplent Zimmermann	
17:00-18:00					

Abbildung 13: Stundenplan des dritten Semesters 1808/09. *Quelle: Anton Phillebois (Hg.), Taschenbuch der Wiener Universität für das Jahr 1808 (Wien 1809) 55, 58.*

	Montag	Dienstag	Mittwoch	Donnerstag	Freitag
9:00-10:00	medizinisch-praktischer Unterricht am Krankenbett und Vorlesung über medicinisch-spezielle Therapie Professor Reinlein	medizinisch-praktischer Unterricht am Krankenbett und Vorlesung über medicinisch-spezielle Therapie Professor Reinlein	medizinisch-praktischer Unterricht am Krankenbett und Vorlesung über medicinisch-spezielle Therapie Professor Reinlein	medizinisch-praktischer Unterricht am Krankenbett und Vorlesung über medicinisch-spezielle Therapie Professor Reinlein	medizinisch-praktischer Unterricht am Krankenbett und Vorlesung über medicinisch-spezielle Therapie Professor Reinlein
10:00-11:00	chirurgisch-praktischer Unterrich am Krankenbett und Vorlesung über chiurgisch-spezielle Therapie Professor Kern	chirurgisch-praktischer Unterrich am Krankenbett und Vorlesung über chiurgisch-spezielle Therapie Professor Kern	chirurgisch-praktischer Unterrich am Krankenbett und Vorlesung über chirurgisch-spezielle Therapie Professor Kern	chirurgisch-praktischer Unterrich am Krankenbett und Vorlesung über chiurgisch-spezielle Therapie Professor Kern	chirurgisch-praktischer Unterrich am Krankenbett und Vorlesung über chiurgisch-spezielle Therapie Professor Kern
11:30-12:30	Geburtshilfe Professor Steidele		Geburtshilfe Professor Steidele	Geburtshilfe Professor Steidele	Geburtshilfe Professor Steidele

Abbildung 14: Stundenplan des vierten Semesters 1809. *Quelle: Anton Phillebois (Hg.), Taschenbuch der Wiener Universität für das Jahr 1809 (Wien 1809) 56, 59.*

Die Studenten wurden zum Besuch der Vorlesungen angehalten und mussten sich zusätzlich mit der vorgeschriebenen Literatur beschäftigen. Viele hatten nicht das Geld für die Anschaffung der Bücher und mussten auf die Exemplare der Universitätsbibliothek beziehungsweise der Bibliotheken der Lehranstalten zurückgreifen.

Für das niedere Studium in Wien waren die verlangten Werke gleich im Vorlesungsverzeichnis abgedruckt.

Der für die Zergliederungskunst zuständige Prosektor Mayer lehrte die allgemeine Anatomie nach dem von ihm verfassten Lehrbuch *Anatomische Beschreibungen des ganzen menschlichen Körpers.*[348]

In der Vorlesung für Chirurgie waren vier einschlägige Werke vorgeschrieben:

- Anton Balthasar, Chirurgische Krankheitslehre[349]
- Benjamin Bell, Lehrbegriff der Wundarzneikunst[350]
- Justus Arnemann, System der Chirurgie[351]
- Lorenz Heister, Wundarznei[352]

Für die Lehre der Operationen und Instrumente wurden ebenfalls die Werke von Heister und Bell herangezogen. Professor Steidele unterrichtete Geburtshilfe nach seinem Buch Abhandlung von der Geburtshilfe.[353]

Der theoretisch-medizinische Unterricht wurde nach zwei Werken gelesen:

- Jakob Reinlein, Vorlesbuch über die Anfangsgründe der Arzneiwissenschaft für die Wundärzte[354]
- Anton von Störck, Medizinisch-praktischer Unterricht für die Feld- und Landwundärzte der österreichischen Staaten[355]

Im zweiten Studienjahr verwendete Professor Reinlein für seinen praktischen Unterricht am Krankenbett ein eigenes Vorlesbuch.[356] Professor Kern griff ebenfalls auf ein eigenes Werk zurück, und zwar auf Lehrsätze aus dem manuellen Theile der Heilkunde.[357]

---

348 Phillebois, Taschenbuch 1809, und Mayer, Anatomische Beschreibung des ganzen menschlichen Körpers.

349 Balthasar, Chirurgische Krankheitslehre Band 1 und 2.

350 Bell, Lehrbegriff der Wundarzneykunst, Band 1–5.

351 Arnemann, System der Chirurgie.

352 Heister, Wund-Arzney.

353 Steidele, Abhandlung von dem Gebrauch der Instrumente in der Geburtshilfe.

354 Reinlein, Vorlesbuch über die Anfangsgründe der Arzneywissenschaft.

355 Störck, Medicinisch-practischer Unterricht für die Feld- und Landwundärzte der österreichischen Staaten.

356 Reinlein, Medizinisch-pathologisches Vorlesbuch.

357 Kern, Lehrsätze aus dem manuellen Theile der Heilkunde.

Die Vorlesungen erstreckten sich über viele Monate, denn die Ferien wurden insgesamt recht kurz gehalten, um *»dem für die Jugend nachteiligen Zeitverlust vorzubeugen«*. Zu Weihnachten waren nur der Heilige Abend und die zwei darauffolgenden Feiertage frei[358], zu Ostern die letzten drei Tage der Karwoche und die zwei Osterfesttage. Die großen Ferien waren für die Zeit vom 1. September bis zum 15. Oktober festgelegt worden.[359]

Im Rahmen ihres Studienfortgangs unterlagen die Schüler des niederen medizinisch-chirurgischen Studiums denselben Bestimmungen für Semestralprüfungen und Bedingungen für die Vorrückungen wie jene der höheren Studien. Zu jeder besuchten Vorlesung war eine Prüfung am Ende des Semesters abzulegen. Der zuständige Professor stellte ein Zeugnis über die Prüfung aus. Eine sogenannte Vorrückung war nur möglich, wenn alle Examen aus dem laufenden Semester erledigt waren.[360] Von Carl Rabl liegen zwei seiner Zeugnisse vor:[361]

»Unterzeichneter bezeuge hiemit, daß Herr Karl Rabl der Chirurgie im ersten Jahr Befließener an der k. k. Universität zu Wien den Vorlesungen über die allgemeine und besondere äußerliche Krankheitslehre beygewohnet, und in der zweyten Semestral-Prüfung die erste Classe erhalten habe.
Das Betragen war den academischen Gesetzen gemäß.
Zur Urkunde dessen habe ich gegenwärtiges Zeugniß mit meiner Unterschrift und dem Siegel der medizinischen Facultät bekräftigt.
Wien den 31ten des Monats August 1808
Leber
Professor«

»Unterzeichneter bezeuge hiemiet, dass der Herr Rabl Karl von Kematen in Oesterreich gebürtig an der k. k. Universität zu Wien den Vorlesungen über die medizinisch chirurgische Klinik sehr fleißig beygewohnet, und in der ersten Semestral-Prüfung die erste Classe erhalten habe.
Das Betragen war den academischen Gesetzen angemessen.
Zu Urkunde dessen habe ich gegenwärtiges Zeugniß mit meiner Unterschrift und dem Siegel der medizinischen Facultät bekräftigt.
Wien, den …ten des Monaths April 1809
Reinlein
k. k. Rat und öff. Ord.
Professor«

358 Hof-Decret vom 12. November 1788. In: Kropatschek, Handbuch k. k. Gesetze, 15. Band 1788, 3. Abt, 860.
359 Phillebois, Taschenbuch 1804, 120.
360 19. Januar 1810. In: Politische Gesetze 1811, 91–94.
361 Roth, Vom Baderlehrling zum Wundarzt, 134.

Bis zum Studienende mussten sämtliche Semestralprüfungen bestanden worden sein. 1804 wurde die zusätzliche Pflicht zu einem Praktikum in einem Findelhaus eingeführt. Über den Zeitraum von sechs Wochen sollte das Impfen mit den Kuhpocken an den dortigen Kindern geübt werden.[362] Es wurden auch bereits approbierte Wundärzte dazu aufgerufen, sich dieses Wissen anzueignen. Die Bestimmung für dieses Praktikum wurde bei späteren Reformen aber nicht mehr aufgegriffen.[363]

Das niedere medizinisch-chirurgische Studium war nur in seinen Anfängen unentgeltlich. Joseph II. wollte 1785 mit der Einführung von Unterrichtsgeld erreichen, dass die Schüler mit mehr Disziplin an die Ausbildung herangingen. Mit den Einnahmen sollte ein umfangreiches Stipendienprogamm finanziert werden, das jungen Männern aus ärmeren Schichten den Zugang ermöglichen sollte:

> *»Seine Majestät haben verordnet, daß mit dem kommenden November dieses Jahrs, als dem Anfange des nächsten Jahrgangs auf den sämtlichen Gimnasien, Lizäen und Universitäten der unentgeltliche Unterricht aufhören, und von iedem Studierenden ein mässiges Unterrichtsgeld bezahlt werden soll, dessen Betrag von Sr. Majestät gewidmet ist, die Stipendien zur Unterstützung der besseren Talente der unvermögenden Klasse zu vergrössern.«*[364]

Dieses Unterrichtsgeld wurde damit für sämtliche höhere Bildungseinrichtungen vorgeschrieben. Die Höhe war je nach Art der Einrichtung unterschiedlich und galt für ein Unterrichtsjahr.[365] Im Rahmen desselben Gesetzes wurden Schüler der Wundarzneikunst vom Unterrichtsgeld befreit, wenn sie besonderen Fleiß und Fähigkeit nachwiesen.

Art der Einrichtung	Betrag
Gymnasien und lateinische Schulen	12 fl.
Philosophische und chirurgische Studien auf Universitäten und Lyzeen	18 fl.
Übrige höhere Wissenschaften an Lyzeen	18 fl.
Übrige höhere Wissenschaften an Universitäten	30 fl.

Tabelle 2: Unterrichtsgeld[366]. *Quelle: Zusammenstellung nach Strakosch-Straßmann, Geschichte des Unterrichtswesens, 117.*

In der Folge gingen durch alle Bevölkerungsschichten die Wogen hoch, denn es stellte sich heraus, dass die Kinder aus ärmeren Familien nicht in dem ver-

362 Hofreskript vom 30. Juni 1804. In: Phillebois, Taschenbuch 1805, 147.

363 Politische Gesetze 1837, 6–9.

364 Kropatschek, Handbuch k. k. Gesetze, 10. Band 1786, 3. Abt., 595 sowie 6. Band 1780–1784, 370–372.

365 Das waren zehn Monate. Siehe dazu Hofentschließung vom 25. August 1786. In: Kropatschek, Handbuch k. k. Gesetze, 10. Band 1786, 3. Abt., 599.

366 Strakosch-Straßmann, Geschichte des Unterrichtswesens, 117.

sprochenen Ausmaß von diesem als *Kopfsteuer* bezeichneten Unterrichtsgeld befreit wurden. Die Förderung wurde nur bei besonders nachgewiesenen Studienfortschritten zugeteilt, denn der Passus über die besseren Talente wurde in der Praxis sehr rigide umgesetzt. Aufgrund der vielen vorangegangenen Reformen, die in den meisten Fällen Kürzungen gewesen waren, wurde die Bezahlung für ein als schlecht empfundenes Angebot scharf kritisiert.[367]

Die Kritik richtete sich auch gegen das niedere medizinisch-chirurgische Studium. Die Einrichtungen wurden daher in den Folgejahren ausgebaut und der Studienplan wurde 1809 ergänzt.[368] Die Lehrpläne wurden um einige Gegenstände – wie beispielsweise Physiologie und Diätetik, aber auch Tierarzneikunde und gerichtliche Arzneikunde – erweitert. Infolge des Ausbaus des Lehrangebotes wurde die Zahl der Lehrer auf fünf Professoren erhöht:[369]

- Professor der Anatomie
- Professor für theoretische und praktische Chirurgie samt Klinik
- Professor für medizinisch-theoretischen und praktischen Unterricht und die Klinik
- Professor für theoretische und praktische Geburtshilfe
- Professor für Tierarznei- und gerichtliche Arzneikunde

Der Unterricht sollte nach diesen Reformen den folgenden Umfang haben:[370]

1. Semester
Eine kurze Einleitung in das chirurgische Studium, Anatomie, Theoretische Chirurgie, d. i. allgemeine und spezielle Pathologie der äußerlichen Krankheiten, Physiologie, allgemeine Pathologie und Therapie der innerlichen Krankheiten

2. Semester
Die Fortsetzung der Anatomie, theoretische Chrirugie, Materia medica und chirurgica, Diätetik, Anleitung zum Receptschreiben, vom Monath Junius bis Ende des Schuljahres Vorlesungen über die chirurgische Bandagen- und Instrumentenlehre

3. Semester
Die chirurgische Operationslehre mit Darstellung derselben am Leichnam, der chirurgisch-praktische Unterricht und Übungen am Krankenbette, gerichtliche Arzneykunde, Vorlesungen über die spezielle Therapie der innerlichen Krankheiten, und praktische Übungen am Krankenbette

367 Strakosch-Straßmann, Geschichte des Unterrichtswesens, 118–119.
368 Politische Gesetze 1809, 78–79.
369 Bernt, Handbuch des Medicinalwesens, 91–92.
370 Politische Gesetze 1810, 90–96.

4. Semester
Vorlesungen über die chirurgische spezielle Therapie, chirurgisch-praktischer Unterricht und Übungen am Krankenbette, Vorlesungen über die spezielle Therapie innerlicher Krankheiten und praktische Übungen am Krankenbette, Geburtshilfe, Tierarzneikunde, nach geendigtem Schuljahre Übungen im Gebärhause durch zwei Monate

Für Wien beispielsweise war das Thierarzneyinstitut als Ort für die Vorlesungen über die Tierheilkunde bestimmt worden. Dessen Einrichtung war ursprünglich dem k. k. Hofkriegsrat zugeordnet gewesen, kam aber 1812 zur Wiener Universität. Die Studenten hatten Vorlesungen über die Viehseuchen, die innere und äußere Arzneikunde der Pferde, über Hufbeschlag und Arzneimittellehre zu besuchen. Die Abhaltungszeiten wurden mit dem Stundenplan des restlichen Studiums abgestimmt, wobei einige Vorlesungen auch am Samstag stattfanden.[371]

Zusätzlich sollten sich die Schüler der Wundarzneikunde auch an einigen Sonntagen für ihre Fortbildung bereithalten. Ein besonderes Anliegen war die Umsetzung einer Art von Erste-Hilfe-Kurs, der aufgrund eines Dekrets von 1813 an jedem Lyzeum angeboten wurde. Die *Vorlesung über die Rettung von Scheintodten und in Lebensgefahr gerathenen Menschen* wurde an Sonn- und Feiertagen nach dem Kirchgang abgehalten und sie war für jedermann zugänglich.[372]

Nach dem Ablauf der zwei Jahre mussten sich die Kandidaten unter Vorlage aller bisher erworbenen Zeugnisse zur strengen Abschlussprüfung anmelden. Alle Attestate mussten die Beurteilung *erste Classe* haben, damit der Prüfling zugelassen wurde.[373] Die Examina wurden öffentlich und in Gegenwart aller anderen Schüler über die Gebiete Anatomie, theoretische und praktische Chirurgie, theoretische und praktische Medizin und gerichtliche Arzneikunde abgehalten. Nach dem Bestehen der Prüfung legte der Kandidat einen Eid ab. Im Rahmen dieses Gelöbnisses unterwarfen sie sich als Wundärzte der Kontrolle durch die medizinische Fakultät, verpflichteten sich zum Beistand bei armen Patientinnen und Patienten, aber vor allem gelobten sie, keine inneren Kuren vorzunehmen, wenn ein Arzt zugegen war.[374]

Im Anschluss waren die Prüfungstaxen zu bezahlen, die je nach Studienort zwischen 32 und über 54 fl. ausmachten. In Graz und Klagenfurt lagen die Kosten beispielsweise bei 39 fl.

371 Bernt, Handbuch des Medicinalwesens, 89.
372 Studien-Hof-Commissions-Decret vom 4. Juni 1813. In: Politische Gesetze 1813, 275, und Bernt, Handbuch des Medicinalwesens, 92–93.
373 Politische Gesetze 1804, 78.
374 Daimer, Handbuch Sanitäts-Gesetze, 360–361.

Kosten für den Abschluss	Betrag
Taxen für Examinatoren und Professoren	25 fl.
Abnahme des Eides durch einen Notar	4 fl.
Ausfertigung des Diploms – Kosten für das Pergament, Schreiber, Stempel, Schnur und Wachs	10 fl.

Tabelle 3: Kosten für die Abschlussprüfung[375]. *Quelle: Zusammenstellung nach Politische Gesetze 1811, 91–94.*

In Olmütz, wo weniger Professoren den Vorsitz führten, waren nur 32 fl. zu zahlen. Am teuersten war ein Studienabschluss in Wien. Dort wurden 54 fl. und 30 Kreuzer verlangt, denn es saßen neben dem Dekan noch weitere sechs Prüfer im Komitee. Zusätzlich flossen 3 fl. in die Fakultätskasse. Die Abnahme des Eides durch den Notar war teurer, einzig das Diplom kostete gleich viel wie in der Provinz.[376]

An den medizinisch-chirurgischen Lehranstalten durften die Diplome ausschließlich auf den Grad als *wohlerfahrener und approbierter Wundarzt* ausgestellt werden.[377] Dieser Abschluss außerhalb von Wien war zwar preiswerter, aber dafür mit Begrenzungen verbunden. Die Absolventen erhielten mit ihrem Diplom das Niederlassungsrecht nur für die Provinz, wo sich die Lehranstalt befand, und eventuell für eine Nachbarprovinz, wenn es dort keine Ausbildungsmöglichkeit gab. Das Diplom von Wien bedeutete dagegen ein Niederlassungsrecht in der Hauptstadt selbst und im ganzen Reich.[378]

Für die Prüfung zur Geburtshilfe konnten sich die Wundärzte erst nach der ersten Prüfung und nach dem zweimonatigen Praktikum, das in einem der Gebärhäuser absolviert werden musste, anmelden.[379] Vom Zeitzeugen Carl Rabl ist eine Beschreibung von den Mühen rund um dieses Praktikum erhalten. Die Ausbildungsplätze dürften rar gewesen sein, denn er musste nach seiner Prüfung über zwei Monate auf einen Platz warten. Nach einigem Insistieren an den richtigen Stellen konnte er im sogenannten *Schwangerhof* sein Praktikum antreten.[380]

Mit der Vorlage eines Zeugnisses über dieses Praktikum konnte dann die letzte Prüfung abgelegt werden. Neben theoretischen Fragen zur Geburtshilfe gab es auch einen praktischen Teil. An einem Leichnam oder einem Phantom musste eine Entbindung vorgezeigt werden. Abgesehen von der erneuten finanziellen Belastung rund um den weiteren Aufenthalt am Studienort kostete die

375 19. Januar 1810. In: Politische Gesetze 1811, 91–94.
376 Politische Gesetze 1811, 84 und 93.
377 Politische Gesetze 1810, 92.
378 Politische Gesetze 1804, 82–83, und Phillebois, Taschenbuch 1805, 145.
379 Phillebois, Taschenbuch 1791, 59–60.
380 Roth, Vom Baderlehrling zum Wundarzt, 59–60.

Prüfung zum Geburtshelfer wieder einen ansehnlichen Betrag, je nach Prüfungsort zwischen 13 fl. 30 kr. in den Provinzen und 21 fl. in Wien.[381]

In der Folge bekamen die Wundärzte ein einziges Diplom ausgestellt, das die Qualifikation in beiden Bereichen bestätigte:

> »*Wir Praeses Decanus der medicinischen Fakultet in der uralt und weltberühmten Universitaet zu Wien in Oesterreich bekennen hiemit öffentlich, daß der KARL RABL, von Kematen in Oesterreich gebürtig, nach vorschriftsmässig zurückgelegten Studien den allerhöchst bestimmten strengen Prüfungen aus der Wundarzneykunst und aus der Geburtshilfe sich unterzogen habe, um ein Recht zur Ausübung sowohl der einen wie der anderen zu erlangen. Derselbe gab bey den mit ihm am 4ten November 1809 und am 24ten März 1810 vorgenommenen strengen Prüfungen solche Beweise von erworbener Geschicklichkeit und sich eigen gemachter Wissenschaft, daß alle Prüfer ihre vollkommene Zufriedenheit über ihn bezeugten. Deswegen Wir ihn denn nach der Uns allerhöchst macht als einen tauglichen und wohlerfahrenen Wundarzt, wie auch einen als einen tauglichen und wohlerfahrenen Geburtshelfer erkennen, erklären und bestättigen. So zwar, daß ihn jedermann als solchen zu erkennen habe, und er aller Orten, in welchen er dazu berechtigt ist, seyne Kunst ausüben möge und könne, wobei er sich immer nach dem bey unserer Fakultät abgelegten Eide zu verhalten haben wird. […]*«[382]

Zu diesem Zeitpunkt war die Ausbildung zum Wundarzt abgeschlossen. Absolventen, die sich aus eigenem Antrieb während des Studiums besonders mit der Zahnheilkunde beschäftigt hatten, konnten sich an denselben Stellen zusätzlich um die Prüfung für Zahnärzte bemühen. Bis 1805 gab es für angehende Zahnärzte nur die Voraussetzung der Beibringung von Zeugnissen über Anatomie und Chirurgie[383], im Gesetz von 1810 ist dann das vorher beschriebene Studium als Voraussetzung angegeben. Es waren aber keine anderen Fortbildungsmaßnahmen oder Praktika vorgesehen. Der Kandidat musste seine Kenntnisse über die Anatomie des Mundes, die Krankheiten, die Heilung der Zähne und der anliegenden Teile sowie über die Verwendung der Instrumente selbstständig erlernen und beim Examen beweisen. Diese Prüfung kostete, obwohl es nur vier Vorsitzende gab, in Wien 55 fl. 54 kr. und an den Lyzeen 48 fl. 24 kr.[384]

Für approbierte Wundärzte war neben dem Dentalfach auch die Zusatzqualifikation als Augenarzt möglich. Zusätzlich zum Diplom waren vor der Prüfung Zeugnisse über ihre erfolgreiche Fortbildung beim zuständigen Professor für Ophthalmologie vorzulegen. Diese Professur gab es nur an den medizinischen Fakultäten. Die Kandidaten wurden zur theoretischen und praktischen Augenheilkunde befragt. Im Anschluss daran waren an Leichnamen mehrere Augen-

381 Politische Gesetze 1810, 84–86 und 95.
382 Roth, Vom Baderlehrling zum Wundarzt, 136.
383 Phillebois, Taschenbuch 1805, 76.
384 Politische Gesetze 1810, 90–91 und 96.

operationen zu zeigen. Nach der Bezahlung von 47 fl. 18 kr. wurde von der Fakultät der Titel *Magister der Augenheilkunde* verliehen.[385]

1816 wurde eine Reform des Studiums der Augenheilkunde verabschiedet, die zwei Jahre später in Kraft trat. Es wurde eine Mindestdauer von einem Jahr festgelegt, in dem die Vorlesungen über Ophthalmologie und ein Operationskurs zu besuchen waren. Die Schüler der im Gesetz genannten *kleinen Chirurgie* mussten wie vorher das Studium komplett abgeschlossen haben. Sie durften die Vorlesungen schon während des Studiums besuchen, aber erst nach dem zweiten Studium zur Prüfung antreten. Die Augenheilkunde blieb eine Materie der Universitäten und zur Förderung der Ausbildung wurden eigene klinische Institute im zur Universität gehörigen Krankenhaus eingerichtet. Während des ganzen Schuljahres sollten die Vorlesungen dort gehalten und Augenkranke aufgenommen werden. Der Schwerpunkt bei den Operationen lag auf der Behandlung des grauen Stars.[386]

In Wien gab es ab 1807 für eine kleine Gruppe Auserwählter noch eine weitere Fortbildungsmöglichkeit. Jeweils sechs geschickte und talentierte Wundärzte wurden in das sogenannte *Institut für Operateure* aufgenommen. Die Eingangsvoraussetzung war die Absolvierung des zweijährigen niederen Studiums. Die Fortbildung dauerte weitere zwei Jahre und wurde in Form von Privatunterricht durch den Professor der praktischen Wundarzneikunst abgehalten. Zum Abschluss musste eine chirurgische Operation an einem Patienten öffentlich und in Gegenwart aller Schüler durchgeführt werden.[387] Dieser Kurs wurde oft auch als *Pflanzschule* bezeichnet. Die aufgenommenen Studenten wohnten im Allgemeinen Krankenhaus und erhielten ein jährliches Stipendium. Nach der Ausbildung waren sie zur Annahme eines staatlichen Amtes verpflichtet.[388]

1833 wurde das gesamte medizinisch-chirurgische Studium erneut reformiert. Die neue Struktur betraf auch das niedere medizinisch-chirurgische Studium für die Erreichung des erstmals als *Patron* bezeichneten Titels.[389] Das Studium wurde von zwei auf drei Jahre ausgeweitet. Der neue Studienplan war dabei an den Ablauf des großen Studiums angelehnt, das heißt, dass nun auch die angehenden Wundärzte etliche Fächer wie beispielsweise Physik, Chemie und Botanik lernen mussten.[390] Dieser Studienplan wurde erstmals 1834 um-

385 Politische Gesetze 1810, 89–90.
386 Politische Gesetze 1818, 147–149.
387 Bernt, Handbuch des Medicinalwesens, 90, und Allerhöchstes Handschreiben vom 9. Februar 1807. In: Phillebois, Taschenbuch 1808, 135–136.
388 Osiander, Nachrichten von Wien, 49.
389 Politische Gesetze 1837, 1.
390 Politische Gesetze 1837, 6–9.

gesetzt und bis 1875 beibehalten.[391] Dabei setzte sich die Bezeichnung *Patron der Chirurgie* mehr und mehr durch, die Diplome wurden aber weiter auf *approbierter Wundarzt und Geburtshelfer* ausgestellt.

I. Jahrgang
  1. Semester
  Einleitung in das Studium der Chirurgie, Physik, Anatomie und Sezierübungen
  2. Semester
  Allgemeine und pharmazeutische Chemie, Botanik, Anatomie und Sezierübungen

II. Jahrgang
  1. Semester
  Physiologie, allgemeine medizinisch-chirurgische Pathologie und Therapie
  2. Semester
  Arzneimittellehre, pharmazeutische Warenkunde, Rezeptierkunst, Diätetik, theoretische Geburtshilfe, Veterinärkunde

III. Jahrgang
  1. Semester
  Medizinisch-praktischer Unterricht am Krankenbett, Vorlesungen über spezielle medizinische Pathologie und Therapie, chirurgisch-praktischer Unterricht, Vorlesungen über die spezielle chirurgische Pathologie, Therapie und Operations-Lehre nebst Instrumenten- und Bandagen-Lehre, Operationsübungen an Leichnamen, gerichtliche Arzneikunde
  2. Semester
  Medizinisch-praktischer Unterricht am Krankenbett, Vorlesungen über spezielle medizinische Pathologie und Therapie, chirurgisch-praktischer Unterricht, Vorlesungen über die spezielle chirurgische Pathologie, Therapie und Operations-Lehre nebst Instrumenten- und Bandagen-Lehre, Übungen in den chirurgischen Operationen, Anlegung der Bandagen an Leichnamen, Augenheilkunde

Die Stundenpläne wurden an die neuen Anforderungen angepasst und in den Druckwerken für Studenten bekannt gemacht.[392]

---

391 Daimer, Handbuch Sanitäts-Gesetze, 367, und Universität Wien, Taschenbuch 1834, 68–70, sowie Reichsgesetzblatt 1873, Nr. 25, 125.

392 Eigene Darstellung nach Universität Wien, Taschenbücher von 1834, 1835, 1836 und 1837.

	Montag	Dienstag	Mittwoch	Donnerstag	Freitag
9:00-10:00	Anatomie	Anatomie	Anatomie	Anatomie	Anatomie
10:00-11:00	Einleitung in das Studium, Physik	Einleitung in das Studium, Physik	Einleitung in das Studium, Physik	Einleitung in das Studium, Physik	Einleitung in das Studium, Physik
15:00-16:00	Anatomie mit Sezierübungen	Anatomie mit Sezierübungen	Anatomie mit Sezierübungen	Anatomie mit Sezierübungen	Anatomie mit Sezierübungen

Abbildung 15: Stundenplan des ersten Semesters 1834/35. *Quelle: Taschenbuch der Wiener Universität für das Jahr 1834 (Wien) 68 und 59.*

	Montag	Dienstag	Mittwoch	Donnerstag	Freitag
6:45-7:45	Botanik	Botanik	Botanik	Botanik	Botanik
9:00-10:00	Anatomie	Anatomie	Anatomie	Anatomie	Anatomie
10:00-11:00	Chemie und Pharmacie	Chemie und Pharmacie	Chemie und Pharmacie	Chemie und Pharmacie	Chemie und Pharmacie
15:00-16:00	Anatomie mit Sezierübungen	Anatomie mit Sezierübungen	Anatomie mit Sezierübungen	Anatomie mit Sezierübungen	Anatomie mit Sezierübungen

Abbildung 16: Stundenplan des zweiten Semesters 1835. *Quelle: Taschenbuch der Wiener Universität für das Jahr 1835 (Wien) 82–83 und 74.*

	Montag	Dienstag	Mittwoch	Donnerstag	Freitag
11:00-12:00	Physiologie allgemeine medizinisch-chirurgische Pathologie und Therapie	Physiologie allgemeine medizinisch-chirurgische Pathologie und Therapie	Physiologie allgemeine medizinisch-chirurgische Pathologie und Therapie	Physiologie allgemeine medizinisch-chirurgische Pathologie und Therapie	Physiologie allgemeine medizinisch-chirurgische Pathologie und Therapie
16:00-17:00	Physiologie allgemeine medizinisch-chirurgische Pathologie und Therapie	Physiologie allgemeine medizinisch-chirurgische Pathologie und Therapie	Physiologie allgemeine medizinisch-chirurgische Pathologie und Therapie	Physiologie allgemeine medizinisch-chirurgische Pathologie und Therapie	Physiologie allgemeine medizinisch-chirurgische Pathologie und Therapie

Abbildung 17: Stundenplan des dritten Semesters 1835/36. *Quelle: Taschenbuch der Wiener Universität für das Jahr 1835 (Wien) 83.*

	Montag	Dienstag	Mittwoch	Donnerstag	Freitag
11:00-12:00	Arzneimittellehre, pharmazeutische Warenkunde, Rezeptierkunst, Diätetik	Arzneimittellehre, pharmazeutische Warenkunde, Rezeptierkunst, Diätetik	Arzneimittellehre, pharmazeutische Warenkunde, Rezeptierkunst, Diätetik	Arzneimittellehre, pharmazeutische Warenkunde, Rezeptierkunst, Diätetik	Arzneimittellehre, pharmazeutische Warenkunde, Rezeptierkunst, Diätetik
12:00-13:00	Geburtshilfe	Geburtshilfe	Geburtshilfe	Geburtshilfe	Geburtshilfe
16:00-17:00	Arzneimittellehre, pharmazeutische Warenkunde, Rezeptierkunst, Diätetik	Arzneimittellehre, pharmazeutische Warenkunde, Rezeptierkunst, Diätetik	Arzneimittellehre, pharmazeutische Warenkunde, Rezeptierkunst, Diätetik	Arzneimittellehre, pharmazeutische Warenkunde, Rezeptierkunst, Diätetik	Arzneimittellehre, pharmazeutische Warenkunde, Rezeptierkunst, Diätetik
17:00-18:00	Lehre der Krankheiten und Seuchen von Haustieren		Lehre der Krankheiten und Seuchen von Haustieren		Lehre der Krankheiten und Seuchen von Haustieren

Abbildung 18: Stundenplan des vierten Semesters 1836. *Quelle: Taschenbuch der Wiener Universität für das Jahr 1836 (Wien) 78–79 und 86.*

	Montag	Dienstag	Mittwoch	Donnerstag	Freitag
8:00-9:00	medizinisch-praktischer Unterricht am Krankenbett	medizinisch-praktischer Unterricht am Krankenbett	medizinisch-praktischer Unterricht am Krankenbett	medizinisch-praktischer Unterricht am Krankenbett	medizinisch-praktischer Unterricht am Krankenbett
9:00-10:00	VO spezielle medizinische Pathologie und Therapie	VO spezielle medizinische Pathologie und Therapie	VO spezielle medizinische Pathologie und Therapie	VO spezielle medizinische Pathologie und Therapie	VO spezielle medizinische Pathologie und Therapie
10:00-11:00	chirurgisch praktischer Unterricht und Übungen am Krankenbett	chirurgisch praktischer Unterricht und Übungen am Krankenbett	chirurgisch praktischer Unterricht und Übungen am Krankenbett	chirurgisch praktischer Unterricht und Übungen am Krankenbett	chirurgisch praktischer Unterricht und Übungen am Krankenbett
11:00-12:00	chirurgische Operationslehre	chirurgische Operationslehre	chirurgische Operationslehre	chirurgische Operationslehre	chirurgische Operationslehre
12:00-13:00	gerichtliche Arzneikunde	gerichtliche Arzneikunde	gerichtliche Arzneikunde	gerichtliche Arzneikunde	gerichtliche Arzneikunde

Abbildung 19: Stundenplan des fünften Semesters 1836/37. *Quelle: Taschenbuch der Wiener Universität für das Jahr 1836 (Wien) 81 und 87–88.*

	Montag	Dienstag	Mittwoch	Donnerstag	Freitag
8:00-9:00	medizinisch-praktischer Unterricht am Krankenbett	medizinisch-praktischer Unterricht am Krankenbett	medizinisch-praktischer Unterricht am Krankenbett	medizinisch-praktischer Unterricht am Krankenbett	medizinisch-praktischer Unterricht am Krankenbett
9:00-10:00	VO medizinisch-spezielle Pathologie und Therapie	VO medizinisch-spezielle Pathologie und Therapie	VO medizinisch-spezielle Pathologie und Therapie	VO medizinisch-spezielle Pathologie und Therapie	VO medizinisch-spezielle Pathologie und Therapie
10:00-11:00	chirurgisch praktischer Unterricht und Übungen am Krankenbett	chirurgisch praktischer Unterricht und Übungen am Krankenbett	chirurgisch praktischer Unterricht und Übungen am Krankenbett	chirurgisch praktischer Unterricht und Übungen am Krankenbett	chirurgisch praktischer Unterricht und Übungen am Krankenbett
11:00-12:00	chirurgische spezielle Therapie	chirurgische spezielle Therapie	chirurgische spezielle Therapie	chirurgische spezielle Therapie	chirurgische spezielle Therapie
12:00-13:00	Augenheilkunde	Augenheilkunde	Augenheilkunde	Augenheilkunde	Augenheilkunde

Abbildung 20: Stundenplan des sechsten Semesters 1837. *Quelle: Taschenbuch der Wiener Universität für das Jahr 1837 (Wien) 82 und 87–89.*

Im neuen Studienplan war im Anschluss an das letzte Semester eine zweimonatige Spitalspraxis vorgesehen. Einen Monat mussten die Schüler in einer Abteilung für innere Krankheiten, den anderen in einer Abteilung für äußere Krankheiten unentgeltlich Dienst leisten. Die Quereinsteiger aus dem Gymnasium, die keine Lehre vorzuweisen hatten, mussten drei Monate im Spital bleiben. Der Antritt zur ersten Wundarzt-Prüfung war nur gegen Vorlage der Studienzeugnisse und des Praxiszeugnisses möglich.[393]

Die Bestimmungen für die Praxis über die Geburtshilfe wurden beibehalten. Der angehende Geburtshelfer musste sich als approbierter Wundarzt wie schon vor der Studienplanreform um einen Ausbildungsplatz in einem Gebärhaus bemühen und zwei Monate dort praktizieren. Erst nachher konnte er zum zweiten Teil der Prüfung antreten.[394]

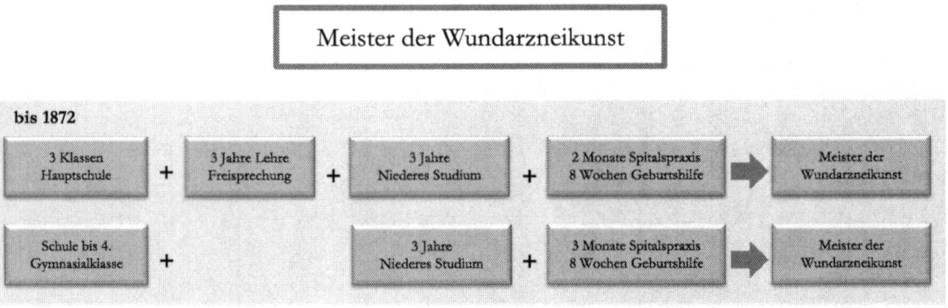

Abbildung 21: Ausbildung zum Meister der Wundarzneikunst. *Quelle: Eigene Darstellung.*

Die Zahnheilkunde wurde als mögliche Zusatzqualifikation für Patrone der Chirurgie weiterhin belassen, die Ophthalmologie aber nicht. Die Wundärzte hatten während ihrer Ausbildung im letzten Semester das Fach Augenheilkunde zu belegen, aber es gab für sie keine Möglichkeit mehr, zum Magister der Augenheilkunde anzutreten. Die strengen Prüfungen standen nur mehr Doktoren der Medizin, Doktoren der Chirurgie und Magistern der Chirurgie offen.[395]

In den folgenden Jahren wurden noch einige Bestimmungen erlassen, von denen aber keine einschneidende Veränderungen am System brachten. Der Vollständigkeit halber sei an dieser Stelle erwähnt, dass eine Bestimmung die Möglichkeit des Erwerbs des Doktorgrades für Magister der Chirurgie und sogar Wundärzte vorsah. Das Beschreiten dieses Weges setzte aber eine hohe Motivation voraus. Abgesehen von der privaten Aufholung der Maturität sollten

393 Politische Gesetze 1837, 8.
394 Politische Gesetze 1837, 9–10.
395 Politische Gesetze 1837, 10.

approbierte Wundärzte zehn Jahre und Magister der Chirurgie sechs Jahre an der Fakultät studieren.[396]

Für die Wundärzte war die Ausbildung nach dem Erhalt des Diploms beendet. Sie konnten sich für eine eigene Wundarztpraxis bewerben. Allerdings war auch die im nächsten Kapitel beschriebene Ausübung der Heiltätigkeit umfangreichen Bestimmungen unterworfen.

396 Daimer, Handbuch Sanitäts-Gesetze, 361–362, und Reichsgesetzblatt 1850, Nr. 438, 1911.

5 Die Ausübung der Heiltätigkeit

Die abgeschlossene Ausbildung und das hart erarbeitete Diplom als approbierter Wundarzt und Geburtshelfer waren für die tatsächliche Berufsausübung nicht ausreichend. Jegliche Art von wundärztlicher Arbeit konnte nur im Rahmen von mehreren gesetzlich geregelten Bedingungen ausgeführt werden. Bis zur Mitte des 18. Jahrhunderts waren die Arbeitsbedingungen für die Bader, Barbiere, Chirurgen und Wundärzte in eigenen Handwerksordnungen festgehalten.[397] Diese Handwerksordnungen wurden ab 1770 durch die Instruktionen für Wundärzte in der Sanitäts- und Kontumazverordnung und die Ordnungen für die chirurgischen Gremien ersetzt.[398]

Gemäß dieser waren die Wundärzte beispielsweise vor dem Antritt einer Arbeitsstelle zur Vorlage des Prüfungsdiploms der medizinischen Fakultät verpflichtet. Zusätzlich mussten sie einen untadeligen Lebenswandel vorweisen können. Es wurde auch ein gewisses Maß an Charakterstärke vorausgesetzt, denn die praktizierenden Wundärzte mussten sich bei ihrer Arbeit *»bei Tag und Nacht unverdrossen erweisen«*. Dazu gehörte unter anderem die Bereitschaft zur Versorgung von Versehrten – jede gefährliche Verletzung musste auch der Dorfobrigkeit berichtet werden, damit die eventuellen Verantwortlichen gefunden werden konnten.[399]

Die Verbote für die Verabreichung von inneren Kuren und die Zubereitung von Medikamenten blieben weiterhin aufrecht, sie galten aber nur in Gegenden, wo es einen Mediziner oder eine Apotheke in Reichweite gab. In allen anderen Fällen war den Wundärzten jede Art von Behandlung gestattet beziehungsweise auferlegt, denn die Wundärzte trugen die Verantwortung für den allgemeinen Gesundheitszustand in ihrem Einzugsgebiet.

Bei ihrer Tätigkeit unterlagen die Wundärzte einer allgemeinen Schweigepflicht, aber einer Beratungspflicht mit einem Arzt, wenn eine Krankheit die

397 Siehe dazu Kapitel 2.3, 41–45.

398 Kropatschek, Sammlung k. k. Verordnungen, VI. Band 1770–1773, Nr. 1152, 3–33.

399 Ebenda, Nr. 1152, 15–16.

eigenen Fähigkeiten übersteigen sollte. Zum Schutz vor Korruption unterlagen sie einem Verbot für die Annahme von Geschenken.[400] Vor dem Antritt einer Stelle mussten die Wundärzte einen eigenen Eid ablegen, der die angesprochenen Punkte enthielt:

> *»Ich, N.N. gelobe und schwöre zu Gott dem Allmächtigen, dass ich den gnädigst erlassenen Sanitätsverordnungen und Gesetzen, und der den Chirurgen vorgeschriebenen Instruktion getreulich nachkommen, die sich mir anvertrauenden Kranken nach den äußersten Kräften der Kunst heilen, und ihnen beistehen, auch meine vorzüglichsten Sorgen dahin verwenden wolle, damit der allgemeine Gesundheitszustand, so viel an mir liegt, erhalten werde, weswegen ich, wo es sich geziemt, bei Zeiten die erforderliche Anzeige zu machen, nicht übergehen werde. Ich gelobe, den Armen und Reichen mit schuldiger christlicher Liebe nach allen Kräften beizuspringen, ihre Heilung zu befördern, und die Pflichten, so einem Chirurgus zu beobachten geziemet, zu erfüllen, ohne mich in einem Stücke durch Gabe, Freund- oder Feindschaft verblenden zu lassen. Ich gelobe ferner, in meinem Amte verschwiegen zu sein, und die mir anvertrauten Geheimnisse niemanden sonderheitlich zu entdecken, falls in dem Orte meiner Anstellung kein Medikus vorhanden, noch leicht zu erlangen ist, demnach auch die Versorgung der Kranken auf mich fallen soll, so gelobe ich, dass ich denselben nach meinem besten Wissen und Gewissen zu raten, auch gute, dienliche, und sichere Arzneien reichen, in schweren, gefährlichen, und meine Kräfte übersteigenden Krankheiten aber mit bescheidenen Medizinern, wo es tunlich ist, mich beraten wolle, so wahr mir Gott helfe.«*[401]

Die Instruktionen und Ordnungen legten eine Reihe von Pflichten für die Wundärzte fest. Es stellt sich nun die Frage, unter welchen Bedingungen sie diesen nachgekommen waren. Aufgrund von historisch gewachsenen Strukturen hatte sich eine Reihe von Rechtstiteln entwickelt, die nun beleuchtet werden soll. Der arbeitswillige Heilkundige musste sich entweder um eine offizielle Stelle beispielsweise in einem Spital bemühen oder er gelangte an ein sogenanntes *chirurgisches Gewerbe* – durch Kauf oder Erbschaft.

Es war sehr wahrscheinlich, dass die Wundärzte in allen Fällen dieselben Tätigkeiten ausführten, aber die rechtlichen Grundlagen dafür waren unterschiedlich. Die minimalste Form der Arbeit eines Wundarztes war eine fixe Bestallung durch die Obrigkeit oder eine Gemeinde. Der Wundarzt erhielt dabei ein festes Gehalt. Er durfte sich an einem vorbestimmten Ort niederlassen und seine Tätigkeit mit den bereitgestellten Hilfsmitteln ausüben. In der Ausübung seiner Kunst war er zwar frei, aber er hatte keinerlei Art von Gewerbe inne. Das bedeutete, dass er seine Arbeitsstelle nicht als ordentliche Bade- oder Barbierstube bezeichnen durfte und auch keine Gesellen oder Lehrlinge beschäftigen konnte.[402]

400 Kropatschek, Sammlung k. k. Verordnungen, VI. Band 1770–1773, 16–18.
401 Ebenda, 18–19.
402 Hofdekret vom 11. Oktober 1784. In: Kropatschek, Handbuch k. k. Gesetze, 6. Band 1780–1784, 3. Abt, 413–414.

Eine andere Situation ergab sich bei den sogenannten bürgerlichen chirurgischen Gewerben, innerhalb derer einige Abstufungen existierten.

5.1 Die chirurgischen Gewerbe

Während im oben angesprochenen Fall einer Stelle bei einer Gemeinde die Grundlage der Tätigkeit ein Vertrag war, waren es bei den Gewerben erworbene Rechte. Je nach der Form des chirurgischen Gewerbes waren diese an eine Person oder an eine Liegenschaft gebunden.

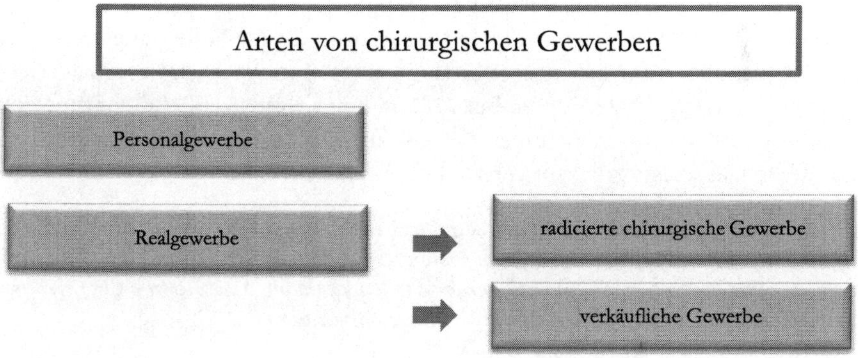

Abbildung 22: Die Gewerbe der Wundärzte. *Quelle: Eigene Darstellung nach Daimer, Handbuch Sanitäts-Gesetze, 374–377.*

Im Grunde genommen konnte jeder geprüfte Wundarzt um ein *Personalgerechtsame* oder *Personalgewerbe* ansuchen. Er hatte damit aber nicht mehr in der Hand als die Berechtigung, zu praktizieren. Die Frage nach dem Arbeitsort und einem Patientenstock blieb offen. Aus diesem Grund war diese Art von Gewerbe bei den chirurgischen Gremien nicht sehr beliebt.[403] In den Zuständigkeitsbereich der Gremien fiel beispielsweise, dass sie die Anhäufung von zu vielen Wundärzten in einigen Gegenden zu verhindern hatten oder dafür sorgen mussten, dass eine Officin in einem entlegeneren Ort angesiedelt wurde.[404] Es lag aber in der Natur des Personalgewerbes, dass die Arbeitsorte ganz unterschiedlich sein konnten. Die Wundärzte konnten ihre Tätigkeit in ihrer eigenen Wohnstatt ausüben oder ein Zimmer in einem Gebäude, das beispielsweise der Gemeinde gehörte, mieten.[405] Allerdings betrieben sie ihre Praxis auf eigene

403 Bernt, Handbuch des Medicinalwesens, 207–208.
404 Knolz, Darstellung der Medicinal-Verfassung, 82.
405 Maurer, Baden, schröpfen, amputieren, 9.

Kosten und Gefahr, denn ihr Rayon war nicht abgesteckt. Wundärzte, die ein Personalgewerbe innehatten, durften auch keine Lehrlinge ausbilden oder Gesellen beschäftigen.[406]

Die Besonderheit bei diesen Personalgewerben war die strikte Bindung an den Inhaber. Dementsprechend erlosch das Gewerbe mit dessen Tod.[407] Um eine Witwe nicht unversorgt zurückzulassen, konnte sie das Gewerbe für die Dauer ihres Witwenstandes weiterführen. Sie benötigte dafür allerdings einen Provisor. Mit einer neuerlichen Ehe oder ihrem eigenen Tod erlosch diese Art von Gewerbeberechtigung. Das Gewerbe verging auch durch eine Kündigung durch den Inhaber, die sogenannte *Heimsagung*, oder als Folge eines Vergehens.[408] Personalgewerbe waren auch von der Möglichkeit des Verkaufens, Verpachtens und des Verpfändens ausgeschlossen.

Die Vergabe von Personalgewerben erfolgte bis zum Ende des 18. Jahrhunderts durch die Ortsvorsteher. Die Bestimmungen für die Verleihung dieser Art von Konzessionen für die Inbetriebnahme eines chirurgischen Personalgewerbes wurden noch am 22. September 1783 in einer Hofentschließung festgelegt. Da die Gewerbe allgemein unter Polizei- und Sicherheitsgegenstände fielen, wurde im Gesetzestext darauf verwiesen:

> *»Die Dorfobrigkeit hat allerdings allein das Recht, Gewerbe zu erteilen, weil solche in einem gewissen Verstande die erste Instanz des Ortes ausmacht, und alle Polizeigegenstände besorgt, folglich am besten beurteilen kann, ob, und wie weit die Erteilung oder Abschlagung eines dergleichen Gesuches notwendig sei.«*[409]

Diese Vorgangsweise wurde durch die Einrichtung der chirurgischen Gremien eingeschränkt. Jeder Wundarzt musste einem Gremium einverleibt sein. War das nicht der Fall, so war der Wundarzt verpflichtet, sich beim zuständigen Kreisamt zu melden, um dem für ihn zuständigen Gremium zugeteilt zu werden.[410] Ab 1853 wurden die Bezirksämter eingerichtet. Die Verleihung von Handels- und Gewerbebefugnissen gingen in deren Agenden über.[411] Die am 20. Dezember 1859 ausgegebene Gewerbeordnung nahm die Wundärzte aber dezidiert in der Präambel unter Punkt V von jenen Bestimmungen aus und verwies auf die eigenen dafür bestehenden Vorschriften.[412]

406 Verordnung vom 24. April 1827. In: Politische Gesetze 1827, 84.

407 *»Die Personalgewerbe sind nicht erblich. […]«*, Regierungsbescheid vom 10. November 1783. In: Kropatschek, Handbuch k. k. Gesetze, 1. Band 1780–1784, 2. Abt., 239.

408 Daimer, Handbuch Sanitäts-Gesetze, 374–377.

409 Kropatschek, Handbuch k. k. Gesetze, 1. Band 1780–1784, 2. Abt., 239.

410 Politische Gesetze 1803, 229–233.

411 § 29 über die Verleihung von Handels- und Gewerbebefugnissen durch das Bezirksamt. In: Reichsgesetzblatt 1853, Nr. 10, 74.

412 Kaiserliches Patent vom 20. Dezember 1859. In: Reichsgesetzblatt 1859, Nr. 227, 620, und Netolitzky, Sanitätsgesetze, 7.

Strikt von den Personalgewerben wurden die *Realgewerbe* unterschieden. Eine dauerhafte Niederlassung konnte nur in Verbindung mit einem solchen chirurgischen Realgewerbe erfolgen. Diese Realgewerbe waren in die *verkäuflichen* und die *radizierten Gewerbe* unterteilt. Die ältere Form waren die *radizierten*[413] Gewerbe, die nur in den dafür bestimmten Häusern ausgeübt werden durften. Es gab in den meisten Orten ein Bäckerhaus, ein Hafnerhaus und eben ein Baderhaus.[414] Dieses Gewerbe war untrennbar an eine Realität gebunden und der wahre Wert des Hauses lag im Gewerbe. Diese Liegenschaften konnten im Fall einer *Officin* nur von Wundärzten zusammen mit dem ganzen Inventar erworben werden.[415]

Für diese Art von Realgewerbe gibt es beispielsweise einen dokumentierten Kauf der Familie Rabl, die schon im vorigen Kapitel vorkam. Der Großvater des oben erwähnten Carl Rabl, ein gewisser Johann Rabl, erwarb 1745 in Kematen von einem Vorbesitzer namens Franz Sporer für 431 fl. das Haus mit der Badergerechtigkeit. Der Sohn von Johann und Vater von Carl, Franz Joseph Rabl, hat diese Praxis später übernommen.[416]

1775 wurden Radizierungen im Hinblick auf künftige Bindungen von Gewerben an Häuser unterbunden. Es sollte damit mehr Flexibilität erreicht werden. 1781 wurde diese Bestimmung noch dahingehend verstärkt, dass Radizierungen nur mehr dann anerkannt wurden, wenn sie – ausgehend von 1775 – rückgerechnet 32 Jahre durchgehend bestanden hatten. Zur Vereinfachung der Übertragung wurde des Weiteren bestimmt, dass beim Verkauf der Preis für das Haus und für das Gewerbe gesondert anzugeben war.[417] 1784 wurde diese Vorgangsweise mit dem Hinweis auf die für die Bevölkerung gewünschte *Industrialfreiheit*, eine Art von Gewerbefreiheit, noch einmal bestätigt. Eventuelle Käufer sollten nicht an die Häuser gebunden sein, die ein anderer an seine Bedürfnisse angepasst hatte und deshalb gerne etwas über dem eigentlichen Wert verkauft hätte. Dasselbe galt für den Verkauf der Gewerbe.[418]

Durch die Einschränkung der radizierten Gewerbe sollte den *verkäuflichen Gewerben* der Vorzug gegeben werden. Diese verkäuflichen Gewerbe konnten eben verkauft, verpachtet und auch vererbt werden. Im Fall der Wundarzneikunst waren allerdings zum Fortbetrieb die oben angesprochenen persönlichen Eigenschaften mitzubringen. Eine Witwe oder auch die Kinder eines Wundarztes konnten das Gewerbe zwar erben, aber sie brauchten einen Provisor, der die nötige Qualifikation mitbrachte. Da dieser Zustand nie eine dauerhafte

413 Abgeleitet vom lat. *radix* = Wurzel, das Gewerbe war mit dem Haus verwurzelt.
414 Maurer, Baden, schröpfen, amputieren, 8.
415 Daimer, Handbuch Sanitäts-Gesetze, 366.
416 Rabl, Anfänge, Ausbreitung und Werdegang, 177–178.
417 Kropatschek, Handbuch k. k. Gesetze, 1. Band 1780–1784, 1. Abt, 100–101.
418 Ebenda, 6. Band 1780–1784, 1. Abt., 46–47, und siehe auch Politische Gesetze 1827, 84.

Lösung sein konnte, war in den meisten Fällen nur ein Weiterverkauf an oder die Heirat mit einem approbierten Wundarzt möglich.[419]

In der Praxis zeigte sich, dass unabhängig von einer Radizierung und vor allem im Bereich der Wundarzneikunst in den meisten Fällen die Berechtigungen mit den Häusern verkauft wurden, in denen das Gewerbe betrieben worden war. Ein derartiger Kauf war aber kein Ersatz dafür, dass sich die neuen Besitzer beim Kreisamt und beim Vorsteher des chirurgischen Gremiums um eine Berechtigung zur Berufsausübung bemühen mussten.[420]

Carl Rabl beschrieb in seinem Tagebuch 1815 den Erwerb einer Niederlassung in St. Marienkirchen in Oberösterreich. Dort war ein Chirurgenhaus samt Gewerbe zum Verkauf gestanden. In der Zeitung war ein Preis von 1000 fl. für das Haus und von 500 fl. für das Gewerbe angegeben. Rabl unterhielt sich vor dem Kauf mit dem Pfarrer über die mögliche Kundschaft, die ihm als wohlhabende und freigiebige Bauern beschrieben wurden. Rabl kaufte das Haus mit dem Gewerbe einige Tage später um die geforderten 1500 fl. Nach einigen Jahren wechselte er aber seine Niederlassung und ging in den nahe gelegenen Ort Pichl. In seinen Aufzeichnungen beschrieb er die Mühe rund um seine Klassifikation beim zuständigen Kreisamt, damit er die Berechtigung für seine Berufsausübung auch tatsächlich erhielt.[421]

5.2 Das Gremialwesen

Für den Betrieb seiner Officin musste der Wundarzt alle kaufmännischen und rechtlichen Fragen abklären. Bei der Berufsausübung waren die Wundärzte bis zum Ende des 18. Jahrhunderts an ihre *Laden*[422] gebunden. An deren Stelle traten ab 1773 die sogenannten Gremien, die überall dort eingerichtet werden mussten, wo von der Verwaltung die Bestellung eines Kreisarztes vorgesehen worden war.[423] Das Erzherzogtum Österreich unter der Enns war – neben Wien – in Viertel eingeteilt, für die jeweils ein Kreisarzt zuständig war. Es gab das Viertel

419 Politische Gesetze 1842, 258–260.

420 Politische Gesetze 1827, 84.

421 Roth, Vom Baderlehrling zum Wundarzt, 84–88.

422 Die Laden waren Einrichtungen wie die Zünfte. Der Ausdruck *Lade* wurde von meist kunstvoll gestalteten Truhen abgeleitet, in der die wichtigsten Dokumente aufbewahrt wurden. Das Möbelstück war der absolute Mittelpunkt des Brauchtums. Rechtsverbindliche Vorgänge wurden nur bei *offener Lade* abgehandelt. Siehe dazu Schmidt, Zunftzeichen, 17 und 144.

423 Kropatschek, Sammlung k. k. Verordnungen, VI. Band 1770–1773, 586, und Knolz, Darstellung der Medicinal-Verfassung, XIV.

unter dem Wiener Walde, ober dem Wiener Walde, unter dem Manhardsberg[424] und ober dem Manhardsberg.[425]

Diese Einteilung war auf Dauer nicht ausreichend. So hatte beispielsweise der zuständige Kreisarzt für das Viertel unter dem Wiener Walde seinen Sitz in Traiskirchen. Das war für viele diesem Kreis zugehörige Wundärzte von ihrem Arbeits- und Wohnsitz zu weit entfernt. Anfang des 19. Jahrhunderts wurden aus diesem Grund und wegen der Zunahme der Zahl der Wundärzte neue sogenannte Sanitätsdistrikte geschaffen, in denen ein eigener Distriktarzt für alle Agenden zuständig war. Für das Viertel unter dem Wiener Walde wurden zusätzlich zu Traiskirchen die Orte Klosterneuburg, Bruck an der Leitha, Piesting und Aspang als Sanitätsdistrikte eingerichtet.

Der Kreisarzt für das Viertel ober dem Wiener Walde hatte seinen Sitz in St. Pölten. Für dieses Viertel wurden in Melk, Waidhofen an der Ybbs, Seitenstetten und Tulln weitere Distrikte und damit Gremien geschaffen. Das Viertel unter dem Manhardsberge wurde von Korneuburg aus verwaltet, wo auch der zuständige Kreisarzt seinen Sitz hatte. Neben Korneuburg wurden in Oberhollabrunn, Gaunersdorf, Enzersdorf und Sitzendorf chirurgische Gremien eingerichtet. Der Kreisarzt für das Viertel ober dem Manhardsberge hatte seinen Sitz in Krems. Die Orte, die zu diesem Kreis gehörten, wurden zu je einem Gremium in Pöggstall, Weitra, Horn und Waidhofen an der Thaya zusammengefasst.[426]

In den folgenden Jahren wurden an dieser grundlegenden Einteilung nur wenige Änderungen vorgenommen. Nur das Viertel unter dem Wiener Walde wurde einer größeren Umgestaltung unterzogen. Der Sitz des Kreisarztes wurde von Traiskirchen nach Klosterneuburg verlegt. Traiskirchen wurde in einen Sanitätsdistrikt umgewandelt und erhielt einen eigenen Vorsteher. Statt Piesting und Aspang wurden die Orte Seebenstein und Neunkirchen[427] zu Sanitätsdistrikten erhoben.[428]

Die in den Distrikten eingerichteten Gremien waren aufgrund der Gremial-Ordnungen organisiert. Die Rechte und Pflichten waren überall gleich, doch gab es einige Unterschiede bei den Bestimmungen für die Gremien in den Provinzen und der Gremial-Ordnung für die Wundärzte in Wien, in der auf die Besonderheiten der Stadt eingegangen wurde.

424 Die heutige Schreibweise ist *Manhartsberg*.

425 Regierungsverordnung vom 1. März 1819. In: Guldener, Sammlung der Sanitäts-Verordnungen 5, 79–90.

426 Regierungsverordnung vom 1. März 1819. In: Guldener, Sammlung der Sanitäts-Verordnungen 5, 79–90.

427 Wiener Neustadt wurde zum Sanitätsdistrikt Neunkirchen hinzugerechnet.

428 Nader, Medicinal-Schematismus 1848, 30–56.

5.2.1 Das bürgerliche chirurgische Wiener Gremium

Das Wiener Gremium war nicht nur für die ansässigen Wundärzte innerhalb der Stadtmauern zuständig, sondern auch für alle Vorstädte wie etwa die Leopoldstadt und Wieden. Die Vororte, wie beispielsweise Hernals, Grinzing, Hütteldorf und Heiligenstadt, waren dem Viertel unter dem Wiener Walde zugeteilt.[429]

Diese Zuordnung der Vorstädte zu Wien schlug sich deutlich in der Zahl der registrierten Wundärzte nieder. 1848 waren im Medicinal-Schematismus 123 praktizierende Wundärzte für Wien und die Vorstädte verzeichnet. Im selben Zeitraum musste beispielsweise das chirurgische Gremium von Bruck an der Leitha nur 27 Besitzer einer Officin betreuen.[430]

Aufgrund dieser großen Anzahl von inkorporierten Mitgliedern waren in Wien vier Vorsteher, zwei Ober- und zwei Untervorsteher, zu ernennen. Dabei war festgelegt, dass zwei von ihnen aus Wien selbst und die anderen beiden aus einer der Vorstädte zu stammen hatten.[431] 1848 war diese Vorgabe beispielsweise so gelöst worden, dass der Obervorsteher Andreas Hopfgartner aus der Oberen Bräunerstraße stammte und sein Kollege Bernhard Spitzmüller aus der Josefstadt. Der Untervorsteher Vincenz Schmidt gab als Sitz das Rabengässchen an, während der andere Untervorsteher Johann Dollmayer aus Altlerchenfeld stammte.[432]

Die Vorsteher wurden jährlich aus allen Mitgliedern gewählt und hatten umfangreiche Pflichten. Neben regelmäßigen Gremialversammlungen und Beratschlagungen wurden von diesen Vorstehern alle Lehrjungen aufgedungen. Sie sprachen die Lehrlinge nach Abschluss ihrer Ausbildung frei und stellten die Lehrzeugnisse aus. Neben der Führung eines Registers für alle Wundärzte, in dem auch die Gesellen eingetragen wurden, oblag es den vier Vorstehern auch, einen Provisor für das Gewerbe einer Witwe oder einer Erbin beziehungsweise eines Erben einzusetzen.[433]

Als Sitz des Gremiums fungierte jeweils die Wohnung eines Obervorstehers. Alle Treffen hatten dort stattzufinden, in diesen Räumlichkeiten wurde die Lade mit den Dokumenten aufbewahrt und auch die Gremien-Kasse musste von allen vier Vorstehern in diesen Räumen verwaltet werden. Zur besseren Erreichbarkeit für alle war in der Wiener Ordnung eigens festgehalten worden, dass der

429 Guldener, Sammlung der Sanitäts-Verordnungen 5, 79–90.
430 Nader, Medicinal-Schematismus 1848, 40–41 und 47.
431 Hofkanzlei-Dekret vom 5. Dezember 1812. In: Guldener, Sammlung der Sanitäts-Verordnungen 3, 274.
432 Nader, Medicinal-Schematismus 1848, 40.
433 Bernt, Handbuch des Medicinalwesens, 194–195.

Wohnung des Vorstehers aus der Stadt Vorzug zu geben war. Wenn es aber nicht anders möglich war, konnten auch eigene Räume angemietet werden.[434]

Neben den angesprochenen Aufgaben oblagen dem Gremium die Verwaltung der Niederlassungen und vor allem die Neuvergabe von frei gewordenen Wundarztpraxen. Die Ordnung der Wundärzte sah einen bestimmten Weg zur Erlangung einer Wiener Officin vor. Das Gremium war die erste Stelle, an die sich ein bittstellender Chirurg wenden musste, wenn er sich in Wien niederlassen wollte. Im Fall einer Neueröffnung oder eines geplanten Kaufs einer bestehenden Niederlassung musste jeder Bewerber unter Zuziehung der vier Vorsteher des chirurgischen Gremiums beim Stadtmagistrat um eine Bewilligung ansuchen. Zuerst wurde die Eignung des Kollegen anhand der vorgelegten Zeugnisse, unter anderem jenes der medizinischen Fakultät über die abgelegte Prüfung, festgestellt. Im Falle einer Anerkennung musste sich der Antragsteller beim chirurgischen Gremium durch die Bezahlung der Taxen einverleiben lassen. Im Zuge dessen wurde ihm auch das Bürgerrecht gewährt. Die Vorgangsweise war für Stadt- und Vorstadtwundärzte gleich.[435]

In der Praxis mussten sich niederlassungswillige Wundärzte allerdings zuerst vormerken lassen. Vom bürgerlichen chirurgischen Wiener Gremium sind dazu einige Quellen erhalten geblieben. Sie werden im Wiener Stadt- und Landesarchiv aufbewahrt. Das Gremium führte die *Vormerkungs-Protokolle*, später *Vormerkungs-Bücher* genannt.[436]

In diesen Büchern wurden die Wundärzte mit ihren Anmeldungen auf eine der Niederlassungen eingetragen. Das Warten auf eine Officin konnte einige Jahre in Anspruch nehmen, denn Wien war wegen der vielen potenziellen Kundinnen und Kunden beliebt. Doch die weit größere Hürde waren die Ablösesummen, die für die Niederlassungen veranschlagt wurden. Die Bewertungen variierten je nach der Lage der Officin. Sie lagen aber alle über den vorher beschriebenen 1500 fl. des Carl Rabl.

Eine Abrechnung von 1787 über die bezahlten Beträge spiegelt die damaligen Tatsachen wider. Für eine sehr preiswerte Niederlassung in der Jägerzeile, einer kleinen Vorstadt in der Nähe der Leopoldstadt, waren 2400 fl. angegeben worden. Eine nicht näher bezeichnete Officin *In der Stadt* wurde sogar mit 10.000 fl. angeführt.[437] Zu diesem Zeitpunkt erhielt ein hoch dotierter Professor der Josephsakademie beispielsweise ein Jahresgehalt von 1200 fl.[438] Nur Berühmt-

434 Guldener, Sammlung der Sanitäts-Verordnungen 3, 274–275.

435 Bernt, Handbuch des Medicinalwesens, 197–198.

436 7/4 Vormerkungs-Protokoll 1780–1802, 7/5 Vormerkungs-Protokoll 1802–1818, 7/6 Vormerkung-Buch 1818–1871. In: WStLA, 2.8.7.B7 – Chirurgen und Wundärzte, Bücher.

437 Eingaab 1787. In: WStLA, 2.8.7.A1.1 Wundärzte-Verzeichnis 1776–1836.

438 Ausweis über Besoldungen und Zulagen. In: ÖStA, KA, ZSt, MilKom, Militärhofkommission Nostiz-Rienek, Militärsanitätskommission, Fasz. X, Karton 14.

heiten wie der Komponist Wolfgang Amadeus Mozart verfügten über ein Jahreseinkommen von rund 10.000 fl.[439]

Der tatsächliche Erwerb und der Besitz einer Officin wurden in den *Possessions-Büchern* des Gremiums dokumentiert. 1810 war beispielsweise das chirurgische Gewerbe XXVII mit der Adresse In der Stadt Nr. 827 im Besitz eines Meisters namens Anton Philauf.[440] Dieser Wundarzt stammte aus Tillowitz in Oberschlesien und hatte am 6. November 1800 bei der medizinischen Fakultät in Wien seine Meisterprüfung abgelegt. Im Possessions-Buch von 1817 ist nicht aufgeführt, wann Philauf in den Besitz der Officin gelangt war, aber die Niederlassung ging am 30. März 1810 nach einer Lizitation an Johann Ribonics. Dieser Wundarzt hatte als Geburtsort einen Ort in Ungarn angegeben und war am 17. Februar 1808 zum Meister der Wundarzneikunst geprüft worden.[441] Er hatte die oben angeführte Officin von 1810 bis 1826 inne.

Im Mai 1826 meldete Johann Ribonics, der damals im Alter von fünfzig Jahren war, die Niederlassung zum Verkauf an. Im Juni desselben Jahres wurde sie auf den neuen Besitzer Georg Christian Grotl eingetragen, der die Officin bis zum 19. Oktober 1839 betrieb. An diesem Tag erwarben der Wund- und Geburtsarzt Augustin Schmitt und seine Frau Maria das Gewerbe.[442]

Eine andere Officin in der Vorstadt Windmühl in der Nähe des Spittelbergs mit der Adresse Auf der Windmühl Nr. 20 gehörte von 1777 bis 1826 Johann B. Liegel. Anschließend wurde nach der Zahlung von 1950 fl. Johann Gierschig als Besitzer angegeben, der seine Prüfung zum Meister allerdings schon im Juni 1776 abgelegt hatte.[443] Das heißt, er war zum Zeitpunkt des Kaufs bereits über siebzig Jahre alt. Der Erwerb dürfte vermutlich zur Absicherung seiner Ehefrau erfolgt sein, denn bereits im März 1827 kaufte der Wundarzt Franz Werhönig von der Erbin Anna Gierschig die Niederlassung. Franz Werhönig, der 1783 in Reisenberg in Mähren auf die Welt gekommen war, war beim Erwerb der Officin 44 Jahre alt. Er verstarb 1849 und als sein Erbe wird sein Sohn Josef Werhönig genannt, der die Officin aber nicht weiterbetrieb, sondern an Laurenz Konrath verkaufte.[444]

Für den Wundarzt, dem eine der begehrten Niederlassungen zugesprochen wurde, gingen die Zahlungen weiter. Die Inkorporationstaxe für das Wiener Gremium lag bei 50 fl., für jeden Lehrjungen waren bei der Aufdingung 8 fl. und bei der Freisprechung 15 fl. zu zahlen. Jedes Jahr hatte der Meister für sich weitere 3 fl. 60 kr. in die Gremiumskasse einzuzahlen und für jedes von ihm

439 Das Leben des Wolfgang Amadeus Mozart.
440 7/3 Possessions-Buch fol. 41. In: WStLA, 2.8.7.B7 – Chirurgen und Wundärzte, Bücher.
441 Weber, Rigorosenprotokoll Chirurgenprüfung.
442 7/3 Possessions-Buch fol. 41. In: WStLA, 2.8.7.B7 – Chirurgen und Wundärzte, Bücher.
443 Weber, Rigorosenprotokoll Chirurgenprüfung.
444 7/3 Possessions-Buch fol. 2. In: WStLA, 2.8.7.B7 – Chirurgen und Wundärzte, Bücher.

beschäftige Subjekt 1 fl. 30 kr.[445] Diese jährlichen Einzahlungen wurden vom Wiener Gremium in einem eigenen Verzeichnis geführt. Darin findet sich beispielsweise auch die oben erwähnte Officin Auf der Windmühl. Zuerst hatte Johann Liegel die Zahlungen zu leisten und dann Johannes Gierschig.[446]

Das Gremium musste mit den eingenommenen Geldern Fachliteratur, Präparate und chirurgische Instrumente anschaffen, die den Mitgliedern für die Ausbildung der Lehrlinge und für Operationen zur Verfügung gestellt wurden.[447] Das Gremium war auch verpflichtet, Gesellen auf der Durchreise und im Dienst stehende Gesellen im Krankheitsfall zu unterstützen.[448]

Aufgrund der Vergabe der Werkstätten durch das chirurgische Gremium konnte den niedergelassenen Wundärzten eine Art Gebietsschutz gewährt werden. Die Inhaber einer Officin sollten *»in ihrem Nahrungszweige nicht beeinträchtigt werden«*. Denn es war unbedingt eine ausreichende Anzahl von Patientinnen und Patienten notwendig, damit ein niedergelassener Wundarzt neben den beschriebenen Auslagen noch die Löhne für alle Mitarbeiter zahlen konnte. Darüber hinaus war er auch zur Zahlung einer jährlichen Gewerbssteuer verpflichtet.[449]

Das Gremium konnte aber nicht verhindern, dass sich ein Magister oder Doktor der höheren Chirurgie in unmittelbarer Nähe eines ihrer Mitglieder niederließ. Diese Ärzte der höheren Wundarzneikunst erhielten zusammen mit ihrem Abschluss von der Universität Wien ein freies Niederlassungsrecht in allen österreichischen Erbländern. Dieses Faktum gab es aber nur in den großen Städten. 1848 waren beispielsweise 27 Magister der Chirurgie mit einer Niederlassung in Wien im Schematismus aufgeführt, in den Vierteln Österreichs unter der Enns waren keine Magister eingetragen.[450]

Das Gremium hatte auch für Ordnung und Frieden unter den Wundärzten zu sorgen. Der oben angesprochene Gebietsschutz garantierte nicht unbedingt den erwünschten Zulauf an Kundschaft. Es war aber verpönt, einem Kollegen Patientinnen und Patienten abzuwerben oder ihm einen Gesellen samt dessen Kundschaft abspenstig zu machen. Wundärzte waren sogar dazu verpflichtet, einander zu helfen. Beschimpfungen in Gegenwart von Kranken wurden bei-

445 Guldener, Sammlung der Sanitäts-Verordnungen 3, 282.

446 7/2 Chirurgen in Wien, Vorstädten und Viertel unter dem Wienerwald 1745–1805. In: WStLA, 2.8.7.B7 – Chirurgen und Wundärzte, Bücher.

447 Daimer, Handbuch Sanitäts-Gesetze, 360, und Bernt, Handbuch des Medicinalwesens, 196, sowie Kropatschek, Sammlung k. k. Verordnungen, III. Band 1755–1759, 336–338. Siehe dazu auch Das Rollettmuseum. In: http://www.baden.at/de/unsere-stadt/kultur/rollettmuseum-stadtarchiv/ rollettmuseum/das-rollettmuseum.html (22. 10 2015).

448 Knolz, Darstellung der Medicinal-Verfassung, 420.

449 Bernt, Handbuch des Medicinalwesens, 199, und Hofkanzlei-Dekret vom 24. April 1827. In: Politische Gesetze 1827, 83–85.

450 Nader, Medicinal-Schematismus 1848, 40.

spielsweise mit einer Strafe von 50 fl. geahndet, die in die Gremialkasse zu zahlen waren.[451]

Zusätzlich zu diesen Aufgaben war den Vorstehern eine Aufsichtspflicht über alle Mitglieder vorgeschrieben. Dazu gehörte das Auffinden von Individuen, die sich »*in unbefugter Weise mit chirurgischen Operationen befassten*«[452] ebenso wie die Überprüfung, ob die Meister der Wundarzneikunst das Schild, das die Niederlassung anzeigte, in der geforderten Form ordentlich angebracht hatten.[453] Der Aushang eines früher üblichen Barbierbeckens war 1793 verboten worden.[454]

Das Gremium hatte neben seinen Verwaltungs- und Aufsichtsfunktionen auch soziale Aufgaben. Wundärzte mit geringerem Vermögen konnten jährlich 10 fl. in eine sogenannte Unterhaltskasse einzahlen. Aus diesem Fond konnten dann zurückgelassene Witwen und Waisen versorgt werden.[455]

5.2.2 Die Ordnung der chirurgischen Gremien in der Provinz

Für die Viertel Österreichs unter der Enns war das Gremialwesen in einer eigenen Ordnung geregelt[456], die auf die Einteilung der oben beschriebenen Kreise ausgerichtet war. Die Bindung der medizinischen Berufe an die Kreisämter sollte sehr eng sein. Der zuständige Kreis- oder Distriktarzt hatte die Oberaufsicht über sämtliche Wundärzte, Apotheker und Hebammen.[457] Die chirurgischen Gremien waren gesetzlich zur Zusammenarbeit mit ihrem Kreisamt verpflichtet. Jeder Wundarzt war fix dem Gremium des kreisärztlichen Bezirks zugeteilt, wo er – unabhängig von seinem Gewerbe – niedergelassen war.[458]

Diese Gremien waren wie in Wien für die Vergabe der Gewerbe zuständig. Für den Fall, dass ein chirurgisches Gewerbe frei wurde, musste der Vorsteher für einen fähigen Provisor sorgen, der vorübergehend ordinierte. Präsentierte sich ein Käufer, mussten der Vorsteher und der Kreisarzt gemeinsam den Wert der Utensilien und Instrumente schätzen, um den Verkaufspreis zu bestimmen.[459]

Die Preise für das Tätigwerden der niederösterreichischen Gremien war an

451 Bernt, Handbuch des Medicinalwesens, 200.
452 Guldener, Sammlung der Sanitäts-Verordnungen 3, 277.
453 Regierungsverordnung vom 25. Juni 1788. In: Knolz, Darstellung der Medicinal-Verfassung, 89.
454 Verordnung vom 10. Oktober 1793. In: Knolz, Darstellung der Medicinal-Verfassung, 89.
455 Bernt, Handbuch des Medicinalwesens, 203–204.
456 Knolz, Darstellung der Medicinal-Verfassung, 399–401.
457 Maurer, Baden, schröpfen, amputieren, 17.
458 Gremial-Ordnung der Wundärzte auf dem Lande vom 30. Juni 1803. In: Knolz, Darstellung der Medicinal-Verfassung, 393.
459 Knolz, Darstellung der Medicinal-Verfassung, 394.

die finanziellen Möglichkeiten der Landwundärzte angepasst worden. Die Inkorporation kostete nur 12 fl., die jährliche Einlage betrug 1 fl. für den Wundarzt und für Gesellen sogar nur 26 kr. Auch das Aufdingen eines Lehrlings war mit 3 fl. wesentlich günstiger als in Wien, für eine Freisprechung waren 6f. 36 kr. zu bezahlen und 15 kr. für eine Kundschaft.[460]

Die Gremien auf dem Land hatten nur einen Vorsteher, der für die Dauer von drei Jahren gewählt wurde. Er führte das Verzeichnis der Mitglieder, der Gesellen und der Lehrlinge. Die Aufnahme und die Freisprechung der Lehrlinge sollten nach Möglichkeit auf der jährlichen Hauptversammlung im Juni jeden Jahres stattfinden.[461] Der Monat Juni war aus Tradition – in Anlehnung an die alten Handwerksordnungen – geblieben. Damals hatte das jährliche Treffen zu Fronleichnam stattzufinden, wenn alle verpflichtend an der Prozession ihrer Pfarre teilnehmen mussten.[462]

Der Hauptzweck der ländlichen Gremien war neben der Verwaltung der Taxen die Beschaffung von teuren Büchern und Instrumenten, die für den Einzelnen nicht möglich gewesen wäre. Auf diese Weise sollten die Wundärzte wissenschaftlich gefördert werden. Jeder einverleibte Wundarzt hatte das Recht, sich Bücher für den eigenen Bedarf und für seine Lehrlinge zu leihen. Darüber hinaus standen den Mitgliedern auch die Instrumente des Gremiums zur Verfügung, und zwar sowohl für die Durchführung einer geplanten Operation als auch für die Unterweisung ihrer Lehrlinge. Der Vorsteher war für die ordentliche Aufbewahrung und Wartung der chirurgischen Instrumente und Bücher, die sich im Besitz des Gremiums befanden, alleinverantwortlich. Sämtliche Neuanschaffungen, Reparaturen und den Verleih an die Mitglieder musste der Vorsteher aber in Zusammenarbeit mit dem Kreisarzt erledigen.[463]

Der Sitz des Gremiums war entweder im Haus des jeweiligen Vorstehers oder er befand sich in den Räumlichkeiten des Kreisamtes. Es konnten aber bei Bedarf auch eigene Räume angemietet werden. Es gibt ein Beispiel aus der Stadt Baden, wo sich Belege für eine Verlegung der chirurgischen Instrumente und Bücher erhalten haben. Die Wohnung des damaligen Gremialvorstehers Anton Rollett war für die wachsende Sammlung von Fachlektüre, Operationswerkzeugen und Präparaten zu klein geworden. Rollett bemühte sich 1827 um einen eigenen Gremialsaal, der nach einiger Suche im Haus eines Badener Bürgervereins gefunden werden konnte. Diese Lösung währte jedoch nicht lange. Nachdem Rollett alles eingerichtet und in Betrieb genommen hatte, forderte der Verein

460 Gremial-Ordnung der Wundärzte auf dem Lande vom 30. Juni 1803 und Regierungsdekret vom 11. Jänner 1822. In: Knolz, Darstellung der Medicinal-Verfassung, 396.

461 Bernt, Handbuch des Medicinalwesens, 206.

462 Siehe dazu Kapitel 4.1, 75.

463 Bernt, Handbuch des Medicinalwesens, 203–207, und Knolz, Darstellung der Medicinal-Verfassung, 394–395.

eine vorher reduzierte Miete dann doch in voller Höhe ein. Der Sitz des Gremiums wurde daraufhin mit all seiner Habe wieder in das Wohnhaus des Vorstehers Rollett zurückverlegt.[464] Ein Großteil dieser Sammlungen wird noch heute in der Stadt Baden im ältesten Museum Niederösterreichs im ehemaligen Rathaus ausgestellt. Die Räume sind nach ihrem Gründer *Rollettmuseum* benannt.[465]

5.3 Wirtschaftliche Situation der Wundärzte

Wie im vorigen Kapitel beschrieben, war eine eigene Officin eine kostenintensive Angelegenheit. Doch der Meister musste noch zusätzlich für alle Gesellen und Lehrlinge sowie für sein ganzes Hauspersonal aufkommen und bürgen. Die Ordnungen der Gremien sahen eine Reihe von Regeln vor. Die Lehrlinge durften beispielsweise nicht für die Arbeiten eines Knechts herangezogen werden, sondern sollten fortlaufend unterrichtet und zum ordentlichen Studieren angehalten werden. Des Weiteren musste der Meister seine Gesellen ordentlich überprüfen. Das bedeutete die Einsicht in deren Zeugnisse und Kundschaften vor ihrem Arbeitsantritt und die Kontrolle während ihrer Arbeit, die sie sauber zu verrichten hatten. Neben der regelmäßigen Auszahlung der Löhne war es eine Pflicht des Meisters, bei Erkrankung seiner Mitarbeiter für *»die gehörige Pflege und Wartung«* zu sorgen.[466]

Der Betreiber einer Officin unterlag auch für die laufende Organisation genauen Vorschriften. Es war beispielsweise vorgegeben, welche Bandagen und Instrumente – allen voran jene, die der Beseitigung einer unmittelbaren Lebensgefahr dienten – der Wundarzt unbedingt bereitliegen haben musste. Sämtliche Gerätschaften und chirurgischen Instrumente mussten in einwandfreiem Zustand und gereinigt sein.[467] Das bedeutete auch die regelmäßige Überprüfung durch einen Instrumentenmacher.

Es lag im Interesse des Wundarztes, ob er sich darüber hinausgehend auf bestimmte Arten von Eingriffen spezialisierte und sich das dazugehörige Operationsbesteck anschaffte, beispielsweise für das Zahnbrechen oder die Behebung von Hernien.

Ein weiterer Kostenfaktor war eine eventuelle Hausapotheke. Die Erlaubnis zur Haltung einer Hausapotheke betraf jene Wundärzte, die ihre Niederlassung

464 Maurer, Baden, schröpfen, amputieren, 17–18.

465 Das Rollettmuseum, siehe http://www.baden.at/de/unsere-stadt/kultur/rollettmuseum-stadtarchiv/rollettmuseum/das-rollettmuseum.html (22.10.2015).

466 Gremial-Ordnung der Wundärzte auf dem Lande vom 30. Juni 1803. In: Knolz, Darstellung der Medicinal-Verfassung, 399–401.

467 Hofdekret vom 11. März 1795. In: Knolz, Darstellung der Medicinal-Verfassung, 107.

in einer abgelegenen Gegend am Land hatten. Die nächste öffentliche Apotheke musste minddestens eine Stunde Wegzeit entfernt liegen. Neben etlichen Vorschriften zum Inhalt der Hausapotheke und zur Aufbewahrung der Medikamente mussten sich die Wundärzte vor allem an die Preise halten. Sie durften niemals höhere Taxen als eine Apotheke berechnen. Im Gegenteil: Landwundärzte konnten Medikamente von der *Provinzial-Pharmacopoe* billiger beziehen, um den Preisvorteil an die Bevölkerung weiterzugeben.[468]

Die Wundärzte waren neben ihren anderen Pflichten zu ständiger Weiterbildung angehalten. Auf jeden Fall sollte die Bibliothek des Wundarztes die Lehrbücher aus seiner Ausbildungszeit enthalten. Diese Werke waren um aktuelle Fachbücher aus den Bereichen Anatomie, Chirurgie, Geburtshilfe, medizinische Pathologie und Therapie, gerichtliche Medizin und Rettungsmittel für Scheintote zu ergänzen.[469] Wenn die eigenen Mittel für die Anschaffung der Fachwerke nicht ausreichten, dann konnte der Wundarzt wie oben beschrieben auf den Bestand seines Gremiums zurückgreifen.[470]

Nach der Beschreibung der Kosten, die auf einen Betreiber einer Officin zukamen, soll nun die Einnahmenseite beleuchtet werden. Die Tarife für die Leistungen der Bader und der Wundärzte waren in den alten Handwerksordnungen noch festgelegt gewesen: 1627 kostete ein normales Bad 3 kr., das Vollbad um einen Kreuzer mehr. Für das Rasieren und Haareschneiden konnten je 2 kr. verlangt werden. Für einen Aderlass oder die Behandlung mit Schröpfköpfen[471] durfte der Meister 6 kr. verrechnen.[472] In der Wiener Gremial-Ordnung für die Wundärzte von 1812 und der Ordnung für die niederösterreichischen chirurgischen Land-Gremien scheinen keine Preise mehr auf.[473] Um eine ungefähre Vorstellung der Tarife zu bekommen, kann eine Tabelle dienen, die Knolz unter dem Titel *Medicinal-Taxordnung* für Mähren von 1752 in seiner *Medicinal-Verfassung* abdrucken ließ. Für einen Aderlass durften 10 bis 17 kr. verlangt werden und 24 kr. für das Verbinden einer einfachen Wunde. Die Behandlung eines Beinbruchs kostete dagegen 10 bis 12 fl.[474]

Einen weiteren Vorstoß zu einer Vereinheitlichung gab es 1822 und 1823. In Salzburg wurde 1822 ein allgemeiner Ganggelder- und Operaten-Tarif herausgegeben[475], der in sehr ähnlicher Form 1823 Einzug in die Provinzialgesetzge-

468 Instruktion für bürgerliche Wundärzte 1808. In: Knolz, Darstellung der Medicinal-Verfassung, 107–108.
469 Knolz, Darstellung der Medicinal-Verfassung, 106.
470 Siehe dazu Kapitel 5.2.2, 125.
471 Siehe dazu Kapitel 2.1, 34.
472 Der bader in viertel ob Wienerwaldt handwerchsordnung 1627. In: ÖStA, AVA, Salbuch Nr. 35.
473 Knolz, Darstellung der Medicinal-Verfassung, 382–404.
474 Knolz, Darstellung der Medicinal-Verfassung, 129–130.
475 Knolz, Darstellung der Medicinal-Verfassung, 130–133.

bung für Niederösterreich fand. Dort wurde eine Tarifliste für die Betreuung von Findelkindern veröffentlicht. Für einen Aderlass konnte der Wundarzt 12 kr. verlangen und 1 fl. 36 kr. für das Richten eines Beinbruches. Der teuerste Eingriff war laut dieser Liste die Amputation einer Extremität, für die 3 fl. veranschlagt war. Für das Abnehmen eines Fingers oder einer Zehe waren aber nur 48 kr. in Rechnung zu stellen. Der behandelnde Wundarzt musste jeden seiner Besuche, die verabreichten Medikamente und die durchgeführten Behandlungen in vorgeschriebene Formulare eintragen, bevor er bezahlt wurde.[476]

Für eine durchgehende Beurteilung der wirtschaftlichen Situation fehlen die Quellen und Nachforschungsmöglichkeiten. Vermögensfeststellungen anhand von Verlassenschaftsabhandlungen brachten nur punktuelle Ergebnisse und betrafen hauptsächlich Chirurgen, die eine Art von Sonderstellung, beispielsweise bei Hof, genossen hatten. Für die damals sehr bekannte Chirurgenfamilie Jaus konnte Karin Walzel für die Mitte des 18. Jahrhunderts ein Vermögen von rund 21.000 fl. festhalten.[477]

Solche Beträge dürfen aber nicht als allgemeines Beispiel für die Vermögensverhältnisse der Wundärzte gelten. Sie sagen auch nichts über das Entlohnungsgefälle zwischen Ärzten und Wundärzten aus, denn 1810 wurde den Ärzten und Wundärzten beispielsweise bei Epidemieausbrüchen eine unterschiedliche Aufwandsentschädigung für ihren eventuellen Einsatz zugestanden. Für die Schließung der Praxis und als Zulage für die Gefahr wurde Wundärzten der Betrag von 6 fl., Ärzten aber von 8 fl. zugestanden. Leider lässt das Gesetz offen, ob es sich dabei um eine einmalige oder vielleicht tägliche Vergütung handelte. Der verwendete Ausdruck *»von Zeit zu Zeit«* ist wenig verwertbar.[478]

Die Vorschriften für die Heilkundigen der äußeren Kuren hatten sich vom 17. bis zum 18. Jahrhundert sehr verschärft und der Aufwand bei der Ausbildung und der Haltung einer Officin war exponentiell angestiegen. Aber insgesamt hatte sich die Situation sehr zum Vorteil der Patientinnen und Patienten verändert. Ein guter Einblick in die Fortschritte lässt sich am besten durch die Betrachtung von zeitgenössischen Bildern gewinnen. Der Behandlungsraum eines Dorfchirurgen in der Mitte des 17. Jahrhunderts stand dabei im krassen Gegensatz zu einer Barbierstube beziehungsweise Officin gegen Ende des 18. Jahrhunderts. Die genauen Vorschriften zur Sauberhaltung und zum Zustand der Behandlungsräume zeigten deutlich ihre Wirkung. Die zeitgenössischen Bilder vermitteln durchgehend einen ähnlichen Eindruck: Die Dorfchir-

476 Regierungsverordnung vom 31. August 1823. In: Provinzialgesetzsammlung-Österreich unter der Enns 1823, 312–315/2.

477 Walzel, Wiener Ärzte, Chirurgen, 216–217.

478 Politische Gesetze 1810, 2. Teil, 145–146.

urgen behandelten ihre Patienten in fragwürdig eingerichteten und manchmal auch unaufgeräumten Räumen.

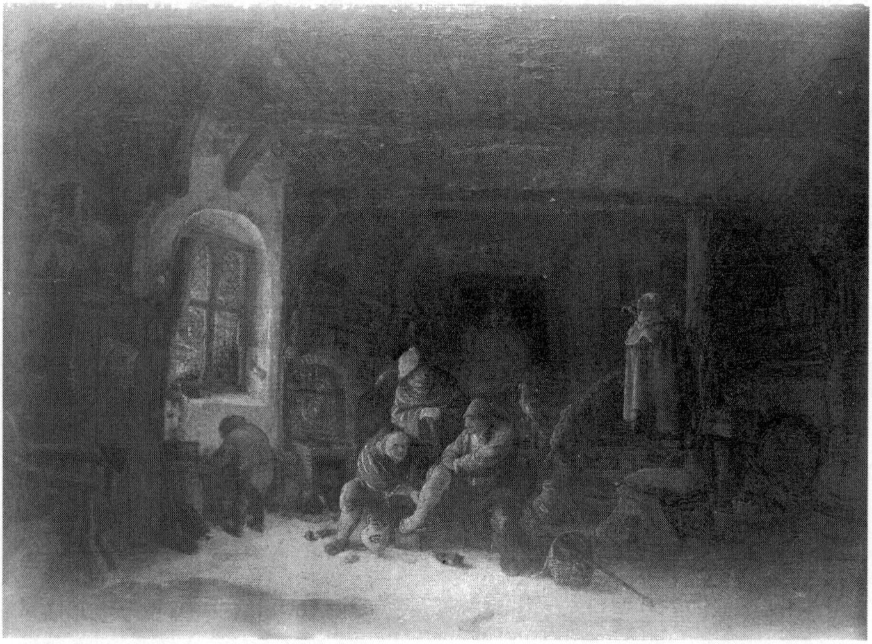

Abbildung 23: Operation beim Wundarzt. *Quelle: Adriaen von Ostade, Bildarchiv Foto Marburg fm 1545607.*

Das nächste Bild zeigt eine Barbierstube im 18. Jahrhundert, die einen viel einladenderen Eindruck macht.

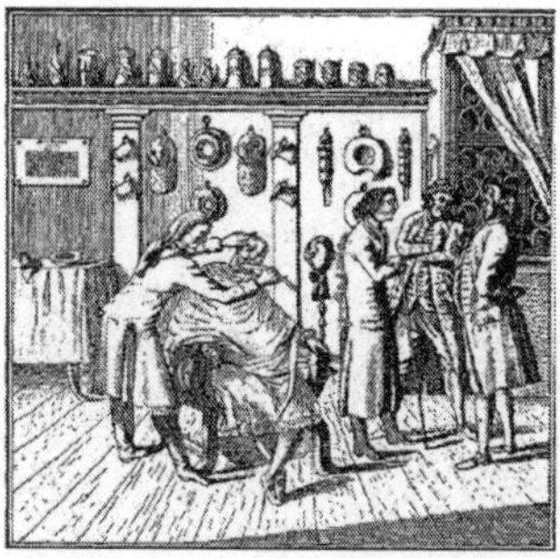

Abbildung 24: Barbierstube. *Quelle: Barbierstube 18. Jahrhundert. Quelle: Dietz/Ernst, Meister Johann Dietz, des großen Kurfürsten Feldscher.*

Mit dem Blick in diese Officin sind die Betrachtungen der *niederen Wundarzneikunst* abgeschlossen. Es wurde in Kapitel 3 und 4 aufgezeigt, welche Vor- und Ausbildungen ein Meister der Wundarzneikunst absolviert haben musste. Das Kapitel 5 zeigte den Weg vom Abschluss der Ausbildung bis zur Erlangung und dem Betrieb einer eigenen Niederlassung auf.

Das folgende Kapitel 6 widmet sich nun der *höheren Wundarzneikunst*, die in der Regel von Magistern und Doktoren der Chirurgie ausgeübt wurde. Der Weg zu diesen Karrieren führte ausschließlich über die Universität oder die medizinisch-chirurgische Akademie, auch genannt *Josephsakademie* oder *Josephinum*. Bis zur Mitte des 19. Jahrhunderts waren die Wege von Chirurgie und Medizin noch relativ getrennt begehbar. Nach einer Reform konnten sich allerdings nur mehr Doktoren der Medizin dem Fach Chirurgie verschreiben. Aus diesem Grund folgt in Kapitel 6 eine Auseinandersetzung mit den damaligen Studienbedingungen für Chirurgie und Medizin.

6 Die höhere Wundarzneikunst

Bis zur Reform 1774 lag der Schwerpunkt der Universitäten bei der Heranbildung von Medizinern, konkret Doktoren, die die *inneren Curen* verabreichen durften. Es gab zwar einen eigenen Lehrstuhl für Chirurgie. Die Hauptaufgabe des dort eingesetzten Professors war aber die Lehre der Anatomie.[479] Ein Student musste sich aus eigenem Antrieb für die höhere Wundarzneikunst interessieren, um sich am Ende seines Studiums eventuell für eine Prüfung zum Doktor der Chirurgie zu entscheiden.[480]

Doch bevor es soweit war, war ein langer Weg zurückzulegen. In Kapitel 3 wurden die verschiedenen Schulstufen vorgestellt, wobei ein angehender Student auf jeden Fall alle höheren Schulstufen zu absolvieren hatte. Erst danach war ein Universitätsbesuch möglich. Zusätzlich war vor dem eigentlichen Studium bis Mitte des 19. Jahrhunderts ein dreijähriges Studium der Philosophie vorgeschrieben.[481] Mit der Einrichtung der Lyzeen im Habsburgerreich war die Absolvierung der *artes liberales* auch dort möglich.[482] Das philosophische Kurzstudium dauerte dort zwei Jahre und war für den Eintritt in einen Beruf gedacht.[483] Schüler mit dieser Ausgangssituation, die die Arzneikunde oder eine andere Richtung studieren wollten, mussten zuerst das dritte Jahr des philosophischen Studiums an der Universität nachholen.[484]

1848 – im Zuge der Reform der Gymnasien – wurde das philosophische

479 Horn, Anatomischer Unterricht, 190–191.

480 Siehe dazu beispielsweise AFM III, 274–276. In: Horn, Examiniert und approbiert, 202.

481 Horn, Grundzüge des Medizinstudiums, 112–114, und Rosas, Kurzgefasste Geschichte, 125 und 129.

482 Siehe dazu Kapitel 4.5, 87.

483 Hofentschließung vom 3. November 1786. In Kropatschek, Handbuch k. k. Gesetze, 10. Band 1786, 3. Abt., 631–632.

484 Bernt, Handbuch des Medicinalwesens, 97, und Medizinisches Jahrbuch 1. Band, 9. Die Vorschrift für das dreijährige Philosophiestudium vor der Zulassung zum Medizinstudium wurde 1824 noch einmal in einem Studien-Hofkommissions-Decret vom 24. Jänner wiederholt. Siehe dazu Politische Gesetze 1824, 22–23.

Kurzstudium in den Lehrplan integriert und die Absolventen konnten nach acht Jahren Schulbildung mit dem Studium ihrer Wahl beginnen.[485]

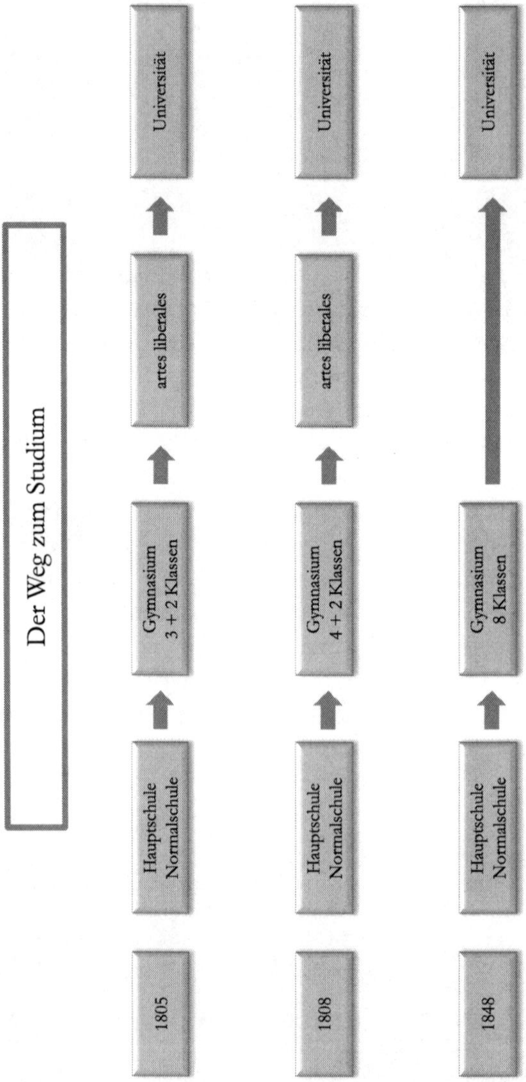

Abbildung 25: Der Weg zum Studium 1805, 1808 und 1848. *Quelle: Eigene Darstellung nach Kapitel 3.*

485 Meister, Österreichs Unterrichtsverwaltung 1760–1960, 72–73.

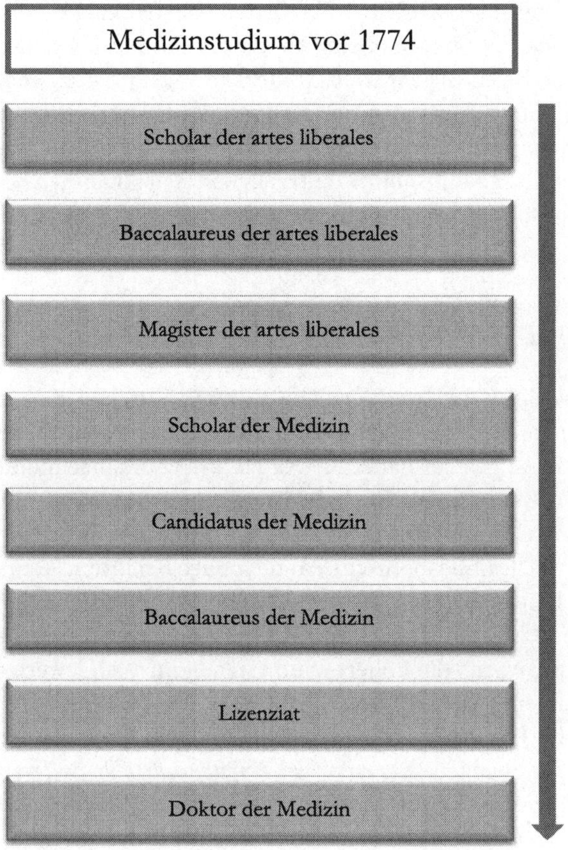

Abbildung 26: Medizinstudium vor 1774. *Quelle: Eigene Darstellung nach Horn, Grundzüge, 119–125, und Horn, Examiniert und approbiert, 185–196.*

Vor den Reformen am Ende des 18. Jahrhunderts war jeder angehende Student zuerst ein *scholar* der *artes liberales*, nach den ersten Prüfungen rückte er zum *baccalaureus* auf, um dann mit dem *magister* der *artes liberales* abzuschließen. Nach diesen Stufen begann das eigentliche Medizinstudium. Gelegentlich entschieden sich Studenten für ein paralleles Studium, der Magister der *artes liberales* war allerdings Voraussetzung für den Prüfungsantritt zum *baccalaureus* der Medizin. Die Studenten mussten verpflichtend an den Vorlesungen teilnehmen. Zusätzlich war ihre Anwesenheit bei den Ordinarien im Spital der Barmherzigen Brüder[486] gefordert, um bei den Vorträgen am Krankenbett zu-

486 Dieser praktische Unterricht wurde Mitte des 16. Jahrhunderts von Franz Emmerich eingeführt. Bis 1626 wurde er im Bürgerspital abgehalten. Ab 1626 fand der Unterricht bei den

zuhören. Zahlreiche Prüfungen und schriftliche Arbeiten führten zuerst zum *candidatus*, dann zum *baccalaureus* der Medizin. An diesem Punkt musste der junge Mann ein Jahr an der Seite eines geprüften Doktors in Wien praktizieren, bevor er zu den Prüfungen zum Lizenziaten antreten konnte. Die Lizenziaten mussten dann ein weiteres Jahr praktizieren und Vorlesungen an der Universität abhalten, bevor sie schlussendlich zur *disputatio* antreten konnten und ihnen bei erfolgreichem Bestehen der Doktor der Medizin verliehen wurde.[487]

6.1 Medizinisch-chirurgische Vorlesungen

1772 lancierte Maria Theresia eine Reformphase. Für die medizinische Fakultät wurden die Vorschläge umgesetzt, die noch der im selben Jahr verstorbene Gerard van Swieten in die Wege geleitet hatte. Es wurden die Lehrkanzeln und Lehrfächer sowie genaue Vorlesungspläne für jedes Studienjahr festgelegt. Für das theologische, das juridische und das medizinische Studium wurde eine Dauer von fünf Jahren fixiert. Die philosophische Fakultät blieb bei ihrem Status der Vorbereitungswissenschaften für alle anderen Studien, bekam aber einige Ergänzungen für die Philosophiestudenten dazu. Um dem großen Mangel an Chirurgen entgegenzuwirken, wurde die höhere Wundarzneikunst aufgewertet und eine chirurgische Klinik eingerichtet.[488]

Das Studium der höheren Wundarzneikunde wurde mit dem Studium der Arzneikunde dergestalt zusammengeführt, dass »*in einem und dem anderen Fache jeder Schüler alles, was zu seiner vollständigen Bildung nöthig und nützlich ist, gründlich erlernen kann*«.[489] Es sollte der angehende Chirurg Wissen aus der Arzneikunde und der zukünftige Arzt Kenntnisse aus der Wundarzneikunde erwerben können, jedoch nicht im ganzen Umfang beider Fächer, sondern wie es zur Ausübung der Berufe für nötig erachtet wurde. Den Unterschied machte im Verlauf des Studiums die jeweilige Neigung des Studenten aus, denn er entschied, welchem Fach er sich vorzugsweise widmen wollte.[490] Die Vorlesungen der medizinischen Fakultät wurden in den Verzeichnissen unter dem Titel *medizinisch-chirurgisch* geführt.[491]

Barmherzigen Brüdern statt, da dieses Krankenhaus besser ausgestattet war. Siehe dazu Horn, Grundzüge, 116–117, und Senfelder, Öffentliche Gesundheitspflege, 209 und 251.

487 Horn, Grundzüge, 119–125, und Horn, Examiniert und approbiert, 185–196.

488 Siehe dazu Die Lenkung der Studien durch staatliche Verordnung. In: Engelbrecht, Geschichte des Bildungswesens, 194–195, und Phillebois, Taschenbuch 1791, 57–59, und Fischer, Chirurgie, 211.

489 Hofdecret vom 28. Juny 1786 und Hofdecret vom 6. November 1787. Siehe dazu Bernt, Handbuch des Medicinalwesens, 83.

490 Ebenda.

491 Siehe dazu beispielsweise Phillebois, Taschenbuch 1791, 42.

Joseph II. legte während seiner Regentschaft großen Wert auf den diesbezüglichen Ausbau der Universität in Wien. Neben dem Allgemeinen Krankenhaus[492] ließ er auch eine Klinik für Geburtshilfe bauen. Bald war die Universität Wien sehr gefragt. Ein Drittel aller Studenten wählte die Hauptstadt als Studienort.[493] Durch diese Konzentration der insgesamt geringen Mittel[494] an einem Ort waren die beiden anderen deutschsprachigen Universitäten in Graz und Innsbruck richtiggehend ausgehungert und 1782 zu Lyzeen degradiert worden.[495] Diesen Weg, die Bildungseinrichtungen knappzuhalten, war Joseph II. auch bewusst gegangen, um kein arbeitsloses akademisches Proletariat heranzuzüchten.[496]

Um Missstände bei der Abwicklung des Studiums abzustellen, wurden auch für die Studenten strengere Regeln aufgestellt. Für die Aufnahme an der Universität zum Studium der Arzneikunst und der höheren Wundarzneikunst mussten die Schüler nun Zeugnisse über ein vollständig abgelegtes philosophisches Studium vorlegen.[497] Der vorgeschriebene dreijährige Kurs musste an einer öffentlichen inländischen Lehranstalt absolviert werden. Aufgenommen wurden nur Schüler, die in allen Gegenständen die *erste Classe* erhalten hatten.[498]

Von den Studenten der Medizin wurden ausgezeichnete Studienerfolge erwartet. Bei den regelmäßigen Semestralprüfungen mussten sie ausnahmslos die *erste Classe* erreichen, damit sie in den nächsten Jahrgang aufgenommen werden konnten. Erreichte ein Student in einem Gegenstand nur die *zweite Classe*, musste er den Jahrgang wiederholen. Gelang ihm auch bei der Wiederholung nicht der gewünschte Erfolg, dann konnte der Student auch aus dem medizinischen und chirurgischen Studium ausgeschlossen werden.[499]

---

492 Nachricht über die Einrichtung des Hauptspitals in Wien vom 20. Juni 1784. In: Kropatschek, Handbuch k. k. Gesetze, 6. Band 1780–1784, 2. Abt. 203–209.

493 Wien war beispielsweise bei den ungarischen Studenten besonders beliebt. Die Wiener Ärzteschule galt als eine der besten Europas und deshalb bestand ein großes Interesse an der medizinischen Fakultät. Siehe dazu Szögi, Zur Geschichte des Universitätsbesuchs, 363, 371–373 und 394–395.

494 Für die Hochschulen standen insgesamt 30.000 fl. pro Jahr zur Verfügung. Siehe dazu Strakosch-Straßmann, Geschichte des Unterrichtswesens, 151. Im Vergleich dazu kostete die Josephsakademie zusammen mit dem Lehrbereich des Spitals, der Betreuung des botanischen Gartens und anderem 21.000 fl. pro Jahr. Siehe dazu Ausweis bei ÖStA, KA, ZSt, MilKom, Militärhofkommission Nostiz-Rienek, Militärsanitätskommission, Fasz. X,Karton 14, und Fischer, Chirurgie, 215.

495 Probst, Geschichte Universität Innsbruck, 218–219.

496 Engelbrecht, Geschichte des Bildungswesens, 198. Von 1746/47 bis 1777/78 waren in Wien rund 640 Studenten im Fach Medizin immatrikuliert. Das ergab ungefähr 20 Studenten pro Studienjahr. Siehe dazu Mühlberger, Matrikel der Universität Wien, XVI.

497 Bernt, Handbuch des Medicinalwesens, 98, und Mühlberger, Matrikel der Universität Wien, XIV–XVII.

498 Bernt, Handbuch des Medicinalwesens, 97, und Phillebois, Taschenbuch 1805, 125–126.

499 Bernt, Handbuch des Medicinalwesens, 99, und ebenda, 133–134.

Neben dem Studienerfolg wurde von den Studenten auch ein sittsamer Lebenswandel erwartet. Eingedenk der lärmenden und randalierenden Studenten aus der Zeit der Jesuitenuniversität unterlagen die Studenten nicht nur einem Tabakverbot, sondern es war ihnen auch der Besuch von Bier- und Schenkhäusern untersagt.[500] Ein Hofdekret vom 21. Mai 1804 verwehrte den Studierenden auch alles Spielen in öffentlichen Kaffee- und Gasthäusern.[501]

Neben den Studienerfolgen und der guten Moral musste ein Student ab 1784 auch einen gut ausgestatteten finanziellen Hintergrund haben.[502] Jeder ordentliche Hörer musste das von Joseph II. eingeführte jährliche Unterrichtsgeld in Höhe von 30 fl. bezahlen, das allerdings auch in zehn monatlichen Raten zu je 3 fl. beglichen werden konnte.[503] Dieses Geld floss nicht in die Kassen der Universität oder zurück an die Obrigkeit, sondern wurde für die Stipendien der Studenten verwendet, die zu arm[504] waren, um sich ein Studium zu leisten, aber Eifer und Geschick bewiesen hatten.[505] Die Ausnahmen von den Studiengebühren gingen auf ein Hofdekret vom 6. Oktober 1784 zurück. Empfänger von Stipendien oder Begünstigte von Stiftungen waren wie die Schüler der niederen Wundarzneikunde von der Bezahlung des Unterrichtsgeldes ausgenommen. Letztere allerdings nur bei besonderer Fähigkeit und Fleiß. Die Studenten konnten sich zusätzlich um ein Stipendium für ihren Lebensunterhalt bemühen.[506] Für die Vergabe der Stipendien waren verschiedene Stiftungen eingerichtet worden, wobei es für jede Studienrichtung eigene Institutionen gab. Neben allgemeinen Stipendien für Medizinstudenten waren auch spezielle Unterstützungen für Männer einer bestimmten Herkunft vorgesehen, eine Stiftung stellte sogar die Aussteuer für Dienstmägde von Ärzten zur Verfügung.

500 Bernt, Handbuch des Medicinalwesens, 102.

501 Siehe auch Phillebois, Taschenbuch 1805, 146–147.

502 Strakosch-Straßmann, Geschichte des Unterrichtswesens, 117–118.

503 *»[...] auf den sämtlichen Gimnasien, Lizäen und Universitäten der unentgeltliche Unterricht aufhören, und von jedem Studierenden ein mässiges Unterrichtsgeld bezahlt werden soll [...]«* Siehe dazu Kropatschek, Handbuch k. k. Gesetze, 6. Band 1780–1784, 3. Abt., 370.

504 *»Die erste Bedingnis zur Erlangung eines Stipendiums oder einer Stiftung ist, ein guter Fortgang verbunden mit einer rühmlichen Sittlichkeit. Dann gibt der größere Fleiß den Ausschlag und die Dürftigkeit, wobei auf die Verdienste der Eltern Rücksicht genommen wird.«* In: Gedruckte Nachrichten § 22 Gubern. Verordnung vom 15. Oktober und 9. Februar 1794, 23. Jänner 1794 sowie 19. Februar 1795. Siehe dazu Bernt, Handbuch des Medicinalwesens, 110.

505 Ebenda, 107.

506 Kropatschek, Handbuch k. k. Gesetze, 6. Band 1780–1784, 3. Abt., 418.

Medizinische Fakultätsstipendien:[507]

- Bittnerische Stiftung: für zwei Mediziner jährlich 20 fl.
- Emerichische Stiftung: für fünf Studenten, einen davon aus der Stadt Troppau in Schlesien, vier davon wienerische Bürgersöhne jährlich 30 fl., für zwei Dienstmägde, die bei Doktoren der Arzneikunde gedient und sich dann verehelicht haben, eine Aussteuer von 24 fl.
- Juschizische Stiftung: für zwei Mediziner jährlich jeweils 40 fl.
- Perlachische Stiftung: für einen Mediziner jährlich 36 fl.
- Sabizische Stiftung: für einen Mediziner aus Fiume und den angrenzenden Orten jährlich 35 fl.
- Stumpfische Stiftung: für zwei Mediziner Rheinischer Nation jährlich jeweils 32 fl.

Neben den Fakultätsstipendien, die den vom Unterrichtsgeld befreiten Studenten den Lebensunterhalt in der teuren Stadt ermöglichen sollten, gab es aber auch die Unterrichtsgeld-Stipendien, die als Unterstützung für die Bezahlung der Unterrichtsgelder dienten. Diese Stipendien waren in vier Klassen eingeteilt und zogen sich durch den ganzen Ausbildungsweg. Die *erste Classe* war für die juridische und die medizinische Studienrichtung, die *zweyte Classe* für das Studium der Philosophie. Die *dritte Classe* war für Gymnasialschüler eingerichtet worden, und die *vierte Classe* für Schüler der Normalschule.[508]

6.2 Die neue Studienordnung von 1804

Da die Reformversuche Josephs II. zur Förderung der Chirurgie nicht die gewünschte Wirkung hatten[509], wurde eine 1795 von Franz I. eingerichtete Studien-Revisions-Hofkommission mit der kompletten Überarbeitung der Lehrpläne an den Universitäten beauftragt.[510] Das Ergebnis war eine neue und gleichmäßige Studienordnung für alle Universitäten.[511] Es gab den ausdrücklichen

507 Siehe dazu beispielsweise Phillebois, Taschenbuch 1805, 33–34. Die Stiftungen wurden mit der Zeit mehr. 1865 gab es beispielsweise 75 Universitätsstiftungen, die zwischen ein und 23 Stipendiaten Unterstützung gewährten. Daneben existierten noch zahlreiche private Initiativen. Siehe dazu Universität Wien, Taschenbuch 1865, 288–291.

508 Phillebois, Taschenbuch 1805, 34–35.

509 1790 graduierten 33 Doktoren der Arzneikunst und nur einer in Wundarzneikunst. Siehe dazu Phillebois, Taschenbuch 1791, 72–74.

510 Siehe dazu Tabellarische Übersicht des medizinischen Faches Medizin und höhere Chirurgie. In: HHStA, Kabinettsarchiv, StRevHK, Karton 26.

511 Die Grundlage dafür wurde von Johann Peter Frank gelegt. Der kaiserliche Leibarzt hatte schon 1785/86 einen reformierten Studienplan für die Universität von Pavia vorlegt, wo alle

Wunsch, dass sich mehr Studenten für die Wundarzneikunst als für die Medizin interessieren sollten.[512] Von Beginn an sollte es mit dem neuen Studienplan nur die Teilung der Studien in einen großen medizinisch-chirurgischen Studienkurs und einen kleinen Kurs geben, der für Zivil- und Landwundärzte vorgesehen war. In diesem zweijährigen Kurs sollte das Wissen vermittelt werden, das für die berufliche Bestimmung von Zivil- und Landwundärzten zur niederen Wundarzneikunst hinlänglich war.[513] Das große Studium sollte im Rahmen der vorgesehenen fünf Jahre absolviert werden. Die ersten drei Jahre waren der Theorie und den diversen *Hülfs-Wissenschaften* gewidmet, die weiteren zwei Jahre der Ausbildung[514] in spezieller Therapie und Klinik.[515] Der Studienplan von 1804 sah folgende Fächer vor:[516]

1. Jahr: spezielle Naturgeschichte, Anatomie und Chemie, Botanik und Lehre der allgemeinen und speziellen Chirurgie
2. Jahr: Physiologie vereinigt mit der höheren Anatomie, Lehre der chirurgischen Operationen, Instrumente und Bandagen, Lehre der Geburtshilfe
3. Jahr: Pathologie und Materia medica
4. Jahr: Medizinisch-praktischer Unterricht am Krankenbett und Vorlesung über besondere Heilkunde

seiner Meinung nach zu lehrenden Materien in der Heilkunde eingebaut waren. Siehe dazu Frank, System medicinische Polizey I, 437–439 und II, 1 und 38–39.

512 »*Mittels welcher bekannt gemacht wurde, daß die unverhältnismäßig große Anzahl der Candidaten, welche schon seit mehreren Jahren der Arzneykunde schwarmweise zulaufen, und zu Doktoren befördert werden, ein allgemein auffallendes, dem Staate, und der Menschheit keineswegs gleichgültiges Gebrechen sey, welches einer zweckmässigen Abhülfe bedarf. Um diese Abhülfe zu verschaffen, und die bey dem Studium der Arzneykunde, Wundarzneykunst, und Pharmaceutik eingeschlichenen Mißbräuche und Unordnungen abzustellen, haben seine Majestät einen eigenen Plan zu einer gleichmäßigen, auf allen Universitäten der österreichischen Monarchie zu beobachtenden Studien Ordnung in Beziehung auf diese Lehrgegenstände herabgelangen zu lassen geruhet, welcher als eine verbindende Vorschrift so einzuführen sey, daß jenes, was zu einer alsobaldigen Ausführung geeignet ist, alsogleich, das übrige aber mit Anfange des nächsten Schuljahres in Vollzug zu bringen sey.*« Hofdecret vom 17. Hornung 1804. Siehe dazu Daimer, Handbuch Sanitäts-Gesetze, 349, und Phillebois, Taschenbuch 1805, 123–124, sowie Politische Gesetze 1804, 68–72.

513 »*Der Unterricht über die specielle Therapie für Civil- und Landwundärzte unterscheidet sich wesentlich von jenem für die Schüler der Arzneikunde, indem er erstens einem dem Fassungsvermögen der Landchirurggen angemessenen Vortrage eingekleidet seyn muß; zweytens sich auch nicht auf alle, sondern vorzüglich auf jene acute und chronische Krankheiten erstrecket, welche unter dem Landvolke am gemeinsten vorkommen […]*« Siehe dazu Politische Gesetze 1804, 72.

514 Der Kurs der speziellen Therapie musste innerhalb von zwei Jahren abgeschlossen werden.

515 Bernt, Handbuch des Medicinalwesens, 84, und Phillebois, Taschenbuch 1805, 128–129. Siehe auch Medizinisches Jahrbuch 1811, 11–12, und Politische Gesetze 1804, 71–72.

516 Phillebois, Taschenbuch 1805, 72–73.

5. Jahr: medizinisch-praktischer Unterricht am Krankenbett und spezielle Therapie der akuten und chronischen Krankheiten

Zur Umsetzung der umfangreichen Lehrtätigkeit wurden 14 Lehrkanzeln eingerichtet.[517] In Wien wurden 1805 folgende Professoren bestellt:[518]
- Ferdinand Edler von Leber, k. k. Rath und Leib-Chirurg, der Chirurgie Doktor und Professor der Chirurgie[519]
- Matthäus Collin, k. k. n. österr. Regierungsrath, der Arzneykunde Doktor, der Pathologie und Materia medica Professor
- Jakob Reinlein, der Arzneykunde Doktor, Professor der praktischen Arzneywissenschaft für Wundärzte[520]
- Georg Prohaska, der Arzneykunde Doktor, der höheren Anatomie, Phisiologie und der Augenkrankheiten Professor
- Peter Jordan, der speziellen Naturgeschichte Professor.
- Anton Peutl, der Arzneykunde Doktor, Professor der praktischen Arzneywissenschaft
- Josef Langmayer, der Arzneykunde Doktor, Professor der theoretischen Arzneywissenschaft für Wundärzte.
- Johann Franz Edler von Jacquin, der Chemie und Botanik Professor
- Raphael Steidele, der Chirurgie Doktor, k. k. Rath und Professor der Geburtshilfe
- Lukas Boer, der Arzneykunde Doktor, und Professor der praktischen Geburtshilfe
- Ferdinand Bernhardt Cietz, der Arzneykunde Doktor, und außerordentlicher Lehrer der medizinischen Polizey
- Anton August Castelliz, liest vor über die Rezeptirkunde, spezielle Therapie, und Arzneymittellehre
- Ferdinand Ziehrer, der Medizin Doktor, und Lehrer der englischen Sprache und Literatur
- Dominik Filippi, Lehrer der ital. Sprache und Literatur.

517 Huber, Universität Innsbruck, 95.

518 Phillebois, Taschenbuch 1805, 10–11.

519 Der Wiener Chirurg Ferdinand Leber hatte 1751 die Stelle als Folterarzt angenommen. Während seiner Arbeit gelangte er zu der Überzeugung, dass auch Schuldlose unter Einwirkung der Folter Verbrechen, die sie nie begangen hatten, gestanden. Leber trug wesentlich zur Abschaffung der Tortur bei. Strakosch-Straßmann, Geschichte des Unterrichtswesens, 100.

520 Siehe dazu auch Kapitel 7, 156: Reinlein als Lehrer des medizinisch-chirurgischen Kurses im Gumpendorfer Spital. Weiter: »*Hofref. von 11. Okt. 1804: daß Sr. Maj. die Lehrkanzel der medicinischen Clinik für Chirurgen an der hiesigen Universität, dem im Ruhestand stehenden Hrn. Prof. Reinlein allergnädigst zu verleihen geruhet haben.*« In: Phillebois, Taschenbuch 1805, 149.

Die Professoren hatten umfangreiche Pflichten und Rechte.[521] Neben der täglichen Abhaltung ihrer Vorlesungen waren die Professoren auch dazu angehalten, jede Woche eine halbe Stunde öffentlich *zur Controll* zu prüfen. In den Fächern Arzneikunde, Chirurgie, Geburtshilfe und Pharmazie waren Semestralprüfungen vorgesehen. Mit diesen Attesten kamen die Studenten in die nächsten Jahrgänge weiter.[522]

Schon nach dem ersten Durchlauf, das heißt nach fünf Jahren, wurde der Studienplan von 1804 erweitert und angepasst. Die Lehre der Anatomie wurde ausgeweitet und Chemie in das zweite Jahr vorgerückt und erweitert. Vor allem im dritten Jahr wurde der Studienplan um viele Gegenstände erweitert und präsentierte sich im Jahre 1810 wie folgt:[523]

1. Jahr: spezielle Naturgeschichte, Anatomie, kurze Einleitung in das medizinisch-chirurgische Studium, Botanik
2. Jahr: Physiologie vereinigt mit der höheren Anatomie, allgemeine Chemie
3. Jahr: allgemeine Pathologie, Ätiologie, Semiotik[524], allgemeine Therapie, Materia medica und chirurgica, Diätetik, Receptirkunst, theoretische Chirurgie, allgemeine und spezielle Pathologie der äußerlichen Krankheiten, Geburtshilfe, chirurgische Bandagen- und Instrumentenlehre
4. Jahr: spezielle Therapie von innerlichen Krankheiten, medizinisch-praktischer Unterricht am Krankenbett, Thierarzneykunst
5. Jahr: spezielle Therapie von innerlichen Krankheiten, medizinisch-praktischer Unterricht am Krankenbett, gerichtliche Arzneykunde, medicinische Polizey

Die Materien Physiologie, Pathologie, Materia medica, spezielle Therapie und Klinik für die Schüler der Arzneikunde und höheren Chirurgie wurden in lateinischer Sprache vorgetragen, alle übrigen Gegenstände an den deutschen Universitäten in deutscher Sprache, in Ungarn, Italien, Polen in lateinischer oder

521 Die Professoren waren wie alle anderen Staatsbeamten zum Tragen einer Uniform angehalten. Zur Unterscheidung von den anderen Staatsdienern waren bei der grün gehaltenen Grunduniform die Krägen und die Aufschläge ihrer Uniformen in Karmeliterbraun zu halten. Die Knöpfe waren silberplatiert, Degen und Schnallen waren auch aus Silber. Siehe dazu Bernt, Handbuch des Medicinalwesens, 79.

522 Ebenda, 104–105.

523 *Specielle Bestimmungen für die strengen Prüfungen an Universitäten.* In: Politische Gesetze 1810, 72–74 und 76–78. In: Phillebois, Taschenbuch 1810, 54–58, ist noch die alte Studienordnung abgedruckt. Die Taschenbücher der folgenden Jahre sind verloren gegangen. Im nächsten wieder vorhandenen Taschenbuch der Universität von 1833 wird noch der Studienplan von 1810 befolgt. Siehe dazu Universität Wien, Taschenbuch 1833, 57–65.

524 Deutung der äußerlich sichtbaren Zeichen als Merkmale einer Krankheit.

in der Landessprache.[525] Ebenso in lateinischer Sprache waren der medizinisch-praktische Unterricht am Krankenbett und die spezielle Therapie abzuhalten. Dieser praktische Unterricht wurde im Allgemeinen Krankenhaus in der *medizinischen Klinik* abgehalten. Es gab zwei große Säle für die Trennung der Geschlechter mit je zwölf Betten. Pro Schuljahr wurden rund 200 Kranke aus dem Spital ausgesucht und behandelt. Bei der Auswahl wurde auf Patientinnen und Patienten mit besonderen akuten Krankheiten geachtet und es wurden dem Tod nahe Kranke aufgenommen, deren spätere Sektion als besonders lehrreich betrachtet wurde.[526]

Die *chirurgische Klinik* war etwas kleiner dimensioniert, denn ihre Säle hatten nur Betten für jeweils acht Männer und sechs Frauen. Neben den Krankenzimmern gab es einen Operationssaal, der viel Platz bot, denn einer Operation konnten bis zu 200 Studenten beiwohnen. 1807 wurde zusätzlich eine spezielle *Pflanzschule* für chirurgische Operateure ins Leben gerufen, wo sechs der besten Studenten oder junge Absolventen zwei Jahre in einem privaten Kurs unterwiesen wurden, damit sie für besonders hohe Positionen im Sanitätswesen qualifiziert waren.[527]

Nach dem fünfjährigen Studium entschieden die Studenten, welchen akademischen Grad sie anstrebten. Es gab Abschlüsse als Doktor der Medizin und Magister oder Doktor der Chirurgie.[528] Studenten, die Rigorosen anstrebten, mussten sich beim Dekan melden, der die erforderlichen Zeugnisse für eine Zulassung zu den strengen Prüfungen zu untersuchen hatte und bei Erfüllung der Kriterien den Zeitpunkt der Prüfung bestimmte.[529]

Der Weg zum *Doktorat der Medizin* bestand 1805 aus drei Prüfungen:[530]

1. Prüfung: Physiologie, Zergliederungskunst, Krankheitslehre, Kräuterkunde, Chirurgie, Naturgeschichte und gerichtliche Arzneikunde
2. Prüfung: Augenkrankheiten, Scheidekunst, Praxis
3. Prüfung: in der praktischen Lehrschule drei Kranke am Bette behandeln, nach geendigter Krankheit von allen dreien eine Krankheitsgeschichte verfassen und der Fakultät zur Zensur überreichen

Die Ergänzungen zum Studienplan von 1804 brachten auch bei der Abhaltung der Prüfungen Änderungen. Nach dem Bestehen von zwei strengen Prüfungen wurde der Kandidat zum Schreiben einer Dissertation über ein Thema aus der

525 Bernt, Handbuch des Medicinalwesens, 86, und Phillebois, Taschenbuch 1805, 133.
526 Osiander, Nachricht, 9–10.
527 *K. k. Institut für chirurgische Operateure.* Ebenda, 48–51 und Fischer, Chirurgie, 219.
528 Daimer, Handbuch Sanitäts-Gesetze, 349.
529 Bernt, Handbuch des Medicinalwesens, 142.
530 Phillebois, Taschenbuch 1805, 80–81.

Heilkunde oder ihrer Hilfswissenschaften aufgefordert, die er dann zu verteidigen hatte.[531]

1. Prüfung: Anatomie, Kräuterkunde, Naturgeschichte, Physiologie, allgemeine und spezielle Pathologie der inneren und äußerlichen, allgemeinen und örtlichen Krankheiten, Semiotik und allgemeine Therapie
2. Prüfung: Chemie, gerichtliche Arzneikunde und medizinische Polizei, Augenarzneikunde, Materia medica und Receptirkunst, praktische Fälle, welche mit Verordnung der Arzneien, Diät und des Verhaltens am Krankenbett durchzuführen sind

Der Abschluss als Doktor der Medizin war nicht nur mühsam, sondern auch sehr kostspielig. Für die Prüfungen, die Zensur der Dissertation, die öffentliche Verteidigung und schließlich die Promotion musste der Kandidat 199 fl. an Taxen begleichen.[532] Je nach Wunsch und finanziellen Möglichkeiten des Absolventen konnten noch ergänzende Qualifikationen gewonnen werden. Nach dem Besuch des Fortbildungskurses beim Professor für Ophthalmologie konnten sich approbierte Ärzte für die Prüfung zum *Magister der Augenheilkunde* anmelden, die weitere 47 fl. 18 kr. kostete.[533] Ebenfalls möglich war der Antritt zur Prüfung für den akademischen Grad *Magister der Geburtshilfe.* Dieser war nur promovierten Ärzten sowie Magistern und Doktoren der Chirurgie zugänglich und ist von der verpflichtenden Prüfung zum Geburtshelfer für approbierte Wundärzte zu trennen.[534] Für die Zusatzqualifikation in Geburtshilfe waren entsprechende Vorlesungen und der Besuch eines geburtshilflichen Operationskurses vorgeschrieben. Die Prüfung kostete 39 fl. 30. kr. und bestand in der Demonstration einer Entbindung an einer Leiche oder einem Phantom. Die Kandidaten mussten ihre Geschicklichkeit bei den erforderlichen Handgriffen, der Anwendung der Instrumente und beim Wenden des Kindes zeigen.[535] Darüber hinaus konnte sich ein Doktor der Arzneikunde für weitere 110 fl. zum Doktor der Wundarzneikunst prüfen zu lassen.[536] Es ergab sich in etwa das folgende Bild:

531 Politische Gesetze 1810, 72–74.
532 Ebenda, 75.
533 Ebenda, 89–90.
534 Siehe dazu Kapitel 4, 101–102, und Kropatschek, Handbuch k. k. Gesetze, 6. Band 1780–1784, 3. Abt., 413–417, und Netolitzky, Sanitätsgesetze, 7.
535 Politische Gesetze 1810, 84–85, und Daimer, Handbuch Sanitäts-Gesetze, 350.
536 *Prüfung für Doctoren der Arzneykunde, welche Doctoren der Chirurgie werden wollen.* In: Politische Gesetze 1810, 80–81.

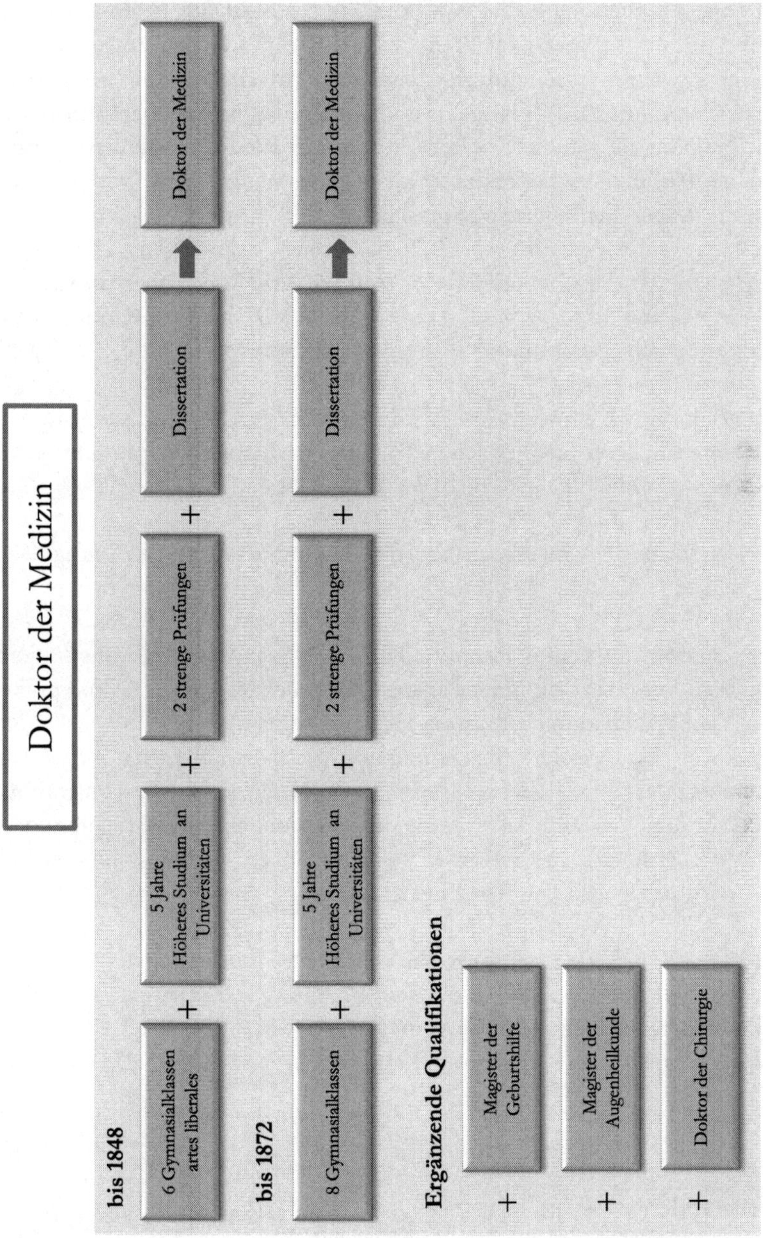

Abbildung 27: Der Weg zum Doktor der Medizin. *Quelle: Eigene Darstellung nach Politische Gesetze 1810, nach Kapitel 3 und nach Daimer, Handbuch Sanitäts-Gesetze, 349–350.*

Wie oben angesprochen lag es bei den Studenten, zu welcher Prüfung sie am Ende ihres Studiums antreten wollten, wobei es für künftige *Doktoren der Chirurgie* schon während des Studiums besondere Vorschriften für den Besuch des chirurgisch-praktischen Unterrichts und der chirurgischen Operationslehre gab.[537] Zu Studienende gab es für die Doktoren der Wundarzneikunst ebenso umfangreiche Prüfungen wie für die Doktoren der Medizin. 1805 waren zwei Prüfungen mit folgendem Umfang vorgeschrieben:[538]

1. Prüfung: allgemeine und spezielle chirurgische Krankheitslehre, medizinische und chirurgische Arzneilehre, vollständige Kenntnis und praktische Anwendung aller chirurgischen Instrumente, Bandagen und Maschinen[539]
2. Prüfung: Demonstration der Geschicklichkeit in der Zergliederungskunst öffentlich im anatomischen Hörsaal, wichtigste Operationen, Augenkrankheiten

1810 gab es auch für die Chirurgie eine Umstellung der Prüfungsordnung. Die Taxen betrugen 195 fl. 30 kr.[540]

1. Prüfung: Anatomie, Chemie, Heilmittellehre und Formulierungskunst[541], gerichtliche Arzneikunde, Augenarzneikunde, theoretische und praktische Chirurgie nach ihrem ganzen Umfang
2. Prüfung: zwei chirurgische Operationen am Leichnam öffentlich im anatomischen Hörsaal; die Operationen werden durch das Los bestimmt, vor der Operation selbst muss der Kandidat einen Vortrag über das Wissenschaftliche derselben vorausschicken sowie die nötigen Instrumente und Bandagen herrichten

Selbstverständlich stand den Doktoren der Wundarzneikunst auch der Weg zum Doktor der Arzneikunde frei. Die erste strenge Prüfung war identisch, doch der zweite Teil beschränkte sich auf die Kommentierung von praktischen Fällen aus der inneren Arzneikunde. Von diesen Kandidaten wurde keine Dissertation verlangt.[542]

---

537 Universität Wien, Taschenbuch 1833, 67. Ab 1825 waren Doktoren der Chirurgie auch zur Prüfung aus Geburtshilfe verpflichtet. Siehe dazu Politische Gesetze 1825, 180.
538 Phillebois, Taschenbuch 1805, 82.
539 Wie beispielsweise ein Gerät zur Einrichtung einer ausgerenkten Schulter.
540 *Für Doctoren der Wundarzneykunst.* In: Politische Gesetze 1810, 76–78.
541 Für das Ausstellen von Rezepten.
542 Politische Gesetze 1810, 78–79.

In der Universitätsbibliothek Wien liegt die Dissertationsschrift von Jacob Stephan Horawitz von 1837 vor. Dieser Arzt kann als Beispiel für die oben beschriebenen Wege herangezogen werden. Am Titelblatt wird Horawitz als *Doctor der Medicin und Chirurgie* und als *der Augenheilkunde und Geburtshilfe Magister* vorgestellt. Da von ihm eine Dissertation vorliegt, hat er wohl zuerst das Studium als Doktor der Medizin abgeschlossen, um sich dann als Doktor der Chirurgie sowie als Augenarzt und Geburtshelfer prüfen zu lassen.[543]

Trotz aller Bemühungen blieb das Ungleichgewicht zwischen den beiden Künsten bestehen. 1809 ließen sich beispielsweise 30 Kandidaten zum Doktor der Arzneikunst prüfen und nur ein Kandidat trat in Chirurgie an. 1832 war das Verhältnis 64 Kandidaten in Arzneikunde zu sieben in Chirurgie.[544] 1843 wurde daher eine grundlegende Umstellung beschlossen:

> *»Mit dem Studien-Hofcommissions-Decrete vom 8. October 1843 Z. 8606, wurde aber angeordnet, dass nur mehr graduirte Doctoren der Medicin den chirurgischen Doctorgrad erlangen können [...]«*[545]

Das bedeutete, dass ab 1843 der Doktorgrad der Chirurgie nur mehr als eine Art *postgraduales Studium* für approbierte Mediziner erlangt werden konnte. Jene mussten weitere vier Semester an Studien zurücklegen und die Fächer chirurgische Klinik, Vorlesungen über chirurgische Operationslehre sowie Instrumenten- und Verbandlehre besuchen. Die erste Prüfung war theoretisch, die zweite Prüfung bestand aus einer chirurgischen und einer okulistischen Operation an einer Leiche.[546]

Das Taschenbuch von 1848 zeigt, dass 53 Kandidaten die Doktorwürde aus der Arzneikunde erhalten hatten. 32 bereits approbierte Ärzte stellten sich den Prüfungen für die Doktorwürde der Chirurgie.[547]

Der Abschluss mit dem Doktorat der Chirurgie wurde später zu einer beliebten Gangart. 1865 wurden beispielsweise 101 Studenten approbierte Mediziner und 62 traten zur Prüfung in Chirurgie an.[548] Wie ein Verzeichnis von 1874 zeigt, hatten die meisten damals in Wien praktizierenden Ärzte den Doktorgrad der Chirurgie erlangt. Viele waren zusätzlich Geburtshelfer, Operateure und Augen- oder Zahnärzte.[549]

---

543 Horawitz, Über die Vereinigung, 1.

544 Siehe dazu Phillebois, Taschenbuch 1810, 101–102, und Universität Wien, Taschenbuch 1833, 104–108.

545 Politische Gesetze 1843, 252. Siehe dazu auch: *»Nur wirkliche Doctoren der Medicin dürfen zu den strengen Prüfungen für das Doctorat der Chirurgie zugelassen werden.«* In: Daimer, Handbuch Sanitäts-Gesetze, 350.

546 Daimer, Handbuch Sanitäts-Gesetze, 350.

547 Universität Wien, Taschenbuch 1848, 121–125.

548 Universität Wien, Taschenbuch 1865, 25.

549 Czuberka/Kraus, Medicinal-Schematismus 1874, 15–43.

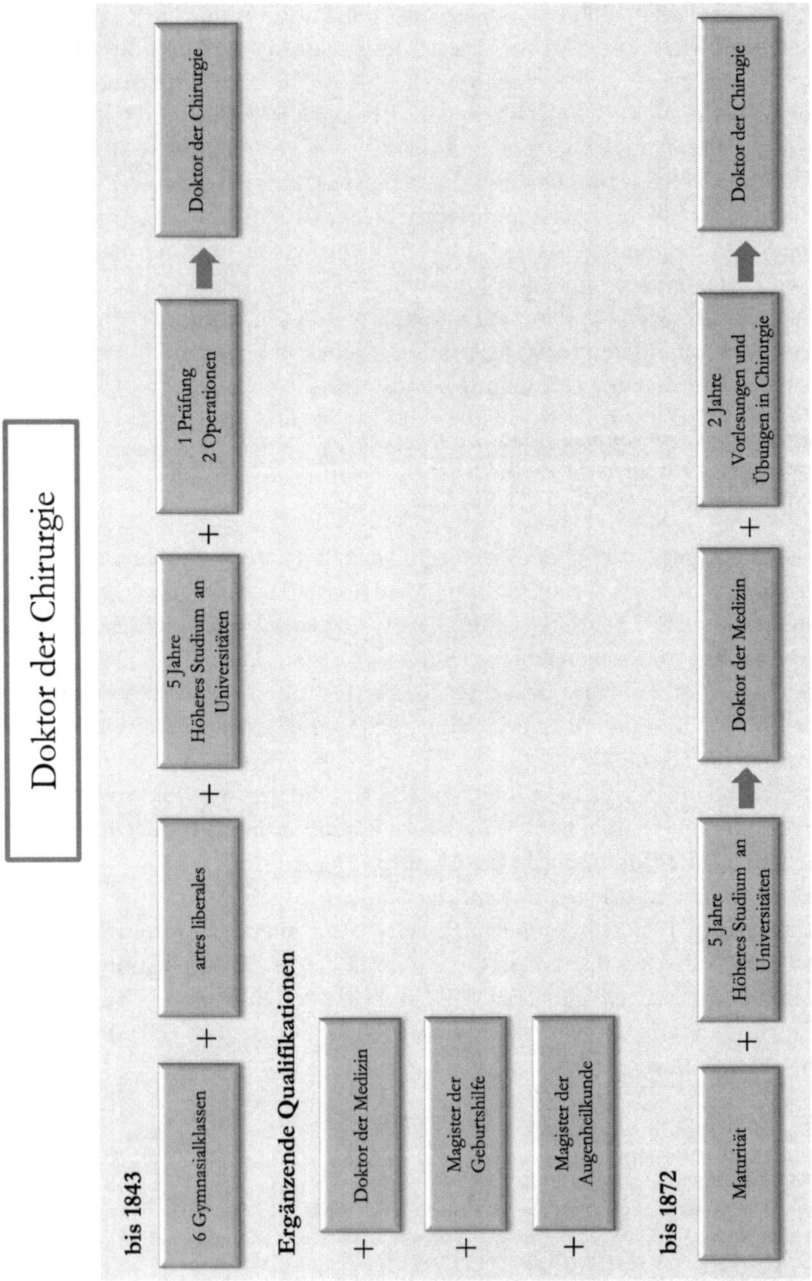

Abbildung 28: Der Weg zum Doktor der Chirurgie. *Quelle: Eigene Darstellung nach Politische Gesetze 1810, nach Kapitel 3 und nach Daimer, Handbuch Sanitäts-Gesetze, 349–350.*

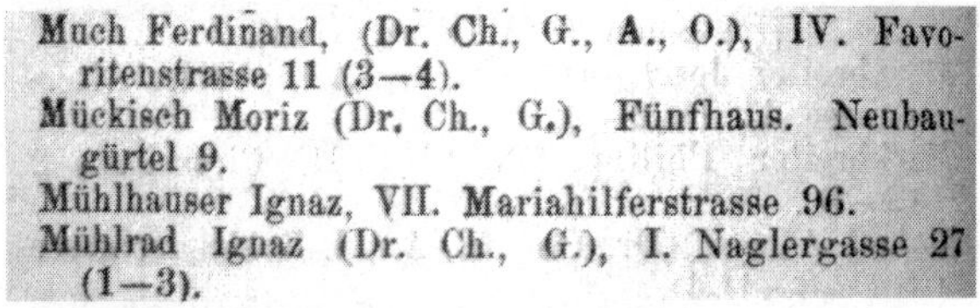

Much Ferdinand, (Dr. Ch., G., A., O.), IV. Favoritenstrasse 11 (3—4).
Mückisch Moriz (Dr. Ch., G.), Fünfhaus. Neubaugürtel 9.
Mühlhauser Ignaz, VII. Mariahilferstrasse 96.
Mühlrad Ignaz (Dr. Ch., G.), I. Naglergasse 27 (1—3).

Abbildung 29: Auszug aus dem Medicinal-Schematismus 1874. *Quelle: Czuberka/Kraus, Medicinal-Schematismus 1874, 32. (Dr. Ch. ... Doktor der Chirurgie, G ... Geburtshelfer, O ... Operateur, A ... Augenarzt)*

Der *Magister der Chirurgie* galt wie die oben beschriebenen Studienabschlüsse als akademischer Titel und die praktizierenden Magister wurden der höheren Wundarzneikunst zugerechnet.[550] Der genaue Entstehungszeitraum dieses Titels konnte im Laufe der Forschungsarbeit nicht eruiert werden. Es steht nur fest, dass sich bis 1804 auch ehemalige Baderlehrlinge dafür qualifizieren konnten beziehungsweise für den Betrieb einer Barbierstube dafür qualifizieren mussten.[551] Der Titel *Magister der Chirurgie* wurde auch für angehende Regimentschirurgen als Qualifikation gefordert. Es gab zum Ende des 18. Jahrhunderts aber keine besonderen Studienvorschriften, sondern der Kandidat präsentierte sich der Prüfungskommission und stellte sein Wissen unter Beweis.[552]

An der Josephsakademie wurde der Titel *Magister der Chirurgie* für die Studenten zweiter Klasse verwendet, die entweder bei der Prüfung *pro gradu* – zum Doktor – gescheitert waren oder aufgrund der vorangegangenen geringeren Studienleistung von vornherein nur zur Prüfung *pro magisterio* zugelassen wurden.[553]

In der Studienordnung von 1804 gibt es eine Regelung für Wundärzte, die sich dem Studium der Chirurgie widmen wollten, dass sie die Zeugnisse der Normalschule und der abgeschlossenen Lehre vorlegen mussten. Statt der da-

550 Erlass des k. k. Ministeriums des Innern vom 20. Juni 1882, Z.9255 Verordnung des steiermärkischen Guberniums vom 15. December 1830, Z. 23843 und Verordnung der n.ö. Regierung vom 1. November 1833, Z. 59750. Siehe dazu Daimer, Handbuch Sanitäts-Gesetze, 349.

551 Siehe dazu Handwerksordnung 1716 für Barbiere und Chirurgen. In: Confirmatio deren bürgerlichen barbirer und chyrurgen in Wienn ordnung und freyheit 1716. In: ÖStA, AVA, Salbuch Nr. 137. 1789 wurde den Magistern der Chirurgie das unbeschränkte Niederlassungsrecht für ihre Praxisausübung eingeräumt. Siehe dazu Netolitzky, Sanitätsgesetze, 8.

552 Der 1783 als Professor für Anatomie an die Josephsakademie berufene Wilhelm Böcking war 1775 als Regimentschirurg bei Graf Loudon vorgesehen. Damit er die Stelle antreten konnte, musste er vorher die Prüfung zum Magister der Chirurgie ablegen. Siehe dazu Beinl, Trauerrede, 12, und Kirchenberger, Lebensbilder Militärärzte, 12, sowie Baresel, Personalbibliographien von Professoren, 167.

553 Siehe dazu Protocoll über die in Examine Rigoroso. In: UAW, Akten zum Josephinum und Kapitel 7, 201–202.

mals vorgeschriebenen zwei Jahre im niederen medizinisch-chirurgischen Kurs waren für diese Schüler drei Jahre vorgesehen. Im Gesetz 1804 wurden aber weder die Art der Prüfung noch des Abschlusses präzisiert.[554] Das geschah erst in der reformierten Fassung von 1810, wo es einen eigenen Paragrafen für das *Magisterium der Chirurgie* gab. Darin wurde festgelegt, dass ausschließlich die Universitäten Magister der Chirurgie *creieren* durften. Des Weiteren war der Zutritt nur für jene möglich, die die Schule bis zur sechsten Gymnasialklasse besucht hatten. Im Grunde genommen waren das dieselben Voraussetzungen wie für alle anderen Studenten, doch fiel das Studium der *artes liberales* weg. Wie im ersten Studienplan waren drei Jahre Studienzeit vorgesehen und die Kandidaten mussten vor der Prüfung noch zusätzliche Zeugnisse in Instrumenten- und Bandagenlehre erwerben. In der ersten Prüfung wurden Kenntnisse aus Anatomie, theoretischer und praktischer Wundarzneikunst, gerichtlicher Arzneikunde, theoretischer und praktischer Medizin verlangt. Für die zweite Prüfung waren eine öffentliche Sektion und eine Operation an einer Leiche vorgesehen. Die Prüfungskosten für diesen Abschluss betrugen 102 fl. 30 kr.[555]

Das Studium, für das später auch der Name *niederes chirurgisches Studium* in Verwendung war, bestand nach 1833[556] aus jenen drei Jahren, die für die Prüfung zum Meister der Wundarzneikunst notwendig waren und einer Wiederholung des dritten Jahres, das zwingend an einer medizinischen Fakultät absolviert werden musste. Bei der Abschlussprüfung gab es neben den Prüfungen zum Meister der Wundarzneikunst nach wie vor die zweite Prüfung, bei der die Kandidaten eine anatomische Sektion vornehmen und eine chirurgische Operation an einer Leiche ausführen mussten.[557]

Es gab durchaus Männer, die sich für dieses Studium entschieden oder aus finanziellen Gründen dafür optieren mussten, wie ein Verzeichnis von 1848 zeigt. Danach waren in Wien und den Vorstädten neben 124 bürgerlichen Wundärzten 27 Magister der Chirurgie niedergelassen.[558] Der Bildungsweg dieser Männer könnte in etwa wie folgt ausgesehen haben.

1848 wurde das niedere chirurgische Studium an den Universitäten aufgelassen, weil es als nicht mehr zeitgemäß angesehen wurde. Dieser Schritt bedeutete automatisch das Ende für den Magister der Chirurgie.[559] Die Möglichkeit

554 Politische Gesetze 1804, 73.

555 Politische Gesetze 1810, 81–82.

556 Das niedere medizinisch-chirurgische Studium wurde von zwei auf drei Jahre ausgeweitet. Siehe dazu Politische Gesetze 1837, 6–9.

557 Daimer, Handbuch Sanitäts-Gesetze, 359.

558 Nader, Medicinal-Schematismus, 40–41.

559 »*Aufhebung des niederen Studiums der Heilkunde für Wundärzte.*« Erlass des k. k. Ministeriums für Cultus und Unterricht vom 13. August 1848. Siehe dazu Politische Gesetze 1848, 270. Die Aufhebung ging nicht ohne Gegenstimmung vor sich, wie eine *Petition an die*

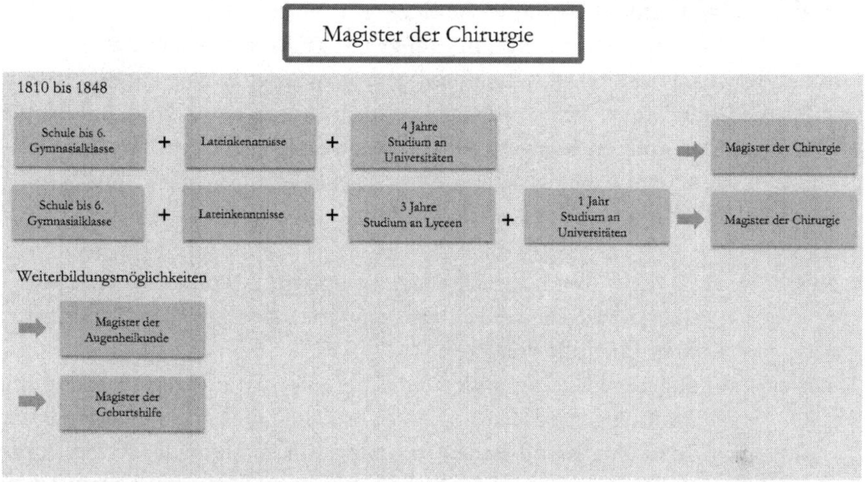

Abbildung 30: Der Weg zum Magister der Chirurgie. *Quelle: Eigene Darstellung nach Politische Gesetze 1804, 73, und 1810, 81–82.*

zum Antritt zur Prüfung wurde aber noch über einige Jahre hinweg beibehalten. Zum einen für jene, die noch mitten im Studium steckten, und zum anderen für jene, die ein Diplom von einer anderen Universität hatten und sich einem *Repetitionsact* für die Erlangung einer Praxisberechtigung in Wien stellen wollten.[560]

In den Folgejahren wurden einige Bestimmungen erlassen, die sowohl für approbierte Wundärzte als auch für Magister der Chirurgie die Aufnahme in das medizinische Studium regulieren sollten.[561]

6.3 Doktor der gesamten Heilkunde

Die oben gezeigten Studienpläne und Prüfungsabläufe wurden bis 1872 praktiziert. Dieses Jahr war nicht nur für die Wundärzte einschneidend, sondern für den gesamten heilkundlichen Lehrbetrieb. Laut einer Verordnung des Ministers für Cultus und Unterricht wurden für die Erlangung des Doktorats neue Bestimmungen erlassen.[562] Ab diesem Zeitpunkt wurde nur mehr eine einzige

Reichsversammlung gegen die Aufhebung des niederen chirurgischen Studiums zeigt. Siehe dazu ÖStA, AVA, Inneres Polizei OPB Flugblätter 4.6.

560 Daimer, Handbuch Sanitäts-Gesetze, 359 und 364. Siehe auch Universität Wien, Taschenbuch 1853, 57, oder Taschenbuch 1855, 61.

561 Siehe dazu Reichsgesetzblatt 1849, Nr. 363, 647, und Reichsgesetzblatt 1850, Nr. 438, 1911, und Reichsgesetzblatt 1852, Nr. 145, 956.

562 Verordnung des Ministers für Cultus und Unterricht vom 15. April 1872. In: Reichsgesetzblatt 1872, Nr. 57, II. Rigorosen-Ordnung für die medicinische Facultät 146–150.

Kategorie von Ärzten ausgebildet und geprüft – der Doktor der gesamten Heilkunde.[563] Der Lehrstoff wurde in drei große Teilbereiche getrennt, die hintereinander absolviert und abschließend geprüft wurden. Das erste Rigorosum war für die Vermittlung der Grundlagen gedacht, das zweite Rigorosum deckte die Bereiche der inneren Medizin ab und das dritte Rigorosum war der Chirurgie, Gynäkologie und Augenheilkunde gewidmet.[564]

Die folgende Auflistung gibt einen Überblick über den Studienplan.[565]

1. Rigorosum: Physik, Chemie, Anatomie, Physiologie, mit praktischer Prüfung über Anatomie und Physiologie und theoretischer Gesamtprüfung über alle vier Fächer
2. Rigorosum: allgemeine Pathologie und Therapie, pathologische Anatomie (pathologische Histologie), Pharmakologie (Pharmakodynamik, Toxikologie und Receptirkunde), innere Medizin (spezielle Pathologie und Therapie der inneren Krankheiten) mit praktischer Prüfung über pathologische Anatomie am Präparat und an der Leiche und praktischer Prüfung über innere Medizin am Krankenbett sowie theoretischer Gesamtprüfung über alle vier Fächer
3. Rigorosum: Chirurgie (spezielle Pathologie und Therapie der äusseren Krankheiten), Augenheilkunde, Gynäkologie, gerichtliche Medizin, praktische Prüfung über Chirurgie am Krankenbett und an der Leiche, mit praktischer Prüfung über Augenheilkunde am Krankenbett, praktischer Prüfung über Gynäkologie am Krankenbett, an der Leiche oder am Phantom sowie theoretischer Gesamtprüfung über alle vier Fächer

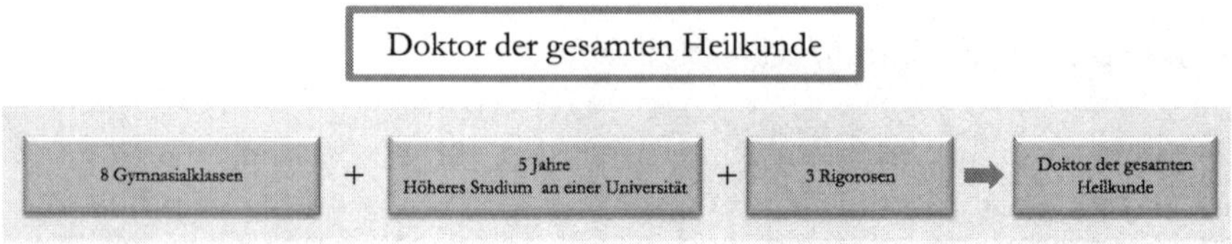

Abbildung 31: Der Weg zum Doktor der gesamten Heilkunde. *Quelle: Eigene Darstellung nach Reichsgesetzblatt 1872, Nr. 57, II. Rigorosen-Ordnung für die medicinische Facultät, 146–150.*

563 Siehe dazu auch Macher, Zur Medicinal-Reform, 7.

564 Daimer, Handbuch Sanitäts-Gesetze, 352–353.

565 Reichsgesetzblatt 1872, Nr. 57, II. Rigorosen-Ordnung für die medicinische Facultät, 146–150, und Daimer, Handbuch Sanitäts-Gesetze, 352–353.

Die Kandidaten mussten jede der praktischen Prüfungen zumindest mit der Note *genügend* bestehen, damit sie zur jeweiligen Gesamtprüfung zugelassen wurden.[566] Bei ungenügendem Erfolg gab es Wiederholungsmöglichkeiten, doch sollte es im Interesse der Studenten liegen, die Prüfungen zu bestehen, denn die Prüfungstaxen waren beachtlich. Für das erste Rigorosum mussten 55 fl. bezahlt werden. 60 fl. für das zweite und weitere 65 fl. für das dritte Rigorosum. Für die Promotion (eine einfache, die feierliche kostete noch mehr) war eine nochmalige Taxe in Höhe von 60 fl. zu entrichten. Die Kosten für den Abschluss waren beträchtlich. Abgesehen von den Kosten, die während des Studiums anfielen, bedeutete ein erfolgreicher Abschluss einen Aufwand von insgesamt 240 fl.[567] Das erworbene Diplom berechtigte zur Ausübung aller Zweige der Heilkunst.[568]

Mit dieser Studienreform wurde rund 100 Jahre nach den ersten Zusammenführungsversuchen der Unterschied zwischen den inneren und den äußeren Kuren endgültig begraben. Das Ende dieser Grenzziehung machte auch die weitere Trennung von Arzneikunde, niederer und höherer Wundarzneikunst obsolet. Die höhere Wundarzneikunst war nun als wissenschaftlich praktizierte Chirurgie ein vollkommen integrierter Bestandteil der heilkundlichen Ausbildung geworden.

Im nächsten Kapitel wird die Josephsakademie in all ihren Aspekten vorgestellt. Das Projekt war seiner Zeit voraus und hat schon ab 1785 versucht, den *Medico-Chirurgen* zu schaffen, der erst 1872 als Doktor der gesamten Heilkunde zur allgemeinen gesellschaftlichen Realität wurde.

566 Es gab nur drei Bewertungen (*Calcül* genannt) – ausgezeichnet, genügend und ungenügend. Siehe dazu Daimer, Handbuch Sanitäts-Gesetze, 354.

567 Dieser Abschluss war etwas günstiger als die vorher praktizierte Lösung. Die früheren Prüfungen zum Doktor der Medizin und zum Doktor der Wundarzneikunst kosteten zusammen 309 fl.

568 Daimer, Handbuch Sanitäts-Gesetze, 356 und 362.

7 Die Josephsakademie

Neben dem Versorgungssystem der Bevölkerung durch niedergelassene Wundärzte und deren angestellte Subjekte, wie es in den vorangegangenen Kapiteln dargestellt wurde, und den Spitälern war die Armee der größte Arbeitgeber für ausgelernte Gesellen der Wundarzneikunst. Ende des 18. Jahrhunderts gab es ungefähr 140 Regimenter, die meistens einen Regimentschirurgen als Leiter der medizinischen Versorgung hatten. Die Größe eines Regiments war entscheidend dafür, ob und wie viele Bataillonschirurgen zum Einsatz kamen. In den Aufzeichnungen gab es manchmal bis zu drei Bataillonschirurgen, die dann eine mehr oder weniger große Anzahl von Ober- und Unterchirurgen beziehungsweise *Practicanten* unter sich hatten. Bei kleineren Einheiten, wie die Grenadierbataillons, wurden durchgehend Oberchirurgen eingesetzt, wo es oft auch nur diesen einen Mann gab. Die Dragoner, Husaren und Kürassiere – Regimenter, die stolz auf eine lange Tradition zurückblicken konnten – waren bei der alten Berufsbezeichnung *Stabsfeldscherer* geblieben und hatten meistens einen Mann, der die Soldaten versorgte.[569]

Die Praktikanten oder chirurgischen Gehilfen waren ausgelernte Wundarznei-Gesellen, die nach ihrer Aufnahme in den Heeresdienst zunächst mehrere Monate einen großen Schritt in ihrer Ausbildung vorankommen sollten, bevor sie für eine Position als Unterchirurg infrage kamen. Für die Unterweisung waren die ihnen vorgesetzten Ober- oder Bataillonschirurgen zuständig, die sich in den meisten Fällen aber extra von den Praktikanten bezahlen ließen.[570] Wenn eine Stelle als Unterchirurg im selben Regiment oder in einem anderen Regiment frei wurde, konnten die Praktikanten aufrücken. In dieser Position blieben sie oft viele Jahre, bevor sie eventuell zum Ober- oder Bataillonschirurg befördert wurden.[571]

569 ÖStA, KA, MBeh, OFD, Bücher 1, Protocoll 1779, und Bücher 2, Protocoll 1780. Vergleiche auch mit Acquarelli, Von Zöglingen, 171.

570 Kirchenberger, Geschichte des Militär-Sanitätswesens, 14–15.

571 ÖStA, KA, MBeh, OFD, Bücher 6, Protocoll 1788, 35–43.

Für die höheren militärischen Ränge, wie Regiments- oder Stabschirurgen, war die Prüfung zum Magister der Chirurgie Voraussetzung.[572] In den eigenen Reihen waren so fähige Männer aber rar und von den österreichischen Universitäten gingen viel zu wenige Höhergraduierte der Chirurgie ab, die sich für den Dienst in der Armee interessierten.[573] Joseph II. hatte sich redlich darum bemüht, die Chirurgie kraft eines Hofdekretes vom 21. Oktober 1783 aufzuwerten, indem er das Studium der Chirurgie mit dem der Medizin gleichstellte und für Wundärzte die Möglichkeit schuf, als Doktoren zu graduieren.[574]

Selbst dieser Prestigegewinn war aber keine ausreichende Motivation, nach einem mindestens fünfjährigen Studium der höheren Wundarzneikunst in den militärischen Dienst zu treten oder als Meister der Wundarzneikunst einen akademischen Grad anzustreben. Die Absolventen der Universität reichten für den großen Bedarf der Armee nicht aus.[575] Zu diesem Zweck musste eine Institution ins Leben gerufen werden, die die Regimenter im Frieden wie im Krieg mit effizient geschulten Wundärzten versorgen konnte. Dieses Problem ließ sich nur durch ein eigenes Lehrsystem behandeln, das die frisch eingetretenen Gesellen durch die erforderlichen Ausbildungsstufen schleuste, sie ausreichend für den Dienst vorbereitete und dann auch an Ort und Stelle hielt.

7.1 Vorläufer der Josephsakademie

Maria Theresia erstand 1754 in Gumpendorf ein Gebäude, das anfangs für den Betrieb einer Ausbildungsstätte für Militär-Ingenieure adaptiert wurde. Doch schon vier Jahre später erwarb die Erzherzogin das ganze Gelände und es folgte die Einrichtung einer großen Militärakademie.[576] Bis zum Jahr 1770 gab es allerdings keine adäquate medizinische Versorgung für diese in Wien stationierten Soldaten. Erkrankte oder verletzte Männer wurden in Zivilkrankenhäuser gebracht und von den dort angestellten Medizinern und Chirurgen versorgt. Dazu gab es eigene Verträge mit dem *Spanischen Spittal* und dem *Heiligen-Dreyfaltigkeits Spittal*, wie aus Abrechnungen in den Akten des Hofkriegsrats hervorgeht. Diese Regelungen riefen jedoch bei allen beteiligten Parteien Unzufriedenheit hervor. Es gab Schwierigkeiten bei den *Transportirungen der Krancken*, vielfach wurde eine nicht ausreichende Versorgung der Patienten

572 Wie beispielsweise der im vorigen Kapitel erwähnte Wilhelm Böcking. Siehe dazu Kapitel 6, 147, sowie Beinl, Trauerrede, 12 und Kirchenberger, Lebensbilder Militärärzte, 12.
573 Das Josefinum, Separatabdruck Nr. 9 und 10, 1.
574 Hofdekret vom 21. Weinmonat 1783. In: Kropatschek, Handbuch k. k. Gesetze, 1. Band 1780–1784, 3. Abt., 514–515.
575 Siehe dazu beispielsweise Protocoll 1779. In: ÖStA, KA, MBeh, OFD, Bücher 1.
576 Czeike, Historisches Lexikon Wien 2, 635.

kritisiert und es tauchten Probleme bei der Abrechnung der Behandlungskosten auf. Darüber hinaus war die Heeresführung der Meinung, dass die Soldaten von militärisch ausgebildetem Heilpersonal betreut werden sollten.[577] Das Fehlen eines Militärspitals in Wien wurde daher von allen Beteiligten als Missstand angesehen.[578] Ein entsprechendes Spital hätte auch die Möglichkeit geboten, die bei der Armee neu aufgenommenen chirurgischen Gehilfen gezielt und strukturiert auf die Anforderungen beim Militär vorzubereiten.

Die Errichtung einer solchen Institution erforderte jedoch einen längeren Vorlauf in der Planung und ein langfristiges, überlegtes Vorgehen. Sämtliche Schritte lassen sich am reichlich vorhandenen Aktenmaterial des Österreichischen Staatsarchivs nachvollziehen, allen voran mithilfe der *Indices des Hofkriegsrates.*[579] In den Registern gibt es 1769 einen ersten Eintrag zu einem *Gumpendorfer Spittal.* Bei den dazugehörigen Akten handelt es sich um Planungs- und Umsetzungsdokumente für die Errichtung eines Garnisonsspitals. Darin sind genaue Überlegungen zur Übernahme, zum Umbau und zur Benutzbarkeit der ehemaligen Ingenieursschule zu finden. Auch wurden Überlegungen zum Personalbedarf, wie beispielsweise Chirurgen, Krankenwärter oder Hausknechte, angestellt. Es wurden auch die Einrichtung einer eigenen Küche, die Bestellung eines Geistlichen, die Organisation der Verwaltung, der Lagerbestand an Arzneimitteln und der Bestattungsritus für verstorbene Soldaten geregelt. Aus Kostengründen entschied man sich dafür, das gesamte Inventar der Ingenieursschule zu übernehmen und für das Spital zu verwenden, obwohl beispielsweise in einem Akt die unzureichende Länge der Betten kritisiert worden war.[580]

Ungefähr zehn Jahre nach der Inbetriebnahme des kleinen Spitals gab es konkrete Pläne, über das gegebene Niveau der Praktikantenausbildung hinauszugehen und eine chirurgische Schule zu errichten. Ein Vorschlag kam am 16. November 1779 von Generalfeldmarschalllieutnant Graf D'Alton, dem Besitzer eines der damals größten Infanterieregimenter, und der andere von Maria Theresias persönlichem Arzt Anton von Stoerck, der auch das Lehrbuch *Medicinisch-praktischer Unterricht für die Feld- und Landwundärzte der österreichischen Staaten* verfasst hatte, das für den ersten Kurs verwendet wurde.[581]

577 ÖStA, KA, ZSt HKR, Index D.E.G.H 1769, Signatur 1000, Aktennummer 63,152/63,162/63,169/63,201 und vergleiche Acquarelli, Von Zöglingen, 169.

578 Hunczovsky, Neuere Geschichte der Chirurgie, 23.

579 ÖStA, KA, Findmittel HKR 1 und HKR 2.

580 ÖStA, KA, ZSt HKR, Karton 708 mit Aktenbestand 62,102–63,221, davon noch existent: 63,152/63,162/63,201 und ÖStA, KA, HKR, Index D.E.G.H 1769, Signatur 1000, Gumpendorfer Spittal. Vergleiche Acquarelli, Von Zöglingen, 169.

581 UAW, Akten zum Josephinum, Jo 27.1 Protokoll und Habart, Militärsanitätswesen, 28–29, sowie Anton Störck, Medicinisch-praktischer Unterricht.

Das Gumpendorfer Spital wurde als der ideale Ort angesehen, weil die angehenden Chirurgen gleich anhand der zu behandelnden Patienten lernen konnten.[582] Anfang der 1780er-Jahre wurden auf dem Gelände ein Hörsaal, eine kleine Bibliothek und ein Instrumentenzimmer für eine Chirurgenschule eingerichtet. Das Projekt war ambitioniert, aber von vornherein aus mehreren Gründen zum Scheitern verurteilt.

Zum einen wurde der Schule nur ein einziger Lehrer zugewiesen. Die Wahl war auf Jakob Reinlein[583] gefallen, der von der Wiener Universität nach Gumpendorf geholt worden war. Er sollte dort für die Dauer von jeweils sechs Monaten Arzneimittel- und Krankheitslehre unterrichten. Die Teilnehmerlisten zu diesen *Reinlein'schen Kursen* finden sich in dem Protokoll der Feldärzte aus dem Jahr 1780. Die ersten dreißig Schüler waren aber keine Praktikanten, sondern zum Kurs abkommandierte Regimentschirurgen. Der Kurs fand laut der gefundenen Teilnehmerlisten siebenmal statt, wobei zu den späteren Kursen auch Bataillons- und Unterchirurgen entsendet wurden.[584]

Zum anderen war die Dauer von nur sechs Monaten von Anfang an ein Streitpunkt, weil es als höchst unrealistisch angesehen wurde, das ganze Wissen um die *inneren Curen* in so kurzer Zeit zu lehren. Hunczovsky, einer der ersten Professoren an der Josephsakademie, mokierte sich 1787 aber auch über die Praxis, ausgerechnet die Regimentschirurgen als Teilnehmer auszuwählen. Die meisten von ihnen hatten ihr Metier von Jugendtagen an gelernt und sich jahrzehntelang die Karriereleiter hinaufgedient. Sie waren dem damals 31-jährigen Jakob Reinlein an Alter und medizinisch-chirurgischer Erfahrung weit voraus.[585] Denn Regimentschirurgen hatten schon seit 1770 das Recht, *innere Curen* zu verabreichen, wie ein Beschwerdebrief aus dem Jahr 1781 an die Hofkanzlei deutlich macht.[586] Zusätzlich waren viele der Teilnehmer während der Kurszeit nicht von ihren eigentlichen Pflichten entbunden und mussten zwischendurch zu ihren Regimentern zurückkehren.

Joseph II. wollte sich der Lösung der Sanitätsprobleme auch im militärischen Bereich annehmen und 1778 ernannte er seinen Leibchirurgen Giovanni Bram-

582 Kirchenberger, Chronologie, 1.

583 Jakob Reinlein (1744–1816) studierte in Wien Medizin, wo er 1768 den Abschluss machte. 1774 unterrichtete er Zivil- und Landwundärzte an der Universität in Wien, kam aber ein Jahr später nach Gumpendorf, wo er bis 1781 lehrte. Siehe dazu Baresel, Personalbibliographien, 103–104.

584 ÖStA, KA, MBeh, OFD, Bücher 2, Protocoll 1780.

585 Hunczovsky, Geschichte der Chirurgie, 18–19.

586 ÖStA, AVA, Hofkanzlei VII.A.13, Karton 2140. Akt aus dem Jahr 1781: Brief von Podstatcky in einer Sanitäts-Sache an den Referenten Freyherrn von Waidmannsdorf: »*Staabs- und Regimentschyrurgis dürfen bei Civilpersonen auch interne curiren, wohl aber gebietet dectato Wien 2. Jänner 1770 passus 5 und 6, dass dem chyrurgis alle innerlichen curiren verbothen ist.*«

billa zum Oberstabschirurg.[587] Der ehemalige Militärarzt hatte sich viele Gedanken über die Ausbildung gemacht und seine erste Handlung war die Ausdehnung des Kurses in Gumpendorf auf zwei Jahre. Dieser Schritt wurde schon 1780/81 umgesetzt. Das Enddatum des am 1. November 1780 begonnenen Kurses war im Protokoll auf den 30. April 1782 ausgebessert worden. Zusätzlich war in der Überschrift die Ergänzung *chirurgico-medicus* eingefügt worden, da Brambilla eine Ausbildung in allen Zweigen der medizinisch-chirurgischen Wissensbereiche vorschwebte. Sein erklärtes Ziel war die Vereinigung von Medizin und höherer Wundarzneikunst zu dem von ihm kreierten Beruf des allumfassend gebildeten *Medico-Chirurgen.*[588]

Die erste Phase der Umsetzung der zweijährigen Ausbildung mit den teilnehmenden Bataillonschirurgen funktionierte tatsächlich. Sie kehrten im ersten Halbjahr 1782 zur Armee zurück und viele von ihnen wurden bald befördert. Im Protokoll der Feldärzte 1785 sind die meisten schon als Regimentschirurgen gelistet. In der Spalte für ihre Qualifikation scheint folgender Eintrag auf: *»hat den medizinisch-chirurgischen Lehrcurs absolviert«.*[589]

Für eine dauerhafte Umsetzung des zweijährigen *medicinisch-chirurgischen Lehrcurses* fehlte es aber an Lehrkräften. Brambilla persönlich traf die Auswahl unter den Armeechirurgen und schickte diese auf Kosten des Staates zu Bildungsreisen nach Frankreich, England und Italien. Sie sollten ihr Wissen an den besten verfügbaren Chirurgenschulen erweitern.[590] Unter den Ausgewählten waren Johann Hunczovsky (1752–1798), Anton Beinl (1749–1820), Wilhelm Böcking (1742–1804) und andere, die nach ihrer Rückkehr zuerst in Gumpendorf und später als Professoren an der Josephsakademie unterrichteten.

Zusätzlich gab es in Gumpendorf einige Veränderungen. 1781 wurde am Gelände des Gumpendorfer Spitals mit dem Bau einer eigenen Lehranstalt begonnen, wo der Unterricht in einem Hörsaal und drei angrenzenden Sälen stattfinden konnte. Einer der Räume enthielt die Bibliothek, in den zwei weiteren befanden sich chirurgische Instrumente, Bandagen, Maschinen und sonstige Gerätschaften.[591] Jacob Reinlein wurde als Lehrer abgesetzt und die aus dem Ausland zurückgekehrten Feldchirurgen traten im Zeitraum von 1781 bis 1783 ihre Ämter an. Johann Hunczovsky avancierte zum Lehrer der Chirurgie, Wil-

---

587 Giovanni Alessandro de Brambilla (1728–1800) war 1751 in die österreichische Armee eingetreten. 1764 wählte Joseph II. Brambilla als seinen persönlichen Chirurgen, der ihn auf vielen Reisen begleitete. Siehe dazu Swittalek, Das Josephinum, 28–36.

588 Kirchenberger, Geschichte Militär-Sanitätswesen, 60, und Protocoll 1780. In: ÖStA, KA, MBeh, OFD, Bücher 2. Vergleiche Acquarelli, Von Zöglingen, 172.

589 ÖStA, KA, MBeh, OFD, Bücher 2, Protocoll 1780 und ÖStA, KA, MBeh, OFD, Bücher 5, Protocoll 1785 bis 1798. Vergleiche Acquarelli, Von Zöglingen 173.

590 Pizzighelli, Accademia, 2.

591 Brambilla, Rede, 2.

helm Böcking und Heinrich Streit übernahmen die Lehre der Anatomie und Physiologie beziehungsweise der Pathologie, Therapie und Arzneimittellehre. Anton Beinl wurde zum Prosektor und Instruktor bestellt. Josef Jakob von Plenk wurde von der Universität in Ofen nach Wien geholt, damit er die Lehre von Chemie und Botanik übernahm. Brambilla selbst wurde zum Direktor des *Erweiterten Lehrkurses* ernannt.[592]

Im selben Jahr wurde eine allerhöchste Verordnung bekanntgemacht, die verfügte, dass *die Feldwundärzte dem anatomisch-medicinisch-chirurgischen Lehrcurs zwey Jahre lang beyzuwohnen* hatten. Joseph II. wollte damit durchsetzen, dass alle Chirurgen der Armee zu Medico-Chirurgen geschult wurden. Selbst für die Position eines Unterchirurgen kamen damit nur mehr jene Männer infrage, die den zweijährigen Kurs absolviert hatten. Die zukünftigen Unterchirurgen sollten unter den fähigsten Praktikanten ausgewählt werden.[593] Die Praktikanten selbst wurden kurz nach ihrem Eintritt in die Armee nun ebenfalls zu einem ersten Grundkurs nach Gumpendorf geschickt. Dieser Kurs dauerte sechs Monate. In dieser Zeit wurden die jungen Männer auf ihren Einsatz im Feldsanitätsdienst vorbereitet und erhielten eine Unterweisung in Anatomie. Diese Ausbildung lief ab 1781 parallel zum zweijährigen Lehrkurs in Gumpendorf.

Die Praktikanten wurden in den Feldsanitätslisten nicht mitgezählt. Es gab für sie einen eigenen Katalog, der im Gumpendorfer Militärspital auflag. In diesem Register wurden die Praktikanten mit Namen, Geburtsdatum und Herkunft erfasst. In einer eigenen Spalte wurde der Ort der Lehre eingetragen. Bei vielen ist dieser identisch mit dem Geburtsort, bei den anderen waren es größere Orte im Herkunftsland. Nach dem Abschluss des Kurses erhielten die Praktikanten ein Attest über den absolvierten Kurs und wurden zur weiteren Praxis zu einem Regiment geschickt.[594]

Nach ihrer Rückkehr zur Armee standen die Praktikanten unter Beobachtung durch ihre Vorgesetzten. Nach einer Probezeit sollten die Männer nach Gumpendorf zurückkehren, um den zweijährigen Kurs zu besuchen, damit sie danach in eine Stelle als Unterchirurg aufrücken konnten. Die Praxis zeigte aber, dass sich diese Vorgangsweise nicht wie geplant umsetzen ließ, denn es fehlten in der Armee zu viele Chirurgen. So rückte eine große Zahl der Praktikanten ohne den Besuch des Lehrkurses zu Unterchirurgen auf. Die Verordnung konnte weder von der Schule noch von der Oberstfeldärztlichen Direktion, der ab 1779

592 Kirchenberger, Geschichte Militär-Sanitätswesen, 60–61, und vergleiche Acquarelli, Von Zöglingen, 173.

593 Brambilla, Instruktionen, 11–12, und Codex Austriacus Pars IV, 411–412, und WStLA, AR, 104/1721. In: Horn, »... eine Akademie«, 222.

594 Catalogus 1781. In: ÖStA, KA, MBeH, OFD, Bücher 3, und vergleiche Acquarelli, Von Zöglingen, 173.

zuständigen Stelle für die Organisation des Sanitätswesens der k. k. Armee[595], befolgt werden. Die Teilnehmer des Jahrgangs 1782 bis 1784 waren beispielsweise schon mehrere Jahre Unter- oder sogar Bataillonschirurgen gewesen, bevor sie zum zweijährigen Lehrkurs abkommandiert werden konnten. Danach konnten viele von ihnen sofort in die Stelle eines Regimentschirurgen aufrücken, wie die Feldsanitätslisten von 1785 bis 1789 zeigen.[596]

7.2 Eine anatomisch-medizinisch-chirurgische Schule

Das Militärspital in Gumpendorf erfüllte einige Jahre nach Inbetriebnahme nicht mehr die notwendigen Funktionen und das Gebäude der Lehranstalt war für die große Zahl von Praktikanten und Kursteilnehmern von Anfang an zu klein. Zuerst bemühte sich Joseph II. um eine Lösung in Zusammenarbeit mit der medizinischen Fakultät der Universität Wien, die jedoch alle Verbesserungsvorschläge für das medizinische Studium ablehnte.[597]

Zur Verwirklichung seiner Idee einer großen medizinisch-chirurgischen Ausbildungsstätte setzte sich Giovanni Brambilla für einen kompletten Neubau ein. Für das dringend benötigte neue Militärspital und eine damit verbundene Schule wurde ein Gelände in der Nähe des Allgemeinen Krankenhauses in der *Währinger Gasse*[598] ausgewählt. Bereits 1783 standen die Entwürfe des Architekten Isidor Canevale fest und der gesamte Komplex wurde in sehr kurzer Zeit und mit beträchtlichen Geldmitteln fertiggestellt.[599]

Unter anderem wurde eine riesige Sammlung von anatomischen Wachspräparaten in Florenz bestellt. Joseph II. orderte 1192 Werke, darunter sechzehn Großplastiken, die noch heute in Vitrinen aus Rosenholz mit venezianischen Gläsern stehen. Die erforderlichen 30.000 fl. bezahlte der Kaiser aus seinem Privatvermögen. Der Transport wurde zuerst mit Maultieren und dann von Linz nach Wien mit dem Schiff zurückgelegt.[600]

Brambilla konnte der Ausbildung, die in der anatomisch-medizinisch-chirurgischen Schule[601] stattfinden sollte, schon während der Planungsphase die von ihm gewünschte Wendung geben. Neben der Schaffung einer geeigneten Ver-

595 Siehe dazu ÖStA, KA, MBeH, OFD (1779–1856).

596 Protocoll 1785 bis 1798. In: ÖStA, KA, MBeh, OFD, Bücher 5, und vergleiche Acquarelli, Von Zöglingen, 174.

597 Horn, Hintergründe, 235, und vergleiche Acquarelli, Von Zöglingen, 174.

598 Die heutige Schreibweise ist *Währingerstraße.*

599 Ein sehr genaues Bild über die Umstände der Entstehung der Josephsakademie als bedeutendes Beispiel klassizistischer Architektur in Wien bietet die Arbeit von Swittalek, Das Josephinum.

600 Kräftner, Die Realität, 72.

601 Auf der Fassade steht tatsächlich *Schola anatomico-medico-chirurgico.*

sorgungsstätte für die Soldaten sollten die Möglichkeit für die Versorgung ihrer Angehörigen und ein Ort für die optimale Ausbildung der Praktikanten und Militärchirurgen geschaffen werden. Ihm schwebte ein regelrechter militärischer Ausbildungscampus vor, auf dem die jungen Männer lebten, lernten und arbeiteten.[602]

In seinen *Instruktionen für die Professoren der k. k. chirurgischen Militärakademie*[603] gab Brambilla detaillierte Vorgaben für den Unterricht.[604] Das Werk teilte sich in zwei Bände, wobei im ersten Band die Schule abgehandelt wurde und im zweiten Band das Spital sowie die Verpflichtungen der Professoren und Schüler den Patientinnen und Patienten gegenüber, die zu Lernzwecken ihrer Obhut anvertraut worden waren. In diesen Instruktionen gab es zusätzlich einen beachtlichen Studien- und Stundenplan. Brambilla verwendete sogenannte Ordnungen, an die sich die Professoren auch in der angeführten Reihenfolge zu halten hatten.[605]

7.2.1 Das Gelände und die Gebäude

Das als *Josephsakademie* bezeichnete Lehrgebäude für die medizinisch-chirurgische Ausbildung besetzte in der gesamten Anlage nur einen kleinen Teil des Areals, in dem sich die Lernenden aufhielten. Der ganze Komplex war in der früheren Alser Vorstadt vor den Toren Wiens angelegt worden und erstreckte sich von der damaligen *Währinger Gassen* bis zum *Alster Bach.*[606] Den größten Bereich nahm das *Militair-Hauptspital* ein, in dem großzügig angelegte Höfe nicht nur eine Licht- und Luftquelle boten, sondern durch die Gestaltung mit Bänken auch bewusst als Erholungsbereich für die Patientinnen und Patienten gedacht waren. Das Spital war für 1200 Personen ausgelegt worden – Soldaten und ihre Frauen, die alle eine kostenlose Behandlung erhielten.[607]

Im Gegenzug waren die Professoren bei ihren Visiten von Kursteilnehmern und Praktikanten umgeben, die auch direkt am Krankenbett unterwiesen wurden. Die Einrichtung lief auf Hochbetrieb, wie beispielsweise die Patientenzahlen von 1795 zeigen. In einem komparativen Ausweis für den Monat Juni ist

---

602 Das Militärspital und die Akademie waren dem Hofkriegsrat unterstellt. Siehe dazu Osiander, Nachrichten, 237.

603 Brambilla benutzt an dieser Stelle den Begriff *Akademie* im Sinne von Militärakademie als Ausbildungsstätte für Soldaten. Die Bedeutung einer Akademie im Sinne einer Institution auf Augenhöhe mit einer Universität erlangte die Josephsakademie erst am 18. Februar 1786. Siehe dazu Hunczovsky, Rede, 24, und Wyklicky, 68–69.

604 Brambilla, Instruktionen für die Professoren der k. k. chirurgischen Militärakademie.

605 Brambilla, Instruktionen, 6–9.

606 Die heutige Schreibweise ist *Alserbach.*

607 Baldinger, Nachricht, 10–12.

eine Zahl von 2593 Kranken aufgeführt. Die in den Wintermonaten verstorbenen Patientinnen und Patienten wurden der Akademie für den Anatomieunterricht zugewiesen.[608]

Zur Erfassung der gesamten Ausbildung muss der Blick über das Akademiegebäude hinausgehen, denn die Zöglinge und Kursteilnehmer mussten sich für den Erwerb ihrer Kenntnisse auf dem ganzen Gelände bewegen. Die Kursteilnehmer, später *akademische Zöglinge* genannt, waren bereits fähige Chirurgen, die während der zweijährigen Ausbildung hier ihren letzten Schliff bekommen sollten. Sie erhielten das volle Ausbildungsprogramm und waren von vornherein für die Besetzung[609] von Regimentschirurgenstellen vorgesehen. *Zöglinge* war die Bezeichnung für die Praktikanten in der Josephsakademie.[610]

In der Folge wird zuerst ein Plan des gesamten Geländes gezeigt und die Ausbildungseinrichtungen werden im Detail beschrieben.

7.2.1.1 Die Akademie

Das Gebäude der Akademie war von dem Architekten Isidor Canevale projektiert und umgesetzt worden. Die Form als E und mehrere andere architektonische Details als optische Anlehnung an bekannte Schloss- und Prunkbauten sollten den Wert der Einrichtung nach außen hin demonstrieren.[611] Zur Akademie existiert eine zeitgenössische Beschreibung, die die Aufteilung und Nutzung der Räumlichkeiten wiedergibt:

Zu ebener Erde auf der linken Seite befand sich die Wohnung des Prosektors mit sechs größeren, zwei kleineren Zimmern und einer Küche. Daran anschließend gab es in der Mitte einen großen runden gewölbten Saal, der mit Bänken versehen war, wo sich die Studenten nach ihrem Belieben aufhalten konnten, bevor der Hörsaal geöffnet wurde. Die ganze übrige Seite bewohnte der *commandirende Stabschirurgus.*[612] Da der Akademie aber auch als Versorgungspunkt im Kriegsfall eine große Bedeutung beigemessen wurde, gab es im Erdgeschoss zusätzlich mehrere Gewölbe, die als Vorratsräume für Medizin- und Instrumentenkästen genutzt wurden. Es waren rund 250 solche Kästen im Bestand, um die abkommandierten Chirurgen sofort ausstatten zu können.[613]

---

608 Komparativer Ausweis über die Kranken- und Todtzahl und der Arzneykostenbetrag in den zwey Monathen Juny und September im Jahre 1795 von dem Wiener-Militär-Hauptspitale. Siehe dazu ÖStA, KA, ZSt, MilKom, Nostiz-Rienek, Karton 14.

609 Früher war der Begriff *Erledigung* in Gebrauch.

610 ÖStA, KA, MBeh, OFD, Bücher 3, Catalogus und Bücher 4, Catalog 1785 bis 1793.

611 Swittalek, Das Josephinum.

612 Der *commandierende Staabschirurgus* war der Oberbefehlshaber über das Militärhauptspital und die Akademie. In: Baldinger, Nachricht, 5–6.

613 Baldinger, Nachricht, 5.

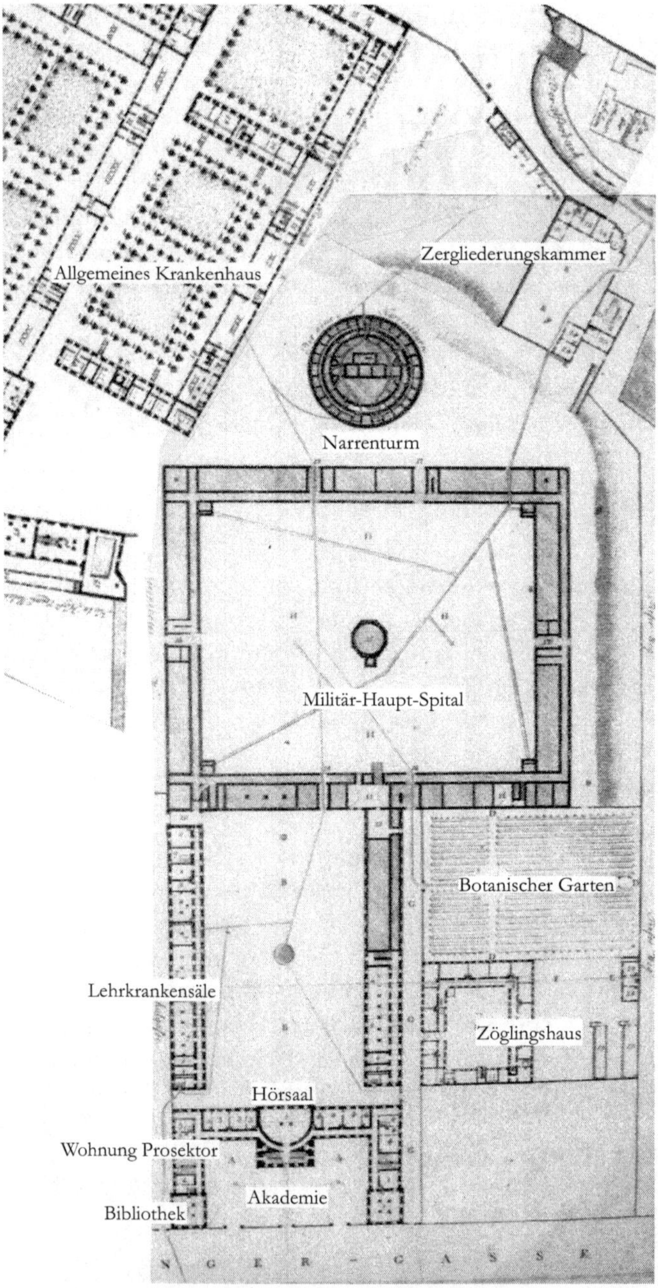

Abbildung 32: Militär-Haupt-Spital und Josephsakademie 1784. *Plan des Neuen Allgemeinen Spitals und Plan, der die chirurgische Akademie vorstellt. Quelle: Josephinum, Sammlungen und Geschichte der Medizin.*

Der ganze erste Stock war für den Lehr- und Lernbetrieb vorgesehen. Auf der rechten Seite zur Währinger Gassen hin lagen die Bibliothek und ein Lesezimmer. Neben diesen Sälen lag ein geräumiges Zimmer für den Prosector, zum Präparieren und zur Aufbewahrung der Präparate für die Vorlesungen. In den weiteren Räumlichkeiten wurden die Unterrichtsutensilien aus *allen Reichen der Natur* aufbewahrt.[614]

Der große Hörsaal, der sich über zwei Stockwerke erstreckte, war nach Art eines Amphitheaters angelegt. Alle Vorlesungen wurden hier gehalten. Durch diesen Saal gelangte man in fünf ähnliche Zimmer, wo *»viele anatomische Präparate in der größten Reinlichkeit und Ordnung stehen, und die schönsten Einspritzungen der Blut- als Lymphgefäße zu sehen sind«*.[615]

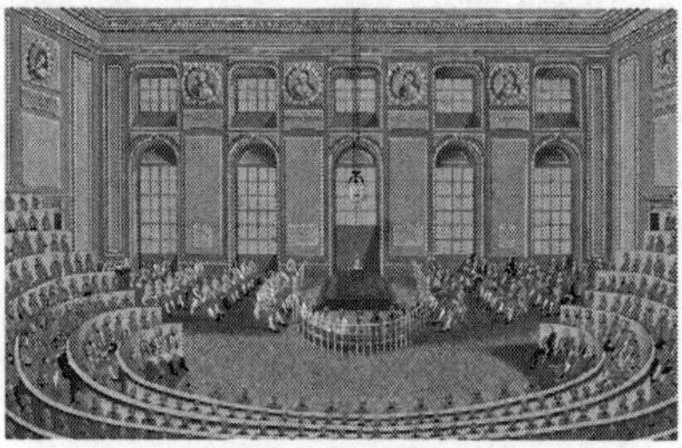

Abbildung 33: Der große Hörsaal im Jahr 1785. *Hier bei der Einweihungsfeier der Schule 1785. Quelle: Josephinum, Sammlungen und Geschichte der Medizin.*

Im zweiten Stock wohnten die übrigen Professoren. Jeder Professor hatte sechs geräumige Zimmer, eine Küche, einen Teil des Dachbodens, einen kleinen Keller und hinter dem Spital einen Wagenschuppen und eine Stallung für zwei bis drei Pferde nebst dem Heuboden.[616] Die Professoren wurden wegen der eigenen Bequemlichkeit, aber auch wegen unvorhersehbarer Fälle im Spital im Schulgebäude untergebracht. Brambilla schrieb dazu in seinen Instruktionen: *»Im Falle sich bey einem und dem andern Kranken ein unerwarteter Zufall äußerte; oder wofern ein neuer Kranker von Wichtigkeit zuwüchse.«*[617]

7.2.1.2 Das Militärspital

Gleich hinter dem akademischen Gebäude war das Militärspital angelegt. Im rechten Seitenflügel des ersten Teils des Gebäudes waren einige Zimmer für Mitarbeiter des Spitals untergebracht, der Speisesaal der Studenten und der

614 Ebenda, 5–7.
615 Ebenda, 8.
616 Baldinger, Nachricht, 10.
617 Brambilla, Instruktionen, 9.

akademische Versammlungssaal. Dort wurde der wissenschaftlichen Aufgabe der Akademie nachgegangen, die Forschung voranzutreiben und mit den Mitgliedern in aller Welt zu korrespondieren.[618] Auch dieser Saal war mit viel Aufwand gestaltet worden:

»In der Quer und an den Seiten sind lange mit schwarzem Leder überzogene Tische und Sesseln und einige kleiner in der Mitte; gegen dem Ende ist das Zimmer durch ein zierliches Gegitter abgetheilt, und hinter demselben ein Amphitheater von 3 Bänken angebracht, welches bequem 80 Menschen aufnimmt.«[619]

Im Spital selbst gab es mehrere Lehrkrankensäle, die nicht nur nach Männern und Frauen getrennt waren, sondern auch nach *inneren und äußeren Schäden.* In den Krankenzimmern für die äußeren Kuren gab es zusätzliches Mobiliar wie beispielsweise einen Aufbewahrungsbereich mit Büchsen aus Zinn, wo die frischen Verbände bereitgehalten wurden. Jede Patientin und jeder Patient hatte sein eigenes Bett und war mit einigen Utensilien ausgestattet. Nach Möglichkeit wurden nicht alle Räume gleichzeitig genutzt. In regelmäßigen Abständen wurden Krankenzimmer leer gehalten, gründlich gereinigt und über viele Monate gelüftet.[620]

7.2.1.3 Die Zergliederungskammer

Direkt hinter dem Spital befand sich der noch heute stehende Narrenturm. Linker Hand erstreckte sich das Areal des Allgemeinen Krankenhauses. Auf dem Gelände hinter dem Narrenturm, angrenzend an beide Spitäler, erstreckte sich ein großer Hof, der in den Plänen des Allgemeinen Krankenhauses als *Leichenhof* tituliert wurde und vermutlich von beiden Institutionen als Aufbewahrungsbereich für die Verstorbenen genutzt wurde.[621] In unmittelbarer Nähe zum Alster Bach und entsprechend exponierter Lage zum Heil- und Lernbetrieb[622] befanden sich mehrere einstöckige Gebäude: Zum Allgemeinen Krankenhaus gehörend eine Totenkammer sowie Stroh- und Holzmagazine, davon durch eine Mauer abgegrenzt standen Häuser, die zum Militärspital gehörten. Angeschlossen an die Magazine des Allgemeinen Krankenhauses stand ein

618 Siehe dazu Protocollum 1786. In: UAW, Jo 8.1.

619 Baldinger, Nachricht, 10–11.

620 Ebenda, 11, und De Luca, Wiens gegenwärtiger Zustand, 403.

621 Plan des k. k. allgemeinen Krankenhauses in Wien 1856 Plan zu ebener Erde des für alle Kranke und Gebährende gewidmeten Neuen Allgemeinen Spitals in Wien 1784. In: Josephinum, Sammlungen und Geschichte der Medizin.

622 *»Man wird auf alle mögliche Weise zu verhüten trachten, daß die Soldaten weder die wirkliche Zerschneidung der Todten, noch die anatomische Zubereitung zu Gesicht bekommen, damit man ihnen keinen Abscheu für das Spital erregt.«* Siehe dazu Brambilla, Instruktionen, 42.

Gebäude, in dem sich neben einer Wohnung für den Totengräber auch die Totenkammer und zwei Präparantenstuben mit einer Küche – der Sektionslehrbereich der Josephsakademie – befanden.[623]

Der Grundriss der *Zergliederungskammer* zeigt, dass jene nach allen Regeln der damaligen Kunst gebaut wurde. Der aus Deutschland stammende Prosektor August Karl Bock, ein Zeitgenosse Brambillas, formulierte den Bedarf für ordentliche Sektionsräume in einem umfassenden Werk deutlich:

> *»Die Anforderungen an Zergliederungsräume sind: es muss ein, wo möglich freistehendes, luftiges, nicht zu sehr beschattetes, und in der Nähe eines fliessenden Wassers befindliches, mit geräumigen Gemächern versehenes Gebäude sein. Für die beständige Erneuerung der Luft muss durch Zuglöcher gesorgt sein, die theils an dem Fussboden, theils vorzüglich an der Decke angebracht sind und miteinander gehörig correspondiren. Der Boden soll mit Steinen gepflastert sein. Sehr vorteilhaft ist es, wenn in dem Präpariersaale eine Einrichtung getroffen ist, nach welcher, durch mit Hähnen versehene Röhren kaltes und warmes Wasser hergeleitet werden kann, und ein Abfluss für wegzuschaffende Flüssigkeiten vorhanden ist. Weiters soll es eine Küche geben, die mit dem Sectionssaale in Verbindung steht, und so eingerichtet sein muss, dass sich darin ein grosser kupferner Kessel, ein geräumiger Herd und eine Pumpe, so wie ein grosser Abfluss für Flüssigkeiten befinden. Am besten ist es, wenn durch Röhren das Wasser aus der Pumpe und aus dem Kessel in den Saal geleitet werden kann.«*[624]

Zu diesem Gebäude selbst sind keine Maßangaben zu finden. Auch in den Plansammlungen des Militär-Haupt-Spitals, später unter Garnisonsspital No. 1 geführt[625], gibt es keine Zeichnungen dazu. Da es zur Josephsakademie ausreichend Maßangaben gibt[626], lässt eine Schlussrechnung eine ungefähre Angabe der Größe zu. Beide Zergliederungskammern zusammen hatten eine ungefähre Fläche von 110 Quadratmetern.

Ein zeitgenössischer Bericht zeigt, dass auch auf die Inneneinrichtung viel Augenmerk gelegt worden war:

> *»In dieser Zergliederungskammer gibt es alle zum Präparieren mögliche Bequemlichkeit. In zwei steinernen großen Wasserkästen läuft das Wasser immer zu ab. Es stehen verschiedene kupferne Kessel, Schalen, Kannen, marmorne und blecherne Präpariertische zur Verfügung. Der Boden ist mit Quadersteinen belegt, damit alle Unsauberkeit gleich fortgeschafft werden kann. Für das Arbeiten im Winter gibt es einen Kamin und*

623 De Luca, Wiens gegenwärtiger Zustand, 403.

624 Bock, Der Prosector, 9–11.

625 ÖStA, KA, Terr (18. Jh.–20. Jh.), GenKdo, Neue Reihe (1869–1920), Militärbauabteilung Wien (1869–1920), Topographische Reihe (1753–1938), Karton 159 II W 25 Garnisonsspital 1.

626 Staatsgebäude-Verwaltung, Ehemalige Josephs-Akademie. In: Josephinum, Sammlungen und Geschichte der Medizin.

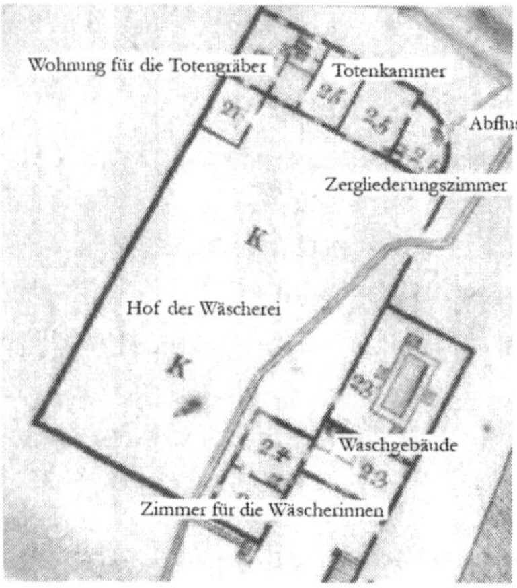

Abbildung 34: Lageplan Zergliederungskammer. *Auszug aus dem Plan, der die chirurgische Akademie vorstellt. Quelle: Josephinum, Sammlungen und Geschichte der Medizin, MedUni Wien.*

im Sommer sind die Räumlichkeiten wegen der Bauweise und der Lage am Wasser angenehm kühl.«[627]

Die direkte Lage am Wasser des Alster Bachs wird in den Anleitungen und Berichten nicht zu Unrecht betont. Ein wichtiger Punkt bei der Planung und Umsetzung des gesamten Gebäudekomplexes war von Anfang an die Einhaltung der Hygiene. Die Abtritte in allen Gebäuden beispielsweise senkten sich in tiefe Kanäle.[628] Das ganze Gelände war von diesen Kanälen durchzogen und Quellen aus dem Stadt- und Landesarchiv weisen auf die Wichtigkeit der regelmäßigen Durchspülung aller Kanäle des Allgemeinen Krankenhauses Richtung Alster Bach und Donau hin.[629]

Um die Wege von infektiösen Gewässern kurz zu halten, lagen die Totenkammern beider Spitäler direkt am Bach. Der eingezeichnete Abfluss in den Alster Bach aus einem der Zergliederungsräume weist auf die korrekte Planung hin.

Ein weiterer Punkt war die mögliche Geruchsbelästigung durch die Leichname. In einem Plan aus dem Jahr 1914 ist eine Notiz in Form einer Windrose angebracht, die einen weiteren Einblick in die vorausschauende Denkweise von damals gibt. Dieser Aufzeichnung nach war die vorherrschende Windrichtung Nordwest. Umgelegt auf die Pläne geht daraus hervor, dass sich ein eventueller Leichengeruch kaum in die Richtung der beiden Spitäler ausgebreitet hat.[630]

627 Baldinger, Nachricht, 15.
628 Ebenda, 10.
629 Plan des Allgemeinen Krankenhauses. In: WStLA MA8, Fotosammlung.
630 ÖStA, KA, Terr (18. Jh.–20. Jh.), GenKdo Wien, Neue Reihe (1869–1920), Militärbauab-

Im selben Bereich stand noch ein weiteres Gebäude, das zum Komplex des Militärspitals und der Akademie gehörte, nämlich das Waschhaus mit einem großen Wasserbecken und einigen Feuerstellen. Daneben gab es Wohnmöglichkeiten für die Wäscherinnen und einen kleinen Hof für das Wäschetrocknen.

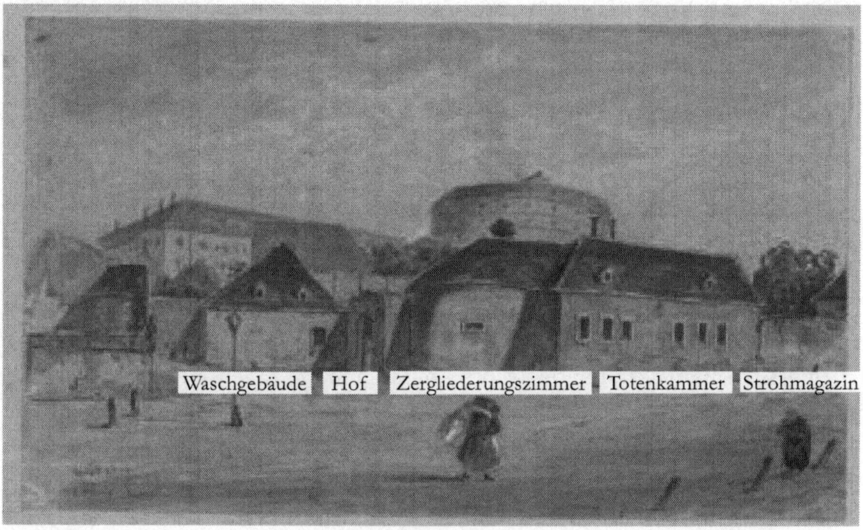

Abbildung 35: Partie hinter dem Allgemeinen Krankenhaus mit der alten Sezierkammer und dem Eingang in der Sensengasse. *Quelle: Emil Hütter, Alsergrund, rückwärtiger Theil des Allg. Spitals, Narrenthurm, Bleistift, Aquarell, 1858, ÖNB-Inventarnummer KAR0500286.*

Von diesen Gebäuden ist heute nichts mehr übrig und in Verwendung. Die Akademie wurde nach der zweiten Schließung von 1848, in einer dritten Phase im Jahr 1854 wieder in Betrieb genommen, und zwar als eine der k. k. Militärakademien. Der Vollbetrieb wurde für einen *Höheren* und einen *Niederen Lehrkurs* aufgenommen, nach einem ähnlichen Studienplan wie der Universitäten. Zur Unterstützung und Weiterführung des Gedankens von Joseph II. war an der Stelle der Wäscherei und der Zergliederungskammer 1866 ein neues Anatomiegebäude für die Zöglinge errichtet worden.[631] Im Zuge dieser Umbauten[632] wurde auch der Verlauf der heutigen Sensengasse geändert.[633]

teilung Wien (1869–1920), Topographische Reihe (1753–1938), Karton 159 II W 25 Garnisonsspital.

631 Kirchenberger, Chronologie Josefs-Akademie, 14.

632 *Kriegsministerium an die Akademie: Seciersaal – der Verhandlungsakt wegen Beseitigung des Seciersaales* [gemeint ist die Zergliederungskammer]. In: Exhibiten Protokoll Nr. 497, 5.7.1862 14/1634 3.7. Exhibitenprotokolle Universitätsarchiv und »*[...] um einem fühlbaren Bedürfnisse beim hiesigen Garnisonsspitale Nr. 1 abzuhelfen, ist vom Kriegsministerium die Bewilligung zur Herstellung einer neuen Leichenanstalt ertheilt*

7.2.2 Der Lehrplan

Im Unterschied zur ersten chirurgischen Schule in Gumpendorf, wo nur ein einziger Lehrer zum Unterricht berufen worden war, waren von Brambilla in der Josephsakademie sechs Professoren mit klar voneinander abgegrenzten Unterrichtsfeldern vorgesehen. Diese Fächer waren Anatomie, Pathologie, Operationslehre, medizinische Pathologie sowie Chemie und Botanik. Bis auf den Professor für Chemie und Botanik sowie den Prosektor waren die anderen vier Professoren auch im Spital angestellt und hatten für die Betreuung der Patientinnen und Patienten zu sorgen.[634]

Zur Unterstreichung ihres Ansehens und ihrer Bedeutung wurden diesen Männern die höchsten zu vergebenden Militärtitel verliehen. Bis auf den Prosektor, der den Rang eines Regimentschirurgen führte, waren die anderen Professoren Stabschirurgen.[635] Die Entlohnung dieses Lehrkörpers[636] machte im Budget der Akademie einen beträchtlichen Teil aus. Von den jährlichen Kosten von rund 26.000 fl., betrug die Besoldung der Professoren 6000 fl.[637]

In seinen Instruktionen legte Brambilla auch auf einen guten Umgang der Professoren mit den Studenten Wert. Sie sollten die angehenden Wundärzte bestmöglich in freundschaftlicher und wechselseitiger Achtung leiten und ihnen praktische wie theoretische Kenntnisse vermitteln, um aus ihnen nützliche Subjekte[638] zu machen.[639] In seinen Instruktionen für die Professoren der k. k. chirurgischen Militärakademie machte er detaillierte Vorgaben für den Unterricht.[640] Brambilla verwendete *Ordnungen*, an die sich die Professoren in der angeführten Reihenfolge zu halten hatten:[641]

---

worden, welche auf dem durch Demolirung der dermaligen Spitals-Waschanstalt […] gewonnenen freien und geräumigen Platze erbaut werden soll.« In: Allgemeine Wiener medizinische Zeitung, 9. Jahrgang, Nr. 27 vom 5. 7. 1864, 206. In: Bibliothek Josephinum, Abschrift, 1065.

633 Die Sensengasse trug früher den Namen Todtengasse und für einen kurzen Zwischenabschnitt den Namen Fuhrmanngasse. Siehe dazu Verzeichnis der in der k. k. Haupt- und Residenzstadt befindlichen Häuser.

634 Brambilla, Instruktionen, 6.

635 Baldinger, Nachricht, 17.

636 Die Professoren erhielten neben der Wohnung und allen Annehmlichkeiten auch 1250 fl. jährlich. Professor Plenk war neben seiner Unterrichtstätigkeit auch der Direktor der k. k. Feldapotheke und erhielt 1900 fl. Er wohnte auch nicht in der Akademie, sondern in der Kärntnerstraße Nr. 1074. Siehe dazu Baldinger, Nachricht, 19, und De Luca, Wiens gegenwärtiger Zustand, 1.

637 Ausweis für die Unterhaltung der Josephs-Akademie aus dem Jahr 1794. In: ÖStA, KA, ZSt, MilKom) Militärhofkommission Nostiz-Rienek, Militärsanitätskommission, Fasz. X, Karton 14.

638 Bezeichnung für Wundarzneigesellen. Siehe dazu 12 und 82.

639 Brambilla, Instruktionen, 5–6.

640 Brambilla, Instruktionen für die Professoren der k. k. chirurgischen Militärakademie.

In seinen Instruktionen gab Giovanni Brambilla dem *Professor für Anatomie*[642] auf mehr als zwanzig Seiten die Ordnung für die Vorlesung der Physiologie und Anatomie vor.[643] Für die Vermittlung des umfangreichen Lehrstoffes waren für zwei Jahre, in der Zeit nach Ostern bis Ende Juli, acht Stunden lang Vorlesungen an vier Tagen der Woche vorgesehen.[644] Die unten aufgelisteten Wissensgebiete waren innerhalb des ersten Jahres des Lehrkurses abzuhandeln, wobei der Professor für Anatomie von Ostern bis Ende Juli Geometrie, Physik und Physiologie unterrichtete. Von September bis April stand Anatomie auf dem Lehrplan.

- Geometrie und ihre Beziehung zur Physiologie anhand von Kupfertafeln, die für die Schule entworfen waren
- Physik mit der Beschreibung der vier Elemente, die Haupteigenschaft der Luft, die Optik anhand von Vergrößerungs- und Verkleinerungsspiegeln, das Sehen anhand einer Zergliederung des Auges und Elektrizität
- Physiologie als Theorie der Anatomie mit den Eigenschaften der Bewegungen. Hunger, Durst, Schlafen, Wachen, die ersten Bestandteile des menschlichen Körpers, Fasern, Blättchen, Gewebe, Blutwasser, Lymphe, die Zirkulation des Blutes, Ausleerungen, Absonderungen und die Zergliederungskunst
- Anatomie mit der Knochenlehre, Bänderlehre, Muskellehre, Eingeweidelehre, Gefäßlehre, Nervenlehre, Drüsenlehre. Der Unterricht fand mithilfe der großen Anzahl von Wachspräparaten statt.

Für Brambilla standen profunde anatomische Kenntnisse im Vordergrund und bei der Planung des Unterrichts stellte er sicher, dass die täglichen Vorlesungen mit dem nötigen Ernst gehalten und frequentiert wurden. Die Vorlesungen waren in der ersten Zeit der Akademie mit entsprechender Erlaubnis öffentlich zugänglich und die Professoren waren wegen des Anstandes dazu angehalten, ihre Vorlesungen in Militäruniform zu halten.[645] Die Professoren durften ihre Vorlesungen auch unter keinem Vorwand unterlassen, im Falle einer Erkrankung musste ein anderer Kollege oder auch der Prosektor die Vorlesung abhalten.[646]

Am Anfang sollte der Professor der Anatomie die Geometrie und ihren Bezug zur Physiologie erläutern. Dafür standen eigens für die Schule entworfene Kupfertafeln mit Abbildungen zu den verschiedenen Körperteilen des Menschen

641 Brambilla, Instruktionen, 6–9.
642 Ebenda, 21–43, und vergleiche Acquarelli, Von Zöglingen, 175.
643 Brambilla, Instruktionen, 21–43.
644 Ebenda, 21 und 28.
645 Ebenda, 10.
646 Ebenda, 13.

zur Verfügung. Der Physik räumte Brambilla ein weites Feld ein, denn er war der Ansicht, dass die Zergliederungskunst einen Teil dieser weitschichtigen Wissenschaft ausmachte. In der Experimentalphysik sollten die vier Elemente Feuer, Wasser, Erde und Luft behandelt werden, wobei vor allem Experimente über *die reine, fixe, phlogistische und mephistische Luft* angestellt werden sollten. Beim Unterricht der Optik sollte der Professor sämtliche Sehhilfen vorzeigen. Neben Experimenten mit Vergrößerungsgläsern und -spiegeln, sollte besonders die Zergliederung des Auges behandelt werden. Mit Experimenten zur Elektrizität sollte dieser Teil der Vorlesung enden.[647]

Der Professor der Anatomie hatte neben seinen Unterrichtspflichten[648] auch eine Fülle anderer Aufgaben in der Akademie. Die Aufsicht über das Zimmer mit den Präparaten und die Herstellung weiterer Objekte[649] fielen in seinen Zuständigkeitsbereich.[650] Neben der Bibliothek standen auch die Instrumente für physikalische Experimente, der Vorrat an Bandagen und die chirurgischen Instrumente unter seiner Aufsicht. Besonders zu den Instrumenten gab Brambilla genaue Anweisungen:

> *»Eben dieser Professor wird die Instrumenten alle Monate, oder noch öfters in Begleitung des hiezu bestellten Instrumentenmachers*[651] *durchsehen, und wenn er das eine oder andere rostig finden sollte, selbes alsogleich putzen lassen: diese Untersuchung muß immer in Gegenwart eines Stabschirurgus oder wenigstens des Prosektors geschehen: sollte sichs ereignen, daß sich außer dieser bestimmten Untersuchung an gewissen Instrumenten einiger Rost ansetzen sollte, so darf auf die gewöhnliche Untersuchung nicht gewartet werden, sondern der Instrumentenmacher muß sie alsobald putzen.«*[652]

Der *Prosektor* war dem Professor der Anatomie untergeordnet.[653] Dennoch waren auch von ihm die vollständige Kenntnis der Zergliederungskunst[654] und die Bekanntschaft mit allen anatomischen Techniken zur Darstellung der Teile

647 Ebenda, 21–23.
648 Ebenda, 6–7.
649 Die zur Herstellung von Präparaten notwendigen Mittel wie Weingeist, Terpentin und Wachs musste der Professor schriftlich bei der Spitalsapotheke anfordern.
650 Brambilla, Instruktionen, 14–15.
651 Der Instrumentenmacher erhielt 1794 40 fl. pro Jahr für seine Tätigkeit. Der chirurgische Instrumentenmacher der Josephsakademie hieß Ignaz Malliard und war in der Währinger Gasse ansässig. Siehe dazu Ausweis über die Unterhaltung. In: ÖStA, KA, MilKom, Nostiz-Rienek, Fasz. X, Karton 14, und Pemmer/Lackner, Die Währinger Straße, 20.
652 Brambilla, Instruktionen, 15–16.
653 Ebenda, 122–129.
654 Im selben Ausmaß musste der Prosektor in der Lage sein, widernatürliche Lagen beim menschlichen Körper und krankhafte Verwachsungen zu erkennen. Siehe dazu Bock, Der Prosector, 5.

des menschlichen Körpers gefordert, denn er stellte beinahe täglich die frischen Präparate für den anatomischen Unterricht her.[655]

Die Hauptaufgabe des Prosektors der Josephsakademie war die Unterweisung der Zöglinge. Er hatte den Praktikanten[656], wenn sie vom Krankendienst freihatten, im großen Hörsaal die elementaren Kenntnisse in Anatomie und Chirurgie beizubringen.[657] Seinen Unterricht sollte er nach Möglichkeit mit den Professoren der Anatomie und Pathologie abstimmen.[658]

Der deutsche Prosektor Bock macht in seinem Werk die Wichtigkeit eines ordentlichen Unterrichts deutlich:

> *»Der Professor für Anatomie hat Anleitung zur Zergliederungskunde oder praktischen Anatomie zu geben. Es gilt, die angehenden Chirurgen die Hilfsmittel, Vortheile und Handgriffe zu lehren, welche in Anwendung gebracht werden müssen, um in den Besitz der Fertigkeit zu gelangen, die Theile, aus denen der menschliche Körper zusammengesetzt ist, geschickt und bequem aufzusuchen und zuzubereiten. Also den Körper durch künstliche Trennung richtig zu zerlegen, wodurch die Grundlage der theoretischen Anatomie entsteht, welche die Beschreibung der zerlegten Theile des Leichnams nach einer wissenschaftlichen Anordnung liefert, woraus man sieht, dass beide zu einander in einer wechselseitigen engen Beziehung bei der Erlernung stehen müssen.«*[659]

Eine der wichtigsten Bestimmungen war die Einhaltung des Zeitrahmens. Die Unterweisung durfte nicht mehr als sechs Monate in Anspruch nehmen, denn nach dieser Zeit mussten die Praktikanten zu ihren Regimentern zurückkehren. Da die Beschickungen aus der Armee zum Kurs laufend erfolgten,[660] begann der Prosektor den Kurs nach sechs Monaten gleich wieder von vorne. Damit war sichergestellt, dass die Zöglinge den Stoff zur Gänze zu hören bekamen.

Der Prosektor war für alle Leichenöffnungen zuständig, im Besonderen aber, wenn ein Soldat an einer ungewöhnlichen Krankheit verstorben war und der Professor, der für diesen Patienten zuständig war, dies verlangte. Vorher sollten jedoch alle anderen Professoren davon verständigt werden, damit alle aus dieser Erfahrung Nutzen schöpfen konnten.[661]

Im Krankheitsfall wurde der Prosektor von einem Kursteilnehmer ersetzt, den der Professor für Anatomie unter den fähigsten Bataillons- oder Oberchirurgen zu bestimmen hatte. Der Supplent übernahm nicht nur den Unterricht

655 Ebenda, VI.

656 *»So oft der Prosektor bemerken sollte, daß ein Praktikant ohne gültiger Ursache in dem Kolleg abgängig wäre, so oft melde er es an den das Spital kommandirenden Stabschirurgus; dieser wird sodann den Fehlenden zurechte weisen, oder bestrafen.«* Siehe dazu Brambilla, Instruktionen, 124.

657 Ebenda, 8–9.

658 Ebenda, 122.

659 Bock, Der Prosector, 2.

660 ÖStA, KA, MBeh, OFD, Bücher 3, Catalogus und Bücher 4, Catalog 1785 bis 1793.

661 Brambilla, Instruktionen, 124–125.

für die Zöglinge und die Herstellung der Präparate, sondern auch alle sonstigen Pflichten des Prosektors.[662] Dazu gehörten auch ganz banale Tätigkeiten wie das Läuten der Glocke zu Vorlesungsbeginn, das Aushängen der Stundenpläne in gläsernen Schaukästen, das Einheizen des Hörsaals und Hilfestellung für den Bibliothekar.[663]

Brambilla legte großen Wert auf den Unterricht der Zergliederungskunde:

»Die Physiologie ist eigentlich nichts anderes, als die Theorie der Anatomie, welche die Zusammensetzung des Körpers, und die Wirkung eines jeden Theils im gesunden und lebenden Zustande lehrt. Der menschliche Körper macht den Gegenstand der Physiologie aus, somit müssen die Vorlesungen über diese Wissenschaft auch größtentheils gleich mit der Anatomie bey den Zergliederungen der Leichname gehalten werden.«[664]

Einige Jahre später sah das der Anatomieprofessor der Universität Wien Josef Hyrtl (1810–1894) ganz ähnlich:

»Ohne Zerlegen, Greifen, und Sehen« – so Hyrtl in seinem Handbuch der Zergliederungskunst – »gibt es kein Denken in dieser Wissenschaft: das Handwerk aber, soll es gedeihen, verlangt Geschicklichkeit. Wo sie fehlt, ist von Anatomie keine Rede mehr [...] Das Zergliedern ist die eigentliche Seele der Anatomie.«[665]

So war es in der chirurgischen Ausbildung eine Selbstverständlichkeit, dass sich die Teilnehmer zur Winterzeit – und wenn eine hinreichende Anzahl von Leichen vorhanden war – unter der Anleitung des Anatomieprofessors oder des Prosektors in der Zergliederungskunst üben konnten.[666] Die erforderlichen Instrumente mussten die Kursteilnehmer neben der vorgeschriebenen Uniform und den Lehrbüchern allerdings selbst mitbringen. Die sogenannten Sackinstrumente[667] waren auf eigene Kosten anzuschaffen und im Falle von Abnutzung auch reparieren zu lassen.[668]

Die Vorbereitungen vor einer Sektion durch den Prosektor waren umfangreich. Die Leichname wurden gereinigt und von ekelerregenden Unsauberkeiten befreit.

»Die ersten und belehrendsten Zergliederungen müssen an frischen, sich durch Größe und Schönheit auszeichnende Leichname geschehen, damit der Anfänger bald möglichst

662 Ebenda, 43.
663 Ebenda, 127, 129 und 17.
664 Brambilla lehnte die gängige Praxis anderer chirurgischer Schulen, die Anatomie ohne Sektionen zu lehren, strikt ab und verglich es mit der Lehre von Geometrie ohne geometrische Figuren. Siehe dazu Brambilla, Instruktionen, 23–24.
665 Schultka/Göbbel, Präparationstechniken und Präparate, 49.
666 Brambilla, Instruktionen, 42.
667 Skalpell, Pinzette und alle anderen Instrumente begleiteten die Wundärzte nicht nur durch ihre anatomische Ausbildung, sondern auch bei den chirurgischen Operationen an Leichen und später im Beruf.
668 Brambilla, Instruktionen, 42.

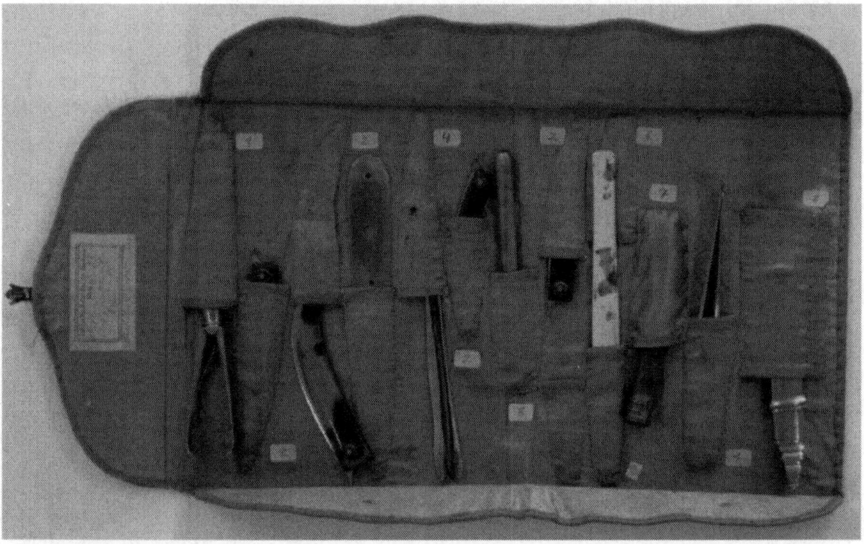

Abbildung 36: Sackinstrumente. *Quelle: Josephinum, Sammlungen und Geschichte der Medizin, MedUni Wien.*

richtige Begriffe und Vorstellungen von den Vollkommenheiten derselben zu erwerben im Stande ist. Zur Untersuchung der vollkommenen Knochen und zur Verfertigung der künstlichen und natürlichen Skelette, passen abgezehrte, aber wohlgebaute Körper von 20–30 jährigen Personen. Zur Darstellung der Bänder und Muskeln sind junge, ausgebildete, starke und wenig fette Leichname von 30–40 Jahren vom männlichen Geschlechte zu wählen. Zur Untersuchung und Darstellung der Eingeweide sind Leichname von allen Altern und von beiden Geschlechtern erforderlich. Nur des Mangels wegen dürfen minder vollkommene, übelgestaltete und abgezehrte zum Zergliedern verwendet werden. Die schicklichsten sind unstreitig die, welche entweder durch gewaltsame Todesart oder plötzlich an Krankheit gestorben sind, und die erwähnte Eigenschaft an sich haben.«[669]

Oft wurden Kopf- und Barthaare abgeschoren. Der Mastdarm und die Harnblase wurden durch wiederholtes Einspritzen und Ausdrücken entleert, um üblen Gerüchen vorzubeugen. Unverdaute Speisen und Getränke sollten durch Druckausübung auf die Magengegend herausgeschafft werden.[670]

Generell war der Winter für die anatomischen Arbeiten die günstigere Jahreszeit. Trotz natürlicher Kühlung mussten die Organe der Bauch- und Brusthöhle zuerst herausgenommen werden. Für längere Arbeiten konnten die Leichname mit kaltem Wasser, das mit Essig oder Weingeist vermischt wurde, behandelt werden. Einzelne Teile, die für die Demonstrationen bereits herge-

669 Bock, Der Prosector, 24 und 26.
670 Ebenda, 31–32.

richtet waren, wurden in mäßig feuchte Tücher eingeschlagen.[671] Der Professor der Anatomie und der Prosektor hatten dafür Sorge zu tragen, dass die zur Anatomie bestimmten Leichname keinen großen Gestank verbreiteten. Im Sommer durften anatomische Betrachtungen nur von kurzer Dauer sein und die Verfertigung von Präparaten musste rasch durchgeführt werden, denn »*das Ausdüften der Kadaver könnte nicht allein den daran arbeitenden Wundärzten, sondern auch den übrigen, im Spital wohnenden, Menschen schädlich werden*«.[672]

Bei den Sektionen mussten strenge Vorsichtsmaßnahmen eingehalten werden. Vor allem bei an Krankheiten Verstorbenen sollten die Wundärzte im Moment der Öffnung von Brust- und Bauchhöhle ihren Mund nicht direkt über den Kadaver halten. Die üblen Dünste der Eingeweide konnten sehr gefährliche Folgen haben.[673] Der erfahrene Prosektor Bock empfahl einen ersten mäßigen Einschnitt, um die Dämpfe entweichen zu lassen. Dabei sollte der eigene Kopf auch weggezogen werden.[674] Neben ausreichender Frischluftzufuhr sollten Sektionen beschleunigt durchgeführt werden und die am meisten zur Fäulnis neigenden Teile der Leiche zeitig entfernt werden.[675]

Die eigenen Hände waren schon vorher zu kontrollieren und es galt die Vermeidung von Verletzungen während der Sektion:

> »*Schnitte, Risse und Aufschürfung der Haut – ist man dergleichen habhaft geworden, oder hat man schon vorher, ohne es zu wissen, kleine Wunden an den Händen gehabt, deren Gegenwart bei der anatomischen Arbeit sich durch einen beissenden und brennenden Schmerz zu erkennen gibt: so muss man sogleich das Messer bei Seite legen und die Wunde mit reinem oder Salzwasser auswaschen; man lässt sie eine Weile bluten und bedeckt sich mit einem Stückchen englisches Pflaster, oder besser, mit einem Goldschlägerhäutchen und darüber ein grösseres Stückchen gutes Heftpflaster, oder nachdem es die Umstände erheischen, behandelt man sie mit versüsstem Quecksilber. Die Erfahrung hat bewiesen, dass Krankheitsstoffe sehr leicht durch Wunden eingesogen werden und zu bösen Übeln Veranlassung geben.*«[676]

671 Ebenda, 29–31.

672 Brambilla, Instruktionen, 41.

673 Ebenda, 41.

674 Bock wettert gegen die üble Angewohnheit mancher Untersuchenden, den Kopf so tief gesenkt zu halten, dass die Nase fast an den Leichnam stößt. Siehe dazu Bock, Der Prosector, 7–8.

675 Bock empfiehlt außerdem, nie mit leerem Magen an die Arbeit zu gehen, sondern vorher etwas feste Speisen und gute geistige Getränke mäßig zu genießen. Außerdem rauchte er während der Sectio eine Pfeife Tabak, um Übelkeit und Benommenheit durch den penetranten Geruch zuvorzukommen. Siehe dazu Bock, Der Prosector, 8.

676 Ebenda, 6–7.

In jedem Fall waren die Hände nach jeder Sektion gründlich zu waschen. Empfohlen wurde reines, kaltes Wasser und Seife, denn warmes Wasser förderte laut Bock die Einsaugung schädlicher Stoffe in die Haut.[677]

Die rauen Sitten beim Heer veranlassten Brambilla, nicht nur beim theoretischen Unterricht auf Disziplin zu pochen, sondern auch beim Zergliedern hatten sich die Kursteilnehmer an strenge Regeln zu halten. Während der Arbeit waren keine Gespräche gestattet, die schändlich und unanständig für ehrbare Menschen waren – insbesondere wenn weibliche Körper anatomisch zubereitet wurden.[678]

Eine Hauptaufgabe des Prosektors war die Herstellung von Präparaten, die dann im Anatomieunterricht gezeigt wurden:

> *»Der Prosektor lasse sich in allem, was die anatomischen Zubereitungen betrifft, von dem Professor der Anatomie leiten, und verfertige seine Präparate Tag für Tag nach der ihm vorgeschriebenen Ordnung. Alle Leichen und Präparaten aber müssen in der Zergliederungskammer verfertiget, und zur Zeit der Vorlesstunde wohl verdeckt in den Hörsal gebracht werden. Gleich nach der Vorlesung hat er zu sorgen, daß das Kadaver, oder auch sonstige feuchte Präparaten wieder in die Zergliederungskammer zurückgetragen werden, damit der Hörsal geräumt ist. Er erkühne sich nicht, unter was immer für einen Vorwand ein anatomisches Präparat ausser dem Präparierzimmer tragen zu lassen.«*[679]

Für die Aufbewahrung anatomischer Präparate wurde Weingeist verwendet, der nur mit Bewilligung des Professors für Anatomie aus der Apotheke abgegeben werden durfte.[680] In den Aufgabenbereich des Prosektors fielen auch die Reinhaltung und die Ordnung der Präparatenzimmer und der Zergliederungskammer. In diesen Räumen musste vor allem an heißen Tagen für eine ausreichende Belüftung gesorgt werden.[681]

Dem Prosektor war es gestattet, sich von ausgewählten Kursteilnehmern bei der Verfertigung der Präparate zur Hand gehen zu lassen. Anderen Kursteilnehmern, Praktikanten[682] oder gar fremden Personen, wie Soldaten, die keine Abscheu fassen sollten, durfte er keinen Zutritt zu den Zergliederungsräumen gewähren. Brambilla warnte die Angestellten auch ausdrücklich vor der An-

677 Ebenda, 9.
678 Brambilla, Instruktionen, 42.
679 Ebenda, 125 und 40.
680 Ebenda, 126.
681 Ebenda, 129.
682 *»Praktikanten war zwar erlaubt, bey Zergliederungen zugegen zu sein, auch Hilfe zu leisten, aber nie wird ihnen gestattet, dass sie mit dem Messer in der Hand arbeiten, damit man vielen üblen Folgen, die daraus entspringen können, vorbauet.«* Siehe dazu Brambilla, Instruktionen, 42.

nahme von Geschenken oder Bezahlung[683], weil er kein Kabinett für die Befriedigung von Sensationslust schaffen wollte.

Ein Absolvent der zweiten Phase der Akademie[684], der Italiener Gaetano Pizzighelli, schrieb in seinem Bericht ganz begeistert vom anatomischen Unterricht, den er erhalten hatte:

Für den theoretischen Unterricht, der täglich zwei Stunden dauerte, ließ der damalige Professor für Anatomie, Anton Römer, die Anschauungsobjekte in drei bis vier verschiedenen Arten in den Hörsaal bringen. Neben dem frischen Präparat standen Präparate in Weingeist und aus Wachs zur Verfügung. In manchen Fällen wurde den Studenten auch ein Trockenpräparat zur Ansicht vorgelegt. Die erste Erklärung gab es vom Professor, dann wiederholte der Prosektor zusammen mit drei besten Schülern des Kurses die Theorie zu den gezeigten Objekten. Pizzighelli schreibt, dass es durch diese Form des Unterrichts unmöglich war, sich dem Wissen zu entziehen.[685]

Das theoretisch Gelernte wurde am Nachmittag im Sezierkurs verfestigt. Pizzighelli war von der Größe und der Ausstattung der Zergliederungskammer angetan. Für die Anfänger standen 13 Tische zur Verfügung, wobei sich vier Männer einen Tisch teilten. Angeleitet wurden sie von einem Studenten aus dem zweiten Jahr. In den ersten zwei Monaten wurden die Bänder des Körpers behandelt, dann weitere zwei Monate die Muskulatur. Die restliche Zeit gab es Injektionsübungen für Arterien und Venen. Für jede Woche gab der Professor eine neue Aufgabe. Am Freitag sollte das Präparat fertig sein und die Studenten wurden zu den Ergebnissen befragt.[686]

Hans Rabl[687] stellt den Sezierunterricht in denselben Räumen 1848 in seinen Erinnerungen in einem anderen Licht dar. Er kam als Medizinstudent von Oberösterreich nach Wien in eine recht schwierige Situation. Durch die Schließung des alten Universitätsgebäudes im Jahr 1848 und in Ermangelung neuer Orte war das Studium auf mehrere Lokalitäten in Wien verteilt worden. Die Anatomie wurde zu jenem Zeitpunkt in der Josephsakademie gelesen. Rabl äußert sich positiv über die Schönheit des Hörsaals. Die Sektionslokalitäten mitsamt ihren Einrichtungen beschreibt er dagegen als völlig veraltet und abgenutzt. In einem großen gewölbten Raum stand eine Anzahl schwarz gestrichener Seziertische in schlechtem Zustand zur Verfügung. Für die Beleuchtung gab es zwar zwei Halter zur Befestigung einer Lichtquelle, die Kerzen mussten

683 Ebenda, 125–126.

684 1824–1848 mit dem Großen Lehrkurs, der fünf Jahre dauerte, und dem Niederen Lehrkurs mit drei Unterrichtsjahren.

685 Pizzighelli, Accademia, 31.

686 Ebenda, 31–32.

687 Hans Rabl stammte aus einer Familie, die eine lange Tradition in Heilberufen hatte. Die Familie Rabl brachte viele Ärzte und Wundärzte hervor.

die Studenten aber selbst mitbringen. Das früher so gerühmte steinerne Becken war für Rabl nicht größer als eine Badewanne mit fließendem Wasser. Zur Konservierung wurden die Leichen und Leichenteile darin aufbewahrt – aus Platzmangel laut Rabl *hineingestopft*. Sonst gab es keine Ausstattung bis auf ein kleines schmales Kabinett als Zimmer für den Assistenten, das einen kleinen Seziertisch beinhaltete.[688] Diese Missstände konnten erst 1866 durch die Errichtung eines völlig neuen Anatomiegebäudes behoben werden.[689]

Die sterblichen Überreste fielen in den Aufgabenbereich des Prosektors und des Totengräbers. Die in den Ausweisen angeführten Totenzahlen aus dem Spital lassen den Rückschluss auf ein beträchtliches Arbeitspensum zu.[690] Für 1794 liegt sogar eine Abrechnung über die Unterhaltung der Josephinischen medizinisch-chirurgischen Akademie vor. Darin sind unter Punkt A die *»Festgesetzten Besoldungen und Zulagen«* aufgeführt. An vorletzter Stelle gibt es eine Position für den *Todtengräber*, der einen Basissold von rund 60 fl. pro Jahr bezog. Zusätzlich wurde ihm jede Bestattung abgegolten. Im Ausweis ist die Anzahl von *»1011 Köpfen«* angegeben, für die der Totengräber 33 fl. und 47 Kreuzer erhielt, umgerechnet zwei Kreuzer für jedes Grab.[691] Bei der Überführung und Bestattung der Kadaver legte Brambilla darauf Wert, dass niemand die Teile zu Gesicht bekam – es sollte stets *»alles wohl bedeckt«* sein.[692]

Der *Professor für Pathologie* hatte seinen Lehrauftrag ebenfalls über die ganzen zwei Jahre der Ausbildung. In dieser Zeit musste er den umfangreichen, von Brambilla vorgegebenen Stoff durchnehmen.[693]

- Allgemeine Pathologie über alle chirurgischen Krankheiten, die sechs natürlichen Dinge (Luft, Speis und Getränk, Ausleerung und Zurückhaltung, Bewegung und Ruhe, Schlafen und Wachen, Gemütsheiterkeit)
- Ätiologie oder Ursachenlehre über die Einteilung der inneren Symptome in vorhergehende, entfernte und nächste Ursache

688 Rabl beschreibt unter anderem in seinen Memoiren die körperlichen Anstrengungen rund um die Erreichung der verschiedenen Studienorte zu Fuß. Vollständige Beschreibung in: Rabl, Anfänge, Ausbreitung und Werdegang, 190 und192.

689 Kirchenberger, Chronologie Josefs-Akademie, 14.

690 Siehe dazu beispielsweise Komparativer Ausweis über die Kranken- und Todtenzahl 1795. In: ÖStA, KA, ZSt, MilKom, Nostiz-Rienek, Karton 14.

691 1794 hat der Totengräber einen Sold von 86 fl. 47 kr. erhalten. Für das folgende Jahr war für ihn ein Budget von 96 fl. angenommen worden. Siehe dazu Wie viel die Unterhaltung der Josephinischen medizinisch-chirurgischen Akademie jährlich gekostet hat. In: ÖStA, KA, ZSt, MilKom, Nostiz, Karton 14.

692 Brambilla, Instruktionen, 126.

693 Brambilla, Instruktionen, 44–82. Brambilla weist die von anderen chirurgischen Schulen verfolgte Gliederung der Pathologie, wo nach Geschwülsten, Wunden, Geschwüren, Brüchen, Verrenkungen und Beinbrüchen eingeteilt wurde, strikt von sich und zieht die oben angeführte Ordnung vor. Siehe Instruktionen, 59, und vergleiche Acquarelli, Von Zöglingen, 175.

- Symptomatologie als Lehre von den widrigen Wirkungen der Krankheiten
- Semiotik über die Zeichen der Krankheiten: heilsame, üble und sinnliche Zeichen sowie Schlusszeichen
- Arzneimittellehre über Arzneien aus dem Tier-, Pflanzen- und Mineralreich, einfache, zusammengesetzte und zubereitete Medikamente
- Therapeutik mit den drei Heilungsarten gründlich, lindernd, vorbauend
- Nosologie: über die Krankheiten der innerlichen und äußeren Reize, das Übel vom verhinderten oder unterdrückten Umlauf der Säfte, Krankheiten durch Veränderung einer natürlichen Lage, Übel durch fehlerhafte oder unnatürliche Bildung
- Hygiene

Der *Professor für Operationslehre*[694] war für die Bandagen- und Instrumentenlehre verantwortlich sowie für den Unterricht der gerichtlichen Wundarzneikunde. Brambilla hatte auch in diesem Bereich genaue Vorstellungen.[695]
- Allgemeine Begriffe
- Bandagen: über die Notwendigkeit der Bandagen, die verschiedenen Klassen nach Figur, Länge und Breite, Einteilung nach den Körperteilen und die praktische Anwendung der Bandagen
- Instrumentenlehre über die Verwendung von guten und vollkommenen Instrumenten, Einteilung in schneidende, stechende, brennende und stumpfe Instrumente
- Operationslehre mit der Einteilung der Operationen nach Zusammenfügung, Trennung, Herausziehung, Beisetzung. Operationen, die zur minderen Chirurgie gehören: Schröpfen, blasenziehende Pflaster, Dampfbäder, Aderlass. Verrenkungen der Knochen, Beinbrüche, Verletzungen durch Gewalt, Schädeltrepanation, Operationen an Ohren und Augen u. v. m.
- Operationen an Leichen zum Üben. Besonders geschickte Bataillonschirurgen durften Operationen auch an lebenden Patienten vornehmen und mussten sie dann auch unter Aufsicht des Stabschirurgen weiterbetreuen.
- Innerliche Krankheiten
- Gerichtliche Wundarzneikunde über Fälle aus dem peinlichen Gericht, Sachen der bürgerlichen Rechte (Notzüchtigung, Totgeburten), ansteckende Seuchen, Angelegenheiten der geistlichen Gerichte wie Ursachen der Ehescheidung und Unfruchtbarkeit der Frauen oder das Unvermögen der Männer
- Geburtshilfe

694 Der erste eingesetzte Professor für Operationslehre war der Militärchirurg Johann Hunczovsky, dessen Lehrbuch über die Operationslehre über viele Jahre im Unterricht Verwendung fand. Siehe Hunczovsky, Anweisung zu chirurgischen Operationen.

695 Brambilla, Instruktionen, 83–101, und vergleiche Acquarelli, Von Zöglingen, 175–176.

Der *Professor für medizinische Pathologie*[696] hatte einen Großteil seiner Vorlesungen direkt am Krankenbett abzuhalten.

- Medizinisch-klinische Vorlesung über allgemeine und besondere Pathologie, Krankheiten von kurzer Dauer und langwierige, verschiedene Arten von Fieber
- Praktische Erklärungen beim Krankenbett. Diese fanden nach dem Verbandswechsel durch den Stabschirurgen statt, aber vor dem allgemeinen Vorlesungsbeginn.

Der *Professor für Chemie und Botanik* war zeitgleich als Direktor für sämtliche Militärapotheken zuständig. Die Vorlesung in Botanik wurde von Mai bis Juli oft im eigenen botanischen Garten der Akademie nach dem System des Botanikers Carl von Linné abgehalten. Chemie wurde von November bis Dezember im Hörsaal gelehrt. In der Botanik sollte der Professor seinen Schwerpunkt auf die Kräuterkunde legen. Für Chemie schrieb Brambilla die Anfangsgründe der Scheidekunst, die drei Naturreiche, medizinische Chemie und Apothekerkunst sowie physiologische und pathologische Chemie vor.[697]

7.2.3 Die Studenten und ihr Unterricht

Ein wichtiger Teil der Ausbildung war das disziplinierte Leben auf dem Campus. Die Zöglinge durften sich in der Akademie, im Militärhauptspital und in den Nebengebäuden aufhalten. Sie wurden vom Prosektor überwacht. Die Kursteilnehmer wurden jeden Monat von einem anderen Bataillonschirurg aus ihren Reihen, der abgängige oder zu spät gekommene Teilnehmer melden musste, im Auge behalten.[698] Zur Vermeidung der Zustände wie in der chirurgischen Schule im Gumpendorfer Spital mit Kursteilnehmern, die immer wieder zu ihren Pflichten bei den Regimentern zurückgerufen wurden, erhielten die zum Lehrkurs beorderten Feldchirurgen eine doppelte Gage[699] mit der Auflage, den Kurs ohne Aussetzen zu besuchen und die Stadt nicht zu verlassen.[700] Ferien gab es nur zu Weihnachten und zu Ostern. Im August war wegen der große Hitze zwar vorlesungsfrei, aber die Feldchirurgen mussten entweder zu ihren Regimentern zurück oder im Spital bleiben und den Visiten beiwohnen.[701]

696 Brambilla, Instruktionen, 102–108 und vergleiche Acquarelli, Von Zöglingen, 176.
697 Ebenda, 109–113 und vergleiche ebenda, 176.
698 De Luca, Wiens gegenwärtiger Zustand, 403, und Brambilla, Instruktionen, 11.
699 Ausweis über die Unterhaltung der Akademie. Siehe dazu ÖStA, KA,MilKom, Nostiz, Karton 14.
700 Brambilla, Instruktionen, 13–14.
701 Ebenda, 12.

Für die Unterbringung der rund 200 Zöglinge[702] gab es neben der Akademie ein eigenes Wohnhaus. Die Zimmer waren für fünf bis sechs Bewohner eingerichtet. In zeitgenössischen Berichten wird immer wieder betont, dass jeder sein eigenes Bett und einen eigenen Kasten hatte. Zur Aufrechterhaltung der Ordnung gab es eigene Wärter für je zwei Zimmer und in den Zimmern hatte der Älteste die Aufsicht. Das Tragen der richtigen Uniform[703], der pünktliche Besuch der morgendlichen Visiten sowie der Vorlesungen und die Ausgangssperre am Abend wurden streng kontrolliert. Im Winter mussten alle Männer um 20 Uhr und im Sommer um 21 Uhr im Zöglingshaus sein. Wer zu spät kam, stand vor verschlossenen Türen und musste sich beim Hausmeister melden. Wiederholte Vorkommnisse führten zur Entlassung aus der Akademie.[704]

Die Speisen wurden gemeinsam eingenommen. Für drei Gulden im Monat erhielten die Zöglinge und Kursteilnehmer vom Spitalstraiteur jeden Tag ein warmes Essen. Es gab täglich eine kräftige Suppe und ein Stück Fleisch mit Gemüse.[705] Die Unterkunft, Licht, Holz und vor allem die Ausbildung erhielten die Feldchirurgen kostenfrei. Im Gegenzug wurden von ihnen Disziplin und eine hohe Lernbereitschaft gefordert. Für alle Vorlesungen herrschte eine strenge Ordnung. Abgesehen von der strikten Einhaltung der Uhrzeiten durfte niemand während der Vorlesungen durch den Saal gehen. Zum Erlernen des vorgetragenen Stoffs waren täglich Lesestunden in der Bibliothek vorgesehen, die unbedingt eingehalten werden mussten. Brambilla hatte nicht nur die Lehrpläne akribisch zusammengestellt, sondern auch exakte Stundentafeln vorgegeben, die auf die saisonalen Bedingungen – wie Botanikunterricht im Sommer – und den Sonnenstand Rücksicht nahmen. In den Sommermonaten fingen die Vorlesungen um 8 Uhr an, in den Wintermonaten erst um 9 Uhr.

Die folgenden Tabellen zeigen die Stundenpläne für die jeweiligen Trimester und sind dem Anhang von Brambillas Instruktionen entnommen.[706]

---

702 Praktikanten und akademische Zöglinge. Siehe dazu Catalog 1785 bis 1793. In: ÖStA, KA, MBeh, OFD, Bücher 4.

703 Angesichts der Tatsache, dass manche Praktikanten schon nach wenigen Monaten zu Regimentern geschickt wurden, war die verpflichtende Anschaffung der Uniform, der Bücher und der Instrumente durchaus eine ökonomisch bedeutsame Frage. Siehe dazu Brambilla, Instruktionen II. Abtheilung, Viertes Kapitel: Pflichten und Ordnungen, die den Practicanten obliegen, 48–64.

704 De Luca, Wiens gegenwärtiger Zustand, 403.

705 Baldinger, Nachricht, 16.

706 Brambilla, Anhang zu den Instruktionen und vergleiche Acquarelli, Von Zöglingen, 177–179.

Horarium

Pro Septembri & Octobri

Für die Professores der k.k. Chirurgischen Militär-Academie

Tage	Vormittag					Nachmittag	
	Professor Medicinae	Professor Anatomiae	Professor Pathologiae	Professor Operationum	Bibliotheca	Prosector	Bibliotheca
	Stund	Stund	Stund	Stund	Stund	Stund	Stund
Montag	9	10	--	8	--	3	4
Dienstag	--	10	9	8	--	--	4
Mittwoch	--	10	9	--	8	3	--
Donnerstag	--	--	--	--	8	--	--
Freytag	--	10	9	8	--	3	4
Samstag	9	--	10	8	--	3	4

Abbildung 37: Horarium pro Septembri, & Octobri (1784). *Quelle: Brambilla, Anhang zu Instruktionen.*

Horarium Pro Novembri, Decembri, & Januario Für die Professores der k.k. Chirurgischen Militär-Academie									
	Vormittag					Nachmittag			
Tage	Professor Medicinae	Professor Anatomiae	Professor Pathologiae	Professor Operationum	Bibliotheca	Prosector	Professor Chemiae	Professor Operationum	Bibliotheca
	Stund	Stund	Stund	Stund	Stund	Stund	Stund	Stund	Stund
Montag	9	10	--	--	--	2	3	--	4
Dienstag	--	10	9	--	--	--	--	3	4
Mittwoch	--	10	9	--	--	2	--	3	4
Donnerstag	--	--	--	9	10	--	--	--	--
Freytag	--	10	9	--	--	2	3	--	4
Samstag	9	--	10	--	--	2	--	3	4

Abbildung 38: Horarium pro Novembri, Decembri, & Januario (1784). *Quelle: Brambilla, Anhang zu Instruktionen.*

Horarium Pro Februario, Martio, & Aprili Für die Professores der k.k. Chirurgischen Militär-Academie								
	Vormittag					Nachmittag		
Tage	Professor Medicinae	Professor Anatomiae	Professor Pathologiae	Professor Operationum	Bibliotheca	Prosector	Professor Operationum	Bibliotheca
	Stund	Stund	Stund	Stund	Stund	Stund	Stund	Stund
Montag	9	10	--	--	--	2	--	4
Dienstag	--	10	9	--	--	--	3	4
Mittwoch	--	10	9	--	--	2	3	4
Donnerstag	--	--	--	9	10	--	--	--
Freytag	--	10	9	--	--	2	--	4
Samstag	9	--	10	--	--	2	3	4

Abbildung 39: Horarium pro Februario, Martio, & Aprili (1784). *Quelle: Brambilla, Anhang zu Instruktionen.*

Horarium

Pro Majo, Junio, & Julio

Für die Professores der k.k. Chirurgischen Militär-Academie

Tage	Vormittag						Nachmittag	
	Professor Botanices	Professor Medicinae	Professor Anatomiae	Professor Pathologiae	Professor Operationum	Bibliotheca	Prosector	Bibliotheca
	Stund	Stund	Stund	Stund	Stund	Stund	Stund	Stund
Montag	8	9	10	--	--	--	3	4
Dienstag	--	--	10	9	8	--	--	4
Mittwoch	--	--	10	9	8	--	3	4
Donnerstag	--	--	--	--	9	10	--	--
Freytag	8	--	10	9	--	--	3	4
Samstag	--	9	--	10	8	--	3	4

Im Monat August sind Ferien.

Abbildung 40: Horarium pro Majo, Junio, & Julio (1784). *Quelle: Brambilla, Anhang zu Instruktionen.*

Die akademischen Zöglinge waren ausdrücklich zu strebsamem Lernen angehalten, denn Brambilla hatte verfügt, dass die Professoren »*die zum dem Lehrkurs beruffenen Feldwundärzte in den zween letzten Tagen eines jeden Monates aus den während dieser Zeit vorgetragenen Theilen der Wissenschaft*« zu prüfen hatten.[707] Zöglinge, die mit dem Lernpensum nicht mithalten konnten, wurden vorzeitig weggeschickt.[708]

Bei der Eröffnung der Akademie im November 1785 wurden 80 Zöglinge aus Gumpendorf in den neuen Ausbildungsbetrieb übernommen. 1786 begann ein neuer zweijähriger Kurs mit vierzig Teilnehmern, der vollständig in der Josephsakademie abgehalten wurde.[709] 27 von ihnen bestanden 1788 die Abschlussprüfungen und erhielten Stellen als Bataillons- und Regimentschirurgen.[710] Der Rest fiel wegen Erfolglosigkeit aus. Es gab aber auch Todesfälle zu beklagen, wobei als Ursache Lungenentzündung angegeben wurde. Auf diejenigen, die es bis zum Schluss schafften, warteten umfangreiche Abschlussprüfungen. Je nach Studienerfolg konnten die Zöglinge *pro gradu* antreten oder *pro magisterio*. Im ersten Examen wurden Fragen zu Anatomie, Physiologie, Botanik, Chemie, Pathologie und allgemeiner Therapie gestellt. Bei der zweiten Prüfung stellten die Professoren Fragen zu Chirurgie, spezieller Pathologie, spezieller Therapie, Geburtshilfe und Rechtsmedizin.[711] Bei einem Antritt *pro magisterio* schlossen erfolgreiche Kandidaten mit dem Titel *Magister der Chirurgie* ab. Wenn ein Kandidat *pro gradu* angetreten war und bei allen Fragen exzellent abschnitt, wurde eine Einladung zur *disputatio* ausgesprochen, deren Bestehen zur Verleihung des Titels *Doktor der Chirurgie* führte.[712] Es kam auch durchaus vor, dass ein Kandidat *pro gradu* angetreten war, um dann nur mit dem Magister abzuschließen.[713]

Die Protokolle der Rigorosen zeigen, wie umfangreich das Wissen der Kandidaten sein musste, die etwa zu den Abschlussprüfungen *pro gradu* antraten. Ein eindrucksvolles Beispiel zeigt die Niederschrift der Fragen, die im April 1792 an einen Bataillonschirurgen des Franz-Kinsky-Infanterieregiments gerichtet wurden. Conrad Boogers erhielt am 10. April 1792 im ersten Examen Fragen *ex geometria, ex anatomia et physiologia* und *ex pathologia chirurgica*. Vier Tage später folgte die zweite Prüfung *de doctrina operationum, de arte obstetrica, de*

707 Brambilla, Instruktionen, 11.
708 Bei diesen Zöglingen scheint der Vermerk »*Ohne Erfolg und ohne Hoffnung*« auf.
709 In einer Quelle werden 40 der geschicktesten Bataillonschirurgen erwähnt, die 1786 als akademische Zöglinge aufgenommen wurden. Siehe dazu Baldinger, Nachricht, 17.
710 Magister wurden Bataillonschirurgen, Doktoren kamen auf Regimentschirurgenstellen. Siehe dazu Protocoll 1785 bis 1798. In: ÖStA, KA, MBeh, OFD, Bücher 5.
711 Protocoll über die in Examine Rigoroso. In: UAW, Akten zum Josephinum.
712 Brambilla, Verfassung und Statuten, 41–52.
713 Protocoll über die in Examine Rigoroso. In: UAW, Akten zum Josephinum.

chirurgia legali, ex pathologia medica, de chemia und *de botanica.* Conrad Boogers musste zu rund fünfzig Fragen Rede und Antwort stehen, bevor ihn das Prüfungskomitee mit allen akademischen Würden entließ.[714]

7.2.4 Der erste Niedergang

Die Anfangsjahre der Akademie liefen ganz nach Brambillas Plänen, doch das Jahr 1788 brachte die erste Bewährungsprobe. Ein neuer Krieg gegen die Türken machte die Mobilisierung der Regimenter notwendig. Die Regimentsleitungen meldeten der Oberstfeldärztlichen Direktion einen Bedarf von 590 Regiments- und Bataillonschirurgen. Die Zahl der Unterchirurgen und Praktikanten[715] und der Personalbedarf in den Hauptquartieren und den dazugehörigen Spitälern waren bei dieser Erhebung nicht berücksichtigt.[716] Trotz aller Ausbildungsbemühungen konnte der erforderliche Personalstand nicht erreicht werden. Die Regimenter mussten mit den verfügbaren 430 Feldärzten in den Krieg ziehen.[717]

Diese Abkommandierung zog chaotische Zustände an der Akademie nach sich. Der Aufenthalt der Praktikanten verkürzte sich auf wenige Monate, in ganz extremen Fällen dauerte der Aufenthalt sogar nur ein paar Tage.[718] Eine ähnliche Situation fand sich bei den akademischen Zöglingen. Die zweijährige Abwesenheit vom Heer von Chirurgen aus den oberen Rängen war aufgrund der Kriegssituation nicht möglich. Um für Nachwuchs zu sorgen, wurden viel zu junge und unerfahrene Männer zum *Großen Lehrkurs* zugelassen, die das gewaltige Lernpensum kaum bestehen konnten. Für sie war die Ausbildungsdauer von zwei Jahren zu kurz.

Aufgrund des Fehlens von geeigneten Personen aus dem Militärbereich wurde die Akademie 1789 für Zivilpersonen geöffnet. Joseph II. hatte diesen Schritt schon in den Statuen festschreiben lassen, doch bis dato hatte es keine freien Plätze gegeben. 1789 wurden die ersten drei Zivilchirurgen in die Akademie aufgenommen – sie wurden als *Studierende* bezeichnet. Die Aufzeichnungen über die Studierenden, die im Universitätsarchiv aufbewahrt werden, wurden

714 Protokoll über die in Examine Rigoroso. In: UAW, Jo 7.1, 042f.

715 Im Buch 6 der OFD wurde eine Liste der Unterchirurgen und Praktikanten bei der ungarischen Armee erfasst. Das waren rund 300 junge Männer.

716 Das *Exercitium Regulaments* aus dem Jahr 1749 sieht pro Feldscherer die Beigabe von zehn Unterfeldscherern vor, das heißt jedem Regimentschirurgen stünden noch mindestens zehn Untergebene zu. In: König, Blutiges Handwerk, 50–51.

717 Protocoll 1785 bis 1798. In: ÖStA, KA, MBeh, OFD, Bücher 5, und Protocoll 1788. In: ÖStA, KA, MBeh, OFD, Bücher 6, 35–43.

718 Im Jahr 1793 wurden 320 Praktikanten aufgenommen, in den Folgejahren lag die Zahl bei rund 200 pro Jahr. Im Jahr 1799 waren es wieder 349 Praktikanten. Siehe dazu Catalog 1785 bis 1793. In: ÖStA, KA, MBeh, OFD, Bücher 4 sowie Catalogi der Zöglinge, Bücher 8 und 9.

Nationale der Civil-Chirurgen, welche bey hiesiger Akademie Collegia hören genannt.[719] Von einem Kursbesuch unabhängig war zivilen Kandidaten auch die Möglichkeit gegeben, nur zur Prüfung anzutreten. In einem Rigorosenprotokoll wurden 1789 beispielsweise sieben Prüfungen verzeichnet, wovon zwei von Zivilpersonen abgelegt wurden.[720] Die akademische Ausbildung erlitt trotz der Öffnung große Einbußen. 1790 gab es nur einen Absolventen, der *pro gradu* bestand, und 21 Absolventen, die mit *pro magisterio* abschlossen.[721]

Eine weitere Anfrage des Hofkriegsrats an die Akademie zur Entsendung von Personal stammt von 1796. Der Hofkriegsrat forderte die sofortige Abkommandierung von fünfzig Unterchirurgen und dreißig Oberchirurgen. Die Direktion der Akademie konnte mit dem Hinweis auf die geringe Zahl der akademischen Zöglinge nur abschlägig antworten. Statt der geforderten fünfzig Unterchirurgen gab es nur zwanzig. Für die Stelle als Oberchirurgen eigneten sich sogar nur drei Zöglinge.[722]

Die anhaltenden Probleme bestätigten den Gegnern und Kritikern, die es von Anfang an gab, ihre Bedenken. Neben den zu hohen Kosten für die Ausbildung, dem allgemeinen Aufwand und den teuren Präparaten war vor allem die viel zu kurze Studiendauer heftig bekämpft worden. Ein besonders großer Streitpunkt waren die verliehenen Doktorgrade, die an der Universität Wien nur nach einem fünf- bis siebenjährigen Studium erlangt werden konnten. Versuche einer Angleichung wurden von Joseph II. abgeschmettert – weder der Vorschlag zur Ausweitung des Studiums an der Akademie noch die Einführung einer philosophischen Grundausbildung für die akademischen Zöglinge fanden Gehör.[723]

Die geringen Resultate waren aber auf die kriegerischen Auseinandersetzungen und nicht auf Fehler Brambillas zurückzuführen. Der Oberstabschirurg hatte die Akademie und das Studium auf vorgebildete und erfahrene Chirurgen zugeschnitten, die auf der Akademie das erforderliche Wissen für eine Stelle als leitende Regimentschirurgen erwerben sollten. Es war nie angedacht gewesen, dass viel zu junge Männer in den Genuss der teuren Ausbildung gelangten und automatisch zum Scheitern verurteilt waren.

Es gab unter Franz I. Bemühungen, den Unterricht zu reformieren und dem

719 Nationalia 1789–1804. In: UAW, Jo 1.1.

720 Protokoll über die in Examine Rigoroso. In: UAW, Jo 7.1.

721 Ebenda und Protocoll 1785 bis 1798. In: ÖStA, KA, MBeh, OFD,Bücher 5.

722 Protokoll der Hofkriegsrathsverordnungen. In: UAW, Jo 27.1 1796–1806 und vergleiche Acquarelli, Von Zöglingen, 183.

723 Brief vom 14. Juni 1786 an Joseph II. In: ÖStA, AVA, Unterricht und Kultus, StHK, Teil 1, Karton 18, Medizinische Fakultät Sig. 4 und Aktenlauf vom 23. Jänner 1819 – Vortrag der Studienhofkommission an Seine Majestät über den Studienplan und vom 29. May 1820 – Prüfung des vorgelegten Vortrags. In: ÖStA, AVA, Unterricht und Kultus, StHK, Teil 2 (1792–1847), Akten 648, Konvolut 1, Wiener medizinisch-chirurgische Josephs-Akademie Sig. 15 A.

Lehrplan der Universität anzugleichen, doch der Kaiser wollte die Betonung auf die militärischen Erfordernisse und die kurze Ausbildungsdauer nicht aufgeben.[724] Anfang des 19. Jahrhunderts wurde die Josephsakademie aufgefordert, bei den Abschlussprüfungen sorgfältiger und strenger zu prüfen, weil das Niveau im Vergleich zur Universität als zu niedrig angesehen wurde. Die an der Akademie promovierten Doktoren wurden nicht als gleichwertig mit den Universitätsabgängern gesehen. 1820 spitzte sich die Situation in einer Art und Weise zu, dass sich Franz I. gezwungen sah, in einer allerhöchsten Entschließung vom 20. Februar 1820 die Vorlesungen an der Akademie zu suspendieren.[725]

7.3 Höherer und Niederer Lehrkurs

Die Akademie blieb über vier Jahre lang geschlossen. In dieser Zeit gab es zahlreiche Überlegungen, doch 1822 fiel die Entscheidung, die Pforten der Josephsakademie erneut zu öffnen. Das Haus sollte weiter als Einrichtung für den Unterricht in Medizin und Chirurgie genutzt werden, doch nicht in der ursprünglich geplanten Form. Nach einer kompletten Umstellung der Studien- und Stundenpläne[726] wurde der Betrieb mit einem *Höheren* und einem *Niederen Lehrkurs* im Oktober 1824 in der *restaurierten Academie* wieder aufgenommen.[727]

Für die bessere Planung hatte die Oberstfeldärztliche Direktion mit einer erneuten Erhebung des Personalstands begonnen. Schon ab 1802 war bei der Armee zur Bezeichnung *Arzt* übergegangen worden. Daher sind im Protokoll in alphabetischer Reihenfolge *Unter-, Ober- und Regimentsärzte* aufgezeichnet. Ende Dezember 1824 standen der Armee 1.759 Ärzte zur Verfügung, von denen aber nur ein geringer Prozentsatz Brambillas *Großen Lehrkurs* frequentiert hatte.[728]

Mit der Wiederaufnahme der Lehre gab es auch Änderungen in der Administration, denn die Aufzeichnung der sogenannten Nationalia der Zöglinge ging vom Oberstfeldärztlichen Dienst in die Hände der Akademieleitung über.

724 Protokoll der unterthänigen Militär-Sanitäts-Kommission die Verbesserung der k. k. Josephs-Akademie und des gesammten k. k. Militär-Sanitätswesens betreffend und Studien-Verfassung an der kais. königl. Josephs-Akademie der Kriegs-Arznei-Wissenschaft und Brief von Franz I. Siehe dazu ÖStA, KA, MilKom, Nostiz, Karton 14.

725 Kirchenberger, Chronologie, 8–9, und Pizzighelli, Accademia, 15, und vergleiche Acquarelli, Von Zöglingen, 184.

726 Verbesserter Studienplan. In: ÖStA, AVA Unterricht StHK Teil 2, Karton 648, Sig. 15 A, Wiener Medizinisch-chirurgische Josephs-Akademie 1822–1847.

727 Kirchenberger, Chronologie, 10, und vergleiche Acquarelli, Von Zöglingen, 184.

728 Myrdacz, Handbuch Militärärzte, 15, und Protokoll 1824. In: ÖStA, KA, MBeh, OFD, Bücher 16 und vergleiche Acquarelli, Von Zöglingen, 185.

Sämtliche Verzeichnisse sind im Universitätsarchiv erhalten und einsehbar. In den Höheren Lehrkurs wurden im November 1824 30 Zöglinge aufgenommen und in orangefarbenen Bänden erfasst. Der Niedere Lehrkurs war an das niedere medizinisch-chirurgische Studium an der Universität angelehnt und dauerte zwei Jahre. In den ersten Durchlauf wurden 102 Feldwundärzte aufgenommen. Ihre Nationalia wurden in grün eingebundenen Folianten niedergeschrieben.[729]

Die Praxis, auch Zivilpersonen - nun auch ohne jegliche Vorkenntnisse - in die Akademie aufzunehmen, wurde weiterhin eingehalten. Diese Zöglinge mussten sich die Ausbildung aber selbst finanzieren und sich zu acht Jahren Armeedienst verpflichten, wohingegen die entsendeten Militärärzte Ausbildung, Kost und Logis sowie ein Monatsgehalt[730] erhielten. Die Zöglinge des Höheren Lehrkurses hatten je nach Lernfortschritt die Möglichkeit mit dem Doktor- oder dem Magistergrad abzuschließen. Sie waren nach dem Abschluss zu 14 respektive zehn Jahren Armeedienst verpflichtet. Der Niedere Lehrkurs schloss mit dem Meister beziehungsweise Patron der Wundarzneikunst ab. Diese Chargen mussten als Gegenleistung für ihre Ausbildung acht Jahre dienen.[731] Den Armeeärzten war der Besuch einer Universität streng untersagt, graduierte zivile Ärzte wurden hingegen nach einer einjährigen Praxis im Militärspital in die Armee aufgenommen.[732]

Von dieser zweiten Phase der Akademie existiert ein sehr ausführlicher Bericht des Italieners Gaetano Pizzighelli, der seine Entsendung zum Höheren Kurs von 1832 bis 1837 dem damaligen Herzog von Lucca, Don Carlo Lodovico, verdankte und sein Werk selbigem widmete.[733] Pizzighelli zählte nicht nur sämtliche gelehrten Fächer auf, sondern hielt auch die Vortragszeiten der beiden Kurse fest. Die folgenden Lehrpläne sind dem Bericht entnommen worden. Die von ihm gelisteten Vorlesungen werden in Form von Stundenplänen dargestellt.[734]

Der Studienplan des Höheren Lehrkurses[735] war auf die oben angesprochenen fünf Jahre ausgerichtet.[736]

---

729 UAW, Jo 3.1 Nationale (orangefarbene Bände) 1824, und UAW, Jo 2.1 Nationale (grüne Bände) 1824/27 und vergleiche Acquarelli, Von Zöglingen, 185.

730 Die Zöglinge des Höheren Lehrkurses erhielten 23 fl. im Monat, jene des Niederen Lehrkurses 19f. Siehe dazu Pizzighelli, Accademia, 26.

731 Ebenda, 25–26, und Kirchenberger, Chronologie, 11.

732 Allerhöchste Entschließung vom 3. September 1829. Siehe dazu Kirchenberger, Chronologie, 11.

733 Pizzighelli, Accademia, Dedica und Prefazione.

734 Siehe dazu auch Acquarelli, Von Zöglingen, 185–188.

735 In Anlehnung an die Lehre an den Universitäten mussten die Zöglinge des Höheren Kurses Lateinkenntnisse vorweisen können. Die Stundenpläne zeigen, dass einige Fächer wie beispielsweise die Pharmakologie in lateinischer Sprache unterrichtet wurden. In den Fächern Anatomie und Geburtshilfe war hingegen Deutsch in Verwendung, denn diese Vorlesungen wurden von den Zöglingen beider Kurse frequentiert.

1. Jahr: Naturgeschichte: Mineralogie, Zoologie, Botanik, theoretische und praktische Anatomie
2. Jahr: Menschliche und vergleichende Physiologie, theoretische und experimentelle Chemie. die Studenten mussten Anatomie ein zweites Mal ohne Prüfung belegen.
3. Jahr: Pharmakologie, Pathologie, theoretische und praktische Geburtshilfe, Vorlesungen über chirurgische Instrumente und Übungen im Verband anlegen. Diese Studenten mussten auch ein ganzes Semester eine Vorlesung über Epizootiologie im Tierarztinstitut besuchen.
4. Jahr: Theoretische und praktische Medizin und Chirurgie in der medizinischen und in der chirurgischen Klinik im Militärhauptspital, Übungen in den chirurgischen Eingriffen
5. Jahr: Theoretische und praktische Medizin, Chirurgie und Augenheilkunde, Rechtsmedizin, medizinisch-militärische Polizeilehre, Übungen in den chirurgischen Eingriffen, Augenoperationen und Obduktionen

Die Stundenpläne zeigen, dass die Zöglinge jeden Tag mehrere Stunden Vorlesungen hatten. Im Unterschied zu den Plänen von Giovanni Brambilla war samstags vorlesungsfrei.

736 Zusammengestellt nach den Angaben von Pizzighelli, Accademia, 28–29.

Höherer Kurs 1. Jahr

	Montag	Dienstag	Mittwoch	Donnerstag	Freitag
8:00-9:00	Professor Dreyer 1. Semester: Mineralogie 2. Semester: Zoologie Saal I	Professor Dreyer 1. Semester: Mineralogie 2. Semester: Zoologie Saal I	Professor Dreyer 1. Semester: Mineralogie 2. Semester: Zoologie Saal I	Professor Dreyer 1. Semester: Mineralogie 2. Semester: Zoologie Saal I	Professor Dreyer 1. Semester: Mineralogie 2. Semester: Zoologie Saal I
9:00-10:00	Botanik Vize-Direktor von Zimmermann März bis Juli	Botanik Vize-Direktor von Zimmermann März bis Juli	Botanik Vize-Direktor von Zimmermann März bis Juli	Botanik Vize-Direktor von Zimmermann März bis Juli	Botanik Vize-Direktor von Zimmermann März bis Juli
10:00-11:00	Anatomie (deutsch) Prof. Römer Anatomisches Theater	Anatomie (deutsch) Prof. Römer Anatomisches Theater	Anatomie (deutsch) Prof. Römer Anatomisches Theater	Anatomie (deutsch) Prof. Römer Anatomisches Theater	Anatomie (deutsch) Prof. Römer Anatomisches Theater
16:00-17:00	Sezierkurs Prof. Römer Oktober bis Mai	Sezierkurs Prof. Römer Oktober bis Mai	Sezierkurs Prof. Römer Oktober bis Mai	Sezierkurs Prof. Römer Oktober bis Mai	Sezierkurs Prof. Römer Oktober bis Mai
17:00-18:00	Sezierkurs Prof. Römer Oktober bis Mai	Sezierkurs Prof. Römer Oktober bis Mai	Sezierkurs Prof. Römer Oktober bis Mai	Sezierkurs Prof. Römer Oktober bis Mai	Sezierkurs Prof. Römer Oktober bis Mai

Abbildung 41: Stundenplan Höherer Lehrkurs 1. Jahr (um 1837). *Quelle: Zusammengestellt nach Pizzighelli, Accademia 30–34.*

Höherer Kurs 2. Jahr

	Montag	Dienstag	Mittwoch	Donnerstag	Freitag
11:00-12:00	Physiologie und vergleichende Anatomie Prof. von Bischoff	Physiologie und vergleichende Anatomie Prof. von Bischoff	Physiologie und vergleichende Anatomie Prof. von Bischoff	Physiologie und vergleichende Anatomie Prof. von Bischoff	Physiologie und vergleichende Anatomie Prof. von Bischoff
12:00-13:00	Theoretische und Experimentelle Chemie Vize-Direktor von Zimmermann	Theoretische und Experimentelle Chemie Vize-Direktor von Zimmermann	Theoretische und Experimentelle Chemie Vize-Direktor von Zimmermann	Theoretische und Experimentelle Chemie Vize-Direktor von Zimmermann	Theoretische und Experimentelle Chemie Vize-Direktor von Zimmermann
13:00-14:00	Mittagspause	Mittagspause	Mittagspause	Mittagspause	Mittagspause
14:00-15:00	Theoretische und Experimentelle Chemie Vize-Direktor von Zimmermann	Theoretische und Experimentelle Chemie Vize-Direktor von Zimmermann	Theoretische und Experimentelle Chemie Vize-Direktor von Zimmermann	Theoretische und Experimentelle Chemie Vize-Direktor von Zimmermann	Theoretische und Experimentelle Chemie Vize-Direktor von Zimmermann
16:00-17:00	Sezierkurs Prof. Römer Oktober bis Mai	Sezierkurs Prof. Römer Oktober bis Mai	Sezierkurs Prof. Römer Oktober bis Mai	Sezierkurs Prof. Römer Oktober bis Mai	Sezierkurs Prof. Römer Oktober bis Mai
17:00-18:00	Sezierkurs Prof. Römer Oktober bis Mai	Sezierkurs Prof. Römer Oktober bis Mai	Sezierkurs Prof. Römer Oktober bis Mai	Sezierkurs Prof. Römer Oktober bis Mai	Sezierkurs Prof. Römer Oktober bis Mai

Abbildung 42: Stundenplan Höherer Lehrkurs 2. Jahr (um 1837). *Quelle: Zusammengestellt nach Pizzighelli, Accademia, 30–34.*

Höherer Kurs 3. Jahr

	Montag	Dienstag	Mittwoch	Donnerstag	Freitag
9:00-10:00	1. Semester: Allgemeine Pathologie 2. Semester: Pharmakologie in latein. Sprache Prof. Tölteny Saal III	1. Semester: Allgemeine Pathologie 2. Semester: Pharmakologie in latein. Sprache Prof. Tölteny Saal III	1. Semester: Allgemeine Pathologie 2. Semester: Pharmakologie in latein. Sprache Prof. Tölteny Saal III	1. Semester: Allgemeine Pathologie 2. Semester: Pharmakologie in latein. Sprache Prof. Tölteny Saal III	1. Semester: Allgemeine Pathologie 2. Semester: Pharmakologie in latein. Sprache Prof. Tölteny Saal III
10:00-11:00	1. Semester: Allgemeine Pathologie 2. Semester: Pharmakologie in latein. Sprache Prof. Tölteny Saal III	1. Semester: Allgemeine Pathologie 2. Semester: Pharmakologie in latein. Sprache Prof. Tölteny Saal III	1. Semester: Allgemeine Pathologie 2. Semester: Pharmakologie in latein. Sprache Prof. Tölteny Saal III	1. Semester: Allgemeine Pathologie 2. Semester: Pharmakologie in latein. Sprache Prof. Tölteny Saal III	1. Semester: Allgemeine Pathologie 2. Semester: Pharmakologie in latein. Sprache Prof. Tölteny Saal III
11:00-12:00	Theoretische Geburtshilfe Prof. Schwarzer	Theoretische Geburtshilfe Prof. Schwarzer	Theoretische Geburtshilfe Prof. Schwarzer	Theoretische Geburtshilfe Prof. Schwarzer	Theoretische Geburtshilfe Prof. Schwarzer
12:00-13:00	Praktische Geburtshilfe Prof. Schwarzer im Klinischen Institut Instrumentenkunde Verbandskunde Assistent der Chirurgie	Praktische Geburtshilfe Prof. Schwarzer im Klinischen Institut Instrumentenkunde Verbandskunde Assistent der Chirurgie	Praktische Geburtshilfe Prof. Schwarzer im Klinischen Institut Instrumentenkunde Verbandskunde Assistent der Chirurgie	Praktische Geburtshilfe Prof. Schwarzer im Klinischen Institut Instrumentenkunde Verbandskunde Assistent der Chirurgie	Praktische Geburtshilfe Prof. Schwarzer im Klinischen Institut Instrumentenkunde Verbandskunde Assistent der Chirurgie
	Vorlesung in Epizoologie - keine Uhrzeit angegeben				

Abbildung 43: Stundenplan Höherer Lehrkurs 3. Jahr (um 1837). *Quelle: Zusammengestellt nach Pizzighelli, Accademia, 30–34.*

Höherer Kurs 4. Jahr

	Montag	Dienstag	Mittwoch	Donnerstag	Freitag
8:00-9:00	Patientenbesuch Prof. Hager Lektionen für Studenten oder Operationen	Patientenbesuch Prof. Hager Lektionen für Studenten oder Operationen	Patientenbesuch Prof. Hager Lektionen für Studenten oder Operationen	Patientenbesuch Prof. Hager Lektionen für Studenten oder Operationen	Patientenbesuch Prof. Hager Lektionen für Studenten oder Operationen
9:00-10:00	Theoretische und praktische Chirurgie Prof. Hager	Theoretische und praktische Chirurgie Prof. Hager	Theoretische und praktische Chirurgie Prof. Hager	Theoretische und praktische Chirurgie Prof. Hager	Theoretische und praktische Chirurgie Prof. Hager
10:00-11:00	Theoretische und praktische Chirurgie Prof. Hager	Theoretische und praktische Chirurgie Prof. Hager	Theoretische und praktische Chirurgie Prof. Hager	Theoretische und praktische Chirurgie Prof. Hager	Theoretische und praktische Chirurgie Prof. Hager
14:00-15:00	Übungen für Operationen unter Aufsicht eines Assistenten	Übungen für Operationen unter Aufsicht eines Assistenten	Übungen für Operationen unter Aufsicht eines Assistenten	Übungen für Operationen unter Aufsicht eines Assistenten	Übungen für Operationen unter Aufsicht eines Assistenten
15:00-16:00	Übungen für Operationen unter Aufsicht eines Assistenten	Übungen für Operationen unter Aufsicht eines Assistenten	Übungen für Operationen unter Aufsicht eines Assistenten	Übungen für Operationen unter Aufsicht eines Assistenten	Übungen für Operationen unter Aufsicht eines Assistenten

Abbildung 44: Stundenplan Höherer Lehrkurs 4. Jahr (um 1837). *Quelle: Zusammengestellt nach Pizzighelli, Accademia, 30–34.*

Höherer Kurs 5. Jahr					
	Montag	Dienstag	Mittwoch	Donnerstag	Freitag
8:00-9:00	Patientenbesuch Prof. Hager Lektionen für Studenten oder Operationen	Patientenbesuch Prof. Hager Lektionen für Studenten oder Operationen	Patientenbesuch Prof. Hager Lektionen für Studenten oder Operationen	Patientenbesuch Prof. Hager Lektionen für Studenten oder Operationen	Patientenbesuch Prof. Hager Lektionen für Studenten oder Operationen
9:00-10:00	Theoretische und praktische Chirurgie Prof. Hager	Theoretische und praktische Chirurgie Prof. Hager	Theoretische und praktische Chirurgie Prof. Hager	Theoretische und praktische Chirurgie Prof. Hager	Theoretische und praktische Chirurgie Prof. Hager
14:00-15:00	Praktische Übungen Chirurgische Eingriffe Augenheilkunde	Praktische Übungen Chirurgische Eingriffe Augenheilkunde	Praktische Übungen Chirurgische Eingriffe Augenheilkunde	Praktische Übungen Chirurgische Eingriffe Augenheilkunde	Praktische Übungen Chirurgische Eingriffe Augenheilkunde
15:00-16:00	Praktische Übungen Chirurgische Eingriffe Augenheilkunde	Praktische Übungen Chirurgische Eingriffe Augenheilkunde	Praktische Übungen Chirurgische Eingriffe Augenheilkunde	Praktische Übungen Chirurgische Eingriffe Augenheilkunde	Praktische Übungen Chirurgische Eingriffe Augenheilkunde
16:00-17:00	Theoretische und praktische Rechtsmedizin, medizinisch-militärische Polizeilehre Prof. Wagner	Theoretische und praktische Rechtsmedizin, medizinisch-militärische Polizeilehre Prof. Wagner	Theoretische und praktische Rechtsmedizin, medizinisch-militärische Polizeilehre Prof. Wagner	Theoretische und praktische Rechtsmedizin, medizinisch-militärische Polizeilehre Prof. Wagner	Theoretische und praktische Rechtsmedizin, medizinisch-militärische Polizeilehre Prof. Wagner

Abbildung 45: Stundenplan Höherer Lehrkurs 5. Jahr (um 1837). *Quelle: Zusammengestellt nach Pizzighelli, Accademia, 30–34.*

Der Niedere Lehrkurs dauerte bis 1833 zwei Jahre. Da in diesem Jahr das niedere medizinisch-chirurgische Studium an den Universitäten und Lehranstalten auf drei Jahre ausgedehnt wurde,[737] zog die Josephsakademie gleich und dehnte ihren Kurs ebenfalls aus.[738] Die entsendeten Zöglinge stammten aus den unteren Chargen und schlossen mit dem Meister der Wundarzneikunst ab. Bei herausragenden Leistungen war es möglich, dass ein Zögling das dritte Jahr wiederholen durfte, um dann zur Prüfung für den Magister der Chirurgie anzutreten.[739]

Pizzighelli beschrieb auch den Studienplan für den dreijährigen Kurs.[740]

1. Jahr: Theoretische und vergleichende Anatomie, Prinzipien der Mechanik und Physik, Chemie und Botanik
2. Jahr: Physiologie, Pathologie, Materia medica, theoretische und praktische Geburtshilfe, Theorie und Praxis der chirurgischen Instrumente, Verband anlegen. Diese Studenten mussten auch ein ganzes Semester eine Vorlesung über Tierseuchen im Tierarztinstitut besuchen.
3. Jahr: Theoretische und praktische Medizin, Chirurgie und Augenheilkunde, Rechtsmedizin, medizinisch-militärische Polizeilehre

Der Ablauf des Unterrichts war dem Großen Lehrkurs Brambillas ähnlich. Für die Fächer Mineralogie und Zoologie standen mehrere Anschauungsobjekte bereit, die von den Zöglingen eingehend begutachtet werden konnten. Für den Anatomieunterricht wurde die Verwendung der Präparate beibehalten. Wie schon im ersten Großen Lehrkurs standen Modelle aus Wachs, in Weingeist eingelegte Körperteile, Trockenpräparate und frisch sezierte Präparate zur Verfügung. Im Sezierkurs stand Pizzighelli in der Zergliederungskammer an ähnlichen 13 Tischen wie schon seine Kollegen fünfzig Jahre zuvor. Die Zöglinge mussten Bänder, Sehnen, Muskulatur, Arterien, Venen und Nerven präparieren.[741]

Vom Höheren Lehrkurs stehen in den orangefarbenen Nationale umfangreiche Protokolle über die Studienfortschritte und die Abschlussprüfungen zur Verfügung. Zu den Rigorosen gelangten nur jene, die alle fünf Jahre mit Erfolg bestanden hatten. Junge Männer, denen es nicht gelang, den hohen Anforderungen standzuhalten, mussten die Ausbildung abbrechen und eventuell in den Bereich der niederen Wundarzneikunst abweichen. Die ersten Prüfungsproto-

737 Siehe dazu Kapitel 4 und Politische Gesetze 1837, 1 und 6–9, sowie Daimer, Handbuch Sanitäts-Gesetze, 367, und Universität Wien, Taschenbuch 1834.
738 Kirchenberger, Chronologie, 11–12.
739 Siehe dazu UAW, Jo 2.1 Nationale (grüne Bände).
740 Pizzighelli, Accademia, 29, und Acquarelli, Von Zöglingen, 188.
741 Pizzighelli, Accademia, 30–32, und vergleiche Acquarelli, Von Zöglingen, 190.

Niederer Kurs 1. Jahr

	Montag	Dienstag	Mittwoch	Donnerstag	Freitag
8:00-9:00	Prinzipien der Physik, Mechanik, Chemie, Botanik Prof. Mandel Chemielabor	Prinzipien der Physik, Mechanik, Chemie, Botanik Prof. Mandel Chemielabor	Prinzipien der Physik, Mechanik, Chemie, Botanik Prof. Mandel Chemielabor	Prinzipien der Physik, Mechanik, Chemie, Botanik Prof. Mandel Chemielabor	Prinzipien der Physik, Mechanik, Chemie, Botanik Prof. Mandel Chemielabor
9:00-10:00	Prinzipien der Physik, Mechanik, Chemie, Botanik Prof. Mandel Saal I	Prinzipien der Physik, Mechanik, Chemie, Botanik Prof. Mandel Saal I	Prinzipien der Physik, Mechanik, Chemie, Botanik Prof. Mandel Saal I	Prinzipien der Physik, Mechanik, Chemie, Botanik Prof. Mandel Saal I	Prinzipien der Physik, Mechanik, Chemie, Botanik Prof. Mandel Saal I
10:00-11:00	Anatomie (deutsch) Prof. Römer Anatomisches Theater	Anatomie (deutsch) Prof. Römer Anatomisches Theater	Anatomie (deutsch) Prof. Römer Anatomisches Theater	Anatomie (deutsch) Prof. Römer Anatomisches Theater	Anatomie (deutsch) Prof. Römer Anatomisches Theater
16:00-17:00	Sezierkurs Prof. Römer Oktober bis Mai	Sezierkurs Prof. Römer Oktober bis Mai	Sezierkurs Prof. Römer Oktober bis Mai	Sezierkurs Prof. Römer Oktober bis Mai	Sezierkurs Prof. Römer Oktober bis Mai
17:00-18:00	Sezierkurs Prof. Römer Oktober bis Mai	Sezierkurs Prof. Römer Oktober bis Mai	Sezierkurs Prof. Römer Oktober bis Mai	Sezierkurs Prof. Römer Oktober bis Mai	Sezierkurs Prof. Römer Oktober bis Mai

Abbildung 46: Stundenplan Niederer Lehrkurs 1. Jahr (um 1837). *Quelle: Zusammengestellt nach Pizzighelli, Accademia, 30–34.*

Niederer Kurs 2. Jahr

	Montag	Dienstag	Mittwoch	Donnerstag	Freitag
7:00-8:00	Physiologie, allgemeine Pathologie, Pharmakologie klinische Medizin, spezielle Therapie Prof. Zlatarowich	Physiologie, allgemeine Pathologie, Pharmakologie klinische Medizin, spezielle Therapie Prof. Zlatarowich	Physiologie, allgemeine Pathologie, Pharmakologie klinische Medizin, spezielle Therapie Prof. Zlatarowich	Physiologie, allgemeine Pathologie, Pharmakologie klinische Medizin, spezielle Therapie Prof. Zlatarowich	Physiologie, allgemeine Pathologie, Pharmakologie klinische Medizin, spezielle Therapie Prof. Zlatarowich
8:00-9:00	Physiologie, allgemeine Pathologie, Pharmakologie klinische Medizin, spezielle Therapie Prof. Zlatarowich	Physiologie, allgemeine Pathologie, Pharmakologie klinische Medizin, spezielle Therapie Prof. Zlatarowich	Physiologie, allgemeine Pathologie, Pharmakologie klinische Medizin, spezielle Therapie Prof. Zlatarowich	Physiologie, allgemeine Pathologie, Pharmakologie klinische Medizin, spezielle Therapie Prof. Zlatarowich	Physiologie, allgemeine Pathologie, Pharmakologie klinische Medizin, spezielle Therapie Prof. Zlatarowich
9:00-10:00	Physiologie, allgemeine Pathologie, Pharmakologie klinische Medizin, spezielle Therapie Prof. Zlatarowich	Physiologie, allgemeine Pathologie, Pharmakologie klinische Medizin, spezielle Therapie Prof. Zlatarowich	Physiologie, allgemeine Pathologie, Pharmakologie klinische Medizin, spezielle Therapie Prof. Zlatarowich	Physiologie, allgemeine Pathologie, Pharmakologie klinische Medizin, spezielle Therapie Prof. Zlatarowich	Physiologie, allgemeine Pathologie, Pharmakologie klinische Medizin, spezielle Therapie Prof. Zlatarowich
10:00-11:00	Physiologie, allgemeine Pathologie, Pharmakologie klinische Medizin, spezielle Therapie Prof. Zlatarowich	Physiologie, allgemeine Pathologie, Pharmakologie klinische Medizin, spezielle Therapie Prof. Zlatarowich	Physiologie, allgemeine Pathologie, Pharmakologie klinische Medizin, spezielle Therapie Prof. Zlatarowich	Physiologie, allgemeine Pathologie, Pharmakologie klinische Medizin, spezielle Therapie Prof. Zlatarowich	Physiologie, allgemeine Pathologie, Pharmakologie klinische Medizin, spezielle Therapie Prof. Zlatarowich
11:00-12:00	Theoretische Geburtshilfe Prof. Schwarzer	Theoretische Geburtshilfe Prof. Schwarzer	Theoretische Geburtshilfe Prof. Schwarzer	Theoretische Geburtshilfe Prof. Schwarzer	Theoretische Geburtshilfe Prof. Schwarzer
12:00-13:00	Praktische Geburtshilfe Prof. Schwarzer im Klinischen Institut Instrumentenkunde Verbandskunde Assistent der Chirurgie	Praktische Geburtshilfe Prof. Schwarzer im Klinischen Institut Instrumentenkunde Verbandskunde Assistent der Chirurgie	Praktische Geburtshilfe Prof. Schwarzer im Klinischen Institut Instrumentenkunde Verbandskunde Assistent der Chirurgie	Praktische Geburtshilfe Prof. Schwarzer im Klinischen Institut Instrumentenkunde Verbandskunde Assistent der Chirurgie	Praktische Geburtshilfe Prof. Schwarzer im Klinischen Institut Instrumentenkunde Verbandskunde Assistent der Chirurgie

Abbildung 47: Stundenplan Niederer Lehrkurs 2. Jahr (um 1837). *Quelle: Zusammengestellt nach Pizzighelli, Accademia, 30–34.*

Niederer Kurs 3. Jahr

	Montag	Dienstag	Mittwoch	Donnerstag	Freitag
7:00-8:00					
8:00-9:00	Patientenbesuch Prof. Hager Lektionen für Studenten oder Operationen	Patientenbesuch Prof. Hager Lektionen für Studenten oder Operationen	Patientenbesuch Prof. Hager Lektionen für Studenten oder Operationen	Patientenbesuch Prof. Hager Lektionen für Studenten oder Operationen	Patientenbesuch Prof. Hager Lektionen für Studenten oder Operationen
9:00-10:00	Theoretische und praktische Chirurgie Prof. Hager	Theoretische und praktische Chirurgie Prof. Hager	Theoretische und praktische Chirurgie Prof. Hager	Theoretische und praktische Chirurgie Prof. Hager	Theoretische und praktische Chirurgie Prof. Hager
10:00-11:00	Theoretische und praktische Chirurgie Prof. Hager	Theoretische und praktische Chirurgie Prof. Hager	Theoretische und praktische Chirurgie Prof. Hager	Theoretische und praktische Chirurgie Prof. Hager	Theoretische und praktische Chirurgie Prof. Hager
14:00-15:00	Praktische Übungen Chirurgische Eingriffe Augenheilkunde	Praktische Übungen Chirurgische Eingriffe Augenheilkunde	Praktische Übungen Chirurgische Eingriffe Augenheilkunde	Praktische Übungen Chirurgische Eingriffe Augenheilkunde	Praktische Übungen Chirurgische Eingriffe Augenheilkunde
15:00-16:00	Praktische Übungen Chirurgische Eingriffe Augenheilkunde	Praktische Übungen Chirurgische Eingriffe Augenheilkunde	Praktische Übungen Chirurgische Eingriffe Augenheilkunde	Praktische Übungen Chirurgische Eingriffe Augenheilkunde	Praktische Übungen Chirurgische Eingriffe Augenheilkunde
16:00-17:00	Theoretische und praktische Rechtsmedizin, medizinisch-militärische Polizeilehre Prof. Wagner	Theoretische und praktische Rechtsmedizin, medizinisch-militärische Polizeilehre Prof. Wagner	Theoretische und praktische Rechtsmedizin, medizinisch-militärische Polizeilehre Prof. Wagner	Theoretische und praktische Rechtsmedizin, medizinisch-militärische Polizeilehre Prof. Wagner	Theoretische und praktische Rechtsmedizin, medizinisch-militärische Polizeilehre Prof. Wagner

Abbildung 48: Stundenplan Niederer Lehrkurs 3. Jahr (um 1837). *Quelle: Zusammengestellt nach Pizzighelli, Accademia, 30–34.*

kolle stammen von November 1829 und zeigen den Modus von Fragen zu drei großen Prüfungen auf.[742]

Unter der Paginierung 12 scheint in den Nationale beispielsweise der Wundarzt Felix Kraus aus Hennersdorf in Mähren auf. Er hatte das Gymnasium Troppau und das Philosophiestudium in Wien abgeschlossen. Danach hatte er fast ein Jahr als Praktikant und Unterarzt gedient und wurde 1825 in den Höheren Lehrkurs aufgenommen. Sein Studienfortgang wurde jedes Semester akribisch notiert und im November 1830 trat er zur ersten Prüfung an. In den folgenden Monaten legte er weitere Examen ab und wurde für den 23. März 1831 zur Disputation und zum Promotionsakt eingeladen.[743]

Felix Kraus war ein sehr erfolgreicher Kandidat und schloss alle drei Prüfungen mit einem Gesamtergebnis von *valde bene* ab. Daher wurde er zur Disputation eingeladen, die er am 23. März 1831 bestand. Das Prüfungskomitee verlieh ihm den Doktortitel. Weniger erfolgreiche Kandidaten schlossen mit *sufficienter pro magisterio* ab.[744]

Die vorgestellten Kurse, Studienpläne und Prüfungsmodalitäten blieben bis 1848 bestehen. Das in diesem Jahr neue geschaffene Unterrichtsministerium wollte die Ausbildung unter allen Umständen reformieren und es gab konkrete Pläne einer Zusammenlegung der Akademie mit der Universität. Die Josephsakademie wurde am 4. Oktober 1848 aufgelassen beziehungsweise mit der Universität vereint. Die 400 Zöglinge der Akademie wurden zur Fortsetzung ihres Studiums an die Wiener Universität geschickt, doch nur zwei Drittel konnten den Anforderungen des medizinisch-chirurgischen Studiums standhalten. Die erfolglosen Studenten wurden entweder ganz entlassen oder als Gehilfen des Sanitätsdienstes zur Armee zurückgeschickt.[745]

Die Menge an Auszubildenden – vor allem in der niederen Wundarzneikunst – konnte von der Universität nicht bewältigt werden und 1851 gab es eine konkrete Anfrage von der Universitätsleitung, ob die feldärztlichen Zöglinge an die medizinisch-chirurgischen Lehranstalten in Salzburg oder Olmütz weitergewiesen werden konnten. Zur Behebung des Engpasses wurde die Josephsakademie im Dezember desselben Jahres als *Feldärztliches Institut* im Sinne einer medizinisch-chirurgischen Lehranstalt für die niedere Wundarzneikunst wieder in Betrieb genommen.[746]

Schon 1853 stellte das Kriegsministerium den Antrag auf eine vollständige *Wiedererrichtung* der Josephsakademie. Da die Notwendigkeit für die Bildung

742 UAW, Akten zum Josephinum, Jo 3.1 Nationale (orangefarbene Bände).
743 UAW, Jo 3.1 Nationale (orangefarbene Bände), 036 bis 038.
744 UAW, Jo 3.1 Nationale (orangefarbene Bände).
745 Kirchenberger, Chronologie, 13, und vergleiche Acquarelli, Von Zöglingen, 191.
746 Kirchenberger, Chronologie, 13–14.

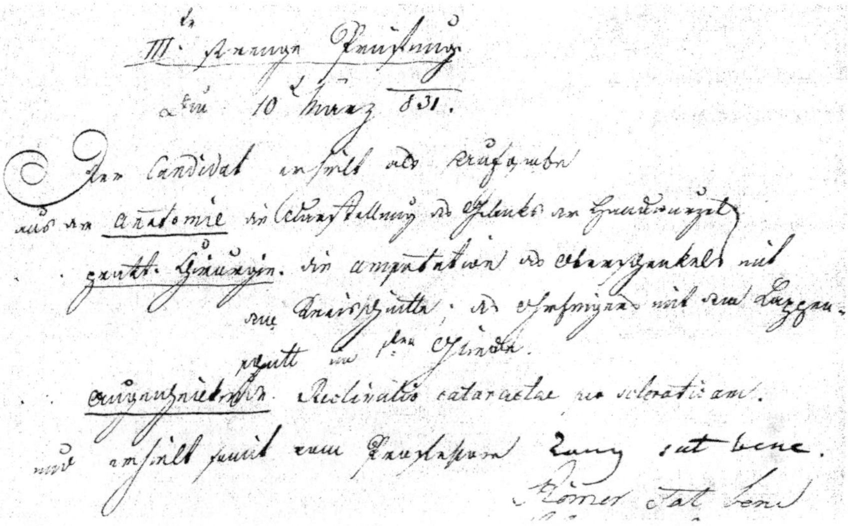

Abbildung 49: Ausschnitt aus den Aufzeichnungen von Felix Kraus. *Quelle: UAW, Jo 3.1 Nationale (orangefarbene Bände), Mikrofilm 038.*

III.^{te} strenge Prüfung
Am 10 März 1831

Der Candidat erhielt als Aufgabe
Aus der Anatomie die Darstellung des Gelenks der Handwurzel
path. Chirurgie. die Amputation des Oberschenkels mit dem Kreisschnitte; das Ohrfeigen mit dem Lappenschnitt im 1ten Gliede
Augenheilkunde. Reclinatio cataractae per scleroticam
und erhielt somit von den Professoren Zang sat bene.
Römer sat bene.

von Militärärzten[747] erkannt wurde, wurde die Akademie am 23. Oktober 1853 mit sechs lehrenden Professoren wiedereröffnet.[748]

Die Abläufe, Studien- und Stundenpläne wurden am 15. Februar 1854 mit Allerhöchster Entschließung als *Reglement für die k. k. medizinisch-chirurgische Josephs-Akademie* herausgegeben. Der Lehrplan wurde an denjenigen der Universität angelehnt[749] und wich auch nicht grundsätzlich vom Lehrstoff vor 1848 ab. Das erklärte Ziel war aber neben der Vermittlung der Heilwissenschaften im Allgemeinen die Förderung der Kriegsheilkunde.[750]

Wie schon vor der zweiten Schließung der Akademie war wieder ein Höherer

747 1862 wurden 1646 Feldärzte der k. k. Armee im Friedens-Status gezählt. Siehe dazu Zur Reformfrage, 63–64.

748 Ebenda, 14.

749 Reglement Josephs-Akademie, §. 3., 1–2.

750 Ebenda, §. 1., 1.

Lehrkurs mit der Dauer von fünf Jahren eingerichtet worden, der dezidiert zur Bildung von »*Doctoren der Medicin und Chirurgie, mit der dereinstigen Bestimmung für die höheren Stellen der feldärztlichen Branche vom Oberarzte aufwärts*« abgehalten wurde. Der Niedere Lehrkurs lief drei Jahre und diente zur »*Bildung von Wundärzten, für die unteren feldärztlichen Chargen*«.[751]

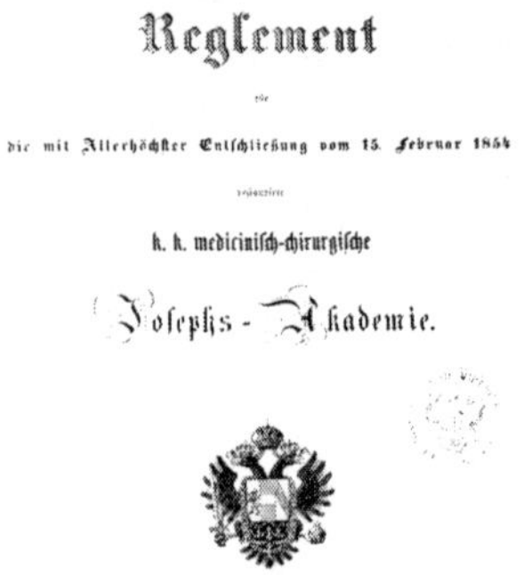
Reglement

für

die mit Allerhöchster Entschließung vom 15. Februar 1854

k. k. medicinisch-chirurgische

Josephs-Akademie.

Abbildung 50: Reglement der k. k. medizinisch-chirurgischen Josephs-Akademie 1854. *Quelle: Bibliothek der Josephsakademie, Reglement.*

Abgesehen vom umfangreichen Reglement sind aus dieser dritten und eigentlich kürzesten Phase der Akademie im Universitätsarchiv die meisten Unterlagen erhalten. Auf Mikrofilm sind nicht nur die Curricula der Zöglinge archiviert, sondern auch Inventarlisten, Cassajournale und zahlreiche Exhibitenprotokolle.[752]

Die wiederbelebte Institution wurde trotz des 1866 neu gebauten Anatomiegebäudes 1868 schon wieder als nicht mehr zeitgemäß angesehen[753] und eine vom Kriegsministerium einberufene Reformkommission des Militär-Sanitätswesens verlangte die Auflassung der Akademie zugunsten einer eigenen Zentralschule für die militärärztliche Ausbildung.[754] Im Studienjahr 1869/70 wurden keine neuen Zöglinge mehr aufgenommen, doch die älteren Semester durften diesmal bleiben und konnten noch ihren Abschluss machen. Nach der endgültigen Schließung der Josephsakademie 1874 wurden das Gebäude und die Sammlungen einem *Militärärztlichen Kurs* gewidmet, der aber 1883 aus Mangel an Teilnehmern eingestellt wurde. 1884 gab es einen erneuten Anlauf des Kriegsministeriums zur Wiederherstellung der Josephsakademie als »*dringende Notwendigkeit im Interesse der Armee zur Gewinnung tüchtiger Berufsmilitär-*

751 Reglement Josephs-Akademie, §. 5., 2.
752 Die weitere Bearbeitung hätte den Rahmen der vorliegenden Dissertation gesprengt.
753 Siehe auch Zur Reformfrage, 18–19, und Schlesinger, Militärärztliche Reformgedanken, 2.
754 Kirchenberger, Chronologie, 16.

ärzte«, doch die Ministerkonferenz lehnte eine Wiederherstellung der Josephsakademie aus Budgetgründen ab.[755]

Die Tore der Akademie schlossen sich 100 Jahre nach ihrer Errichtung endgültig. Ihre Bedeutung für die höhere und die niedere Wundarzneikunst steht aber eindeutig fest. Als Lieblingsprojekt Kaiser Josephs II. wurde die Akademie von Anfang an mit Ressourcen ausgestattet, die alle anderen Ausbildungsinstitutionen verblassen ließen. Mit Giovanni Brambilla, dem glühenden Verfechter profunder anatomischer Kenntnisse, als Planer erhielten die Kursteilnehmer Unterweisungen nie gekannten Ausmaßes in theoretischer und praktischer Anatomie, die durch die enge Vernetzung mit dem Militärspital ermöglicht wurde. Das Ausbildungssystem brachte über viele Jahre ausgezeichnete *Medico-Chirurgen* hervor, die zu einer wesentlichen Verbesserung des Militärsanitätswesens beitrugen.

755 Ebenda, 18–19.

8 Die Abschaffung des Berufsstandes der Wundärzte

Die Bemühungen rund um die Reformen der Universitäten, die Einrichtung der medizinisch-chirurgischen Lehranstalten und die Schaffung der Josephsakademie gegen Ende des 18. Jahrhunderts zeigten deutlich die Wertschätzung, die den Wundärzten und ihrem Beruf entgegengebracht wurde. In den vorigen Kapiteln ist aber auch bereits mehrfach angeklungen, dass der Wundarztberuf vor allem ab der Mitte des 19. Jahrhunderts als nicht mehr zeitgemäß und überholt angesehen wurde. Das so mühsam errungene Ansehen schlug ins Gegenteil – zu richtiggehenden Verunglimpfungen – um. Die Bemühungen, den *Medico-Chirurgen* zu schaffen, der seinen Weg über die Lehre gemacht hatte, um dann an der Universität oder Josephsakademie seinen letzten Schliff zu bekommen, fanden keinen dauerhaften Niederschlag.

Bei allen Auseinandersetzungen rund um die Ausbildung waren die Befürworter eines großen Studiums inklusive der erforderlichen Vorbildung als Sieger hervorgegangen. Dieser Umstand schlug sich im Laufe des 19. Jahrhunderts auch im Sprachgebrauch nieder. Die Universitäten hatten sich das Monopol auf die Wörter *Arzt*, *Chirurgie* und *Chirurg* im Sinne von Operateur gesichert. In allen Diplomen und Registern durften nur akademisch gebildete Heilkundige den Zusatz Magister oder Doktor der *Chirurgie* führen.[756] Die Prüfungsdiplome der nicht akademischen Heilkundigen waren auf *wohlerfahrener Wundarzt und Geburtshelfer* ausgestellt und die geprüften Meister der Wundarzneikunst durften sich ausschließlich *Wundärzte* nennen. 1882 stellte ein Erlass noch einmal ausdrücklich klar, dass den Wundärzten der Gebrauch der Bezeichnung *Arzt* nicht gestattet war.[757] Die Bezeichnung *Patron*[758] *der Chirurgie*, ein im Alltagsgebrauch übernommener Gallizismus, war ihnen zwar auf ihren An-

756 Siehe dazu beispielsweise Czuberka/Kraus, Medicinal-Schematismus 1874, 15–43.
757 K. k. Ministerium des Innern, Erlass vom 14. März 1882, Z. 14437. Siehe dazu Daimer, Handbuch Sanitäts-Gesetze, 359.
758 *Patron (m.):* französisch für *Meister*.

kündigungstafeln erlaubt[759], aber von Amts wegen war dieser Titel weder in den Studienordnungen noch in den gesetzlichen Bestimmungen oder den diversen Schematismen in Gebrauch.[760]

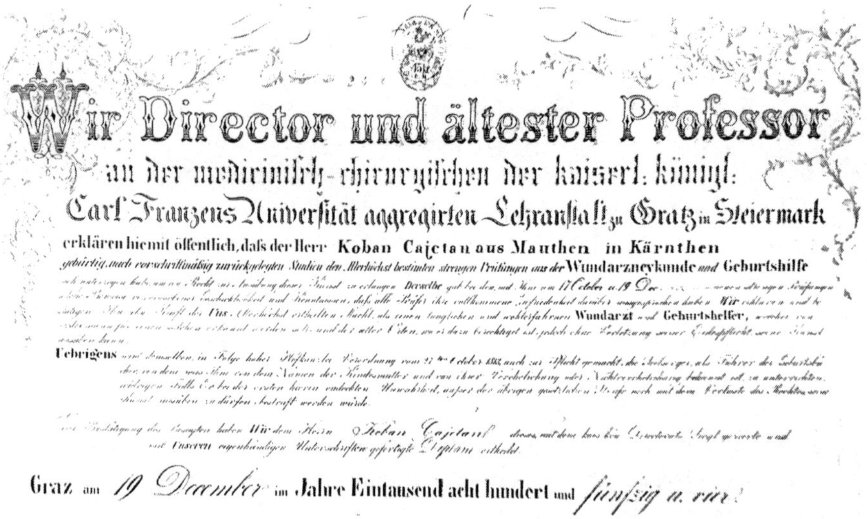
Wir Director und ältester Professor
an der medicinisch-chirurgischen der kaiserl. königl:
Carl Franzens Universität aggregirten Lehranstalt zu Gratz in Steiermark
erklären hiemit öffentlich, daſs der Herr Koban Cajetan aus Mauthen in Kärnthen
gebürtig, nach vorschriftmäßig zurückgelegten Studien den Allerhöchst bestimmten strengen Prüfungen aus der Wundarzneykunde und Geburtshilfe
Uebrigens
Graz am 19 December im Jahre Eintausend acht hundert und fünfzig u. vier

Abbildung 51: Diplom eines Wundarztes 1854. *Quelle: Ordination Dr. Gert Koban, Wien.*

Erst sehr spät, im Reichssanitätsgesetz 1873, wurde auch die Bezeichnung *Patron der Chirurgie* für die Wundärzte übernommen. Dort wurde ihnen zuerst die Erlaubnis zur Ausübung der inneren Kuren erteilt, um dann den Beruf im zweiten Paragrafen abzuschaffen.[761] Es gab mehrere Auslöser, die vor allem in den Städten zu einer regelrechten Kultur der Verachtung gegenüber den Wundärzten geführt hatten. An dieser Stelle soll auf die gesellschaftlichen Umwälzungen, die beachtlichen Fortschritte der Medizin und die angebliche Unfähigkeit der Wundärzte während der Ausbrüche einer bis dato nie gekannten Form der Cholera eingegangen werden. Aus heutiger Sicht wurden ab der Mitte des 19. Jahrhunderts die Fundamente der nun bestehenden Medikalisierung unserer Gesellschaft gelegt.[762]

759 Erkenntnis des k. k. Verwaltungsgerichtshofes vom 18. März 1885, Z. 785. In: Daimer, Handbuch Sanitäts-Gesetze, 359.

760 Siehe dazu beispielsweise Szelinski, Medicinal-Schematismus 1898, 165.

761 »§.1. *Das bisher bestandene Verbot, wonach Wundärzte (Patrone, Magister und Doctoren der Chirurgie), wenn im Orte ein Arzt zugegen ist, innerliche Curen nicht unternehmen dürfen, wird aufgehoben.*« In: Reichsgesetzblatt 1873, Nr. 25, 125.

762 Labisch, Homo Hygienicus, 111.

8.1 Majorité des capables – der Deutschliberalismus

Die liberale Bewegung ging auf den Vormärz zurück und verschrieb sich von Anfang an der Aufklärung, der Vernunft, der Freiheit und dem grenzenlosen Fortschritt unter einer kompletten Ausblendung von lokalen Sonderbedingungen.[763] Der Hintergrund waren politische, geistige und auch soziale Emanzipationsbemühungen gegen die Privilegien, die Adel und Kirche genossen. Die Träger dieser Geisteshaltung waren an vorderster Front die Beamten und das Bürgertum, doch auch Teile der Geistlichkeit und des Kleinadels machten sich für die neue Strömung stark.[764] Die allgemeine Triebkraft war die Befreiung von ständisch-feudalen Traditionen, um eine dauerhafte Veränderung der gesellschaftlichen Verhältnisse und eine Verbesserung der Lebenschancen zu erreichen.[765] Diese auch *Deutschliberalismus* genannte Strömung erfreute sich einer breiten Anhängerschaft, solange sie sich als moderne Fortschrittskraft zur Beseitigung des Absolutismus präsentieren konnte. Vor allem auf Bezirks- und Gemeindeebene fand die Idee einer liberalen Selbstverwaltung großen Anklang. Doch bei genauer Betrachtung beschränkte sich die neue Freiheit auf eine dünne Bildungsschicht, die die Masse der sozial und wirtschaftlich deklassierten Bevölkerung anleiten und führen sollte.[766] Aus Angst vor einem totalen Umsturz oder gar einer Herrschaft des Pöbels sah der Deutschliberalismus eine Repräsentation der Gesamtheit durch eine qualifizierte Minderheit vor – eine *majorité des capables*. Vernunftmäßig urteilende Bürger und wirtschaftlich interessierte Unternehmer sollten im Vielvölkerstaat vor allem für Qualität sorgen, doch durchaus unter Schaffung von neuen Privilegien.[767]

Die Verbesserung der Lebenschancen konnte neben wirtschaftlichem Vorankommen nur über die Gesundheit der Menschen erreicht werden. Im Zuge der Industrialisierung wurden Sauberkeit und Sittlichkeit zum neuen Lebensstil proklamiert. Die Erhaltung des körperlichen Wohlergehens stieg gar zu einer moralischen Verpflichtung der bürgerlichen Gesellschaft auf. Die Medizin übernahm in diesem Prozess die Rolle als funktionale Sicherung der Leistungsfähigkeit.[768] Norbert Elias sieht diesen Vorgang als Teil der Entstehung allgemeiner Verhaltensstandards in der Zivilisation und deren Selbstkontrolle

---

763 Kammerhofer, Studien zum Deutschliberalismus, 23.

764 Koch, Frühliberalismus, 64.

765 Kammerhofer, Studien zum Deutschliberalismus, 9, und Dahrendorf/Fer-rari, Der Liberalismus, 37.

766 Wadl, Liberalismus und soziale Frage, 30.

767 Kammerhofer, Studien zum Deutschliberalismus, 12–13. Siehe auch Kühnl, Formen bürgerlicher Herrschaft, 53–55.

768 Labisch, Homo Hygienicus, 14 und 105–106.

gegenüber Verstößen.[769] Die negative Folge dieser hochgehaltenen Ideale wie Gesundheit, Erfolg und Wohlstand war die Diskriminierung jener Menschen, die diese Ziele nicht zu erreichen in der Lage waren.[770]

Basierend auf diesen proklamierten gutbürgerlichen Eckpfeilern entwickelte sich die Medizin als tonangebende Kraft in der Gesellschaft und gab den Ärzten die Möglichkeit, erstmals auch politische Macht zu beanspruchen.[771] Parallel zu dieser Entwicklung machten die Fortschritte in der Forschung das Fach der Chirurgie immer mehr zu einer exakten Wissenschaft.[772] Das Bild des Arztes und Operateurs, der dank seiner Geisteskraft die weitaus zuverlässigsten Ergebnisse erzielen konnte, wurde einer karikierten Form der Wundärzte gegenübergestellt. Jene galten kaum besser als Fleischer, die ihre Messer mit schierer Muskelkraft gebrauchten.[773]

8.2 Die Chirurgenfrage

Unter dem Eindruck dieser Gedankenwelt flammte ab der Mitte des 19. Jahrhunderts die sogenannte *Chirurgenfrage* mit neuer Vehemenz auf.[774] Dieser Terminus war gewählt worden, um den Zwist zwischen niederer und höherer Chirurgie zu betiteln, wobei recht häufig die Nutzlosigkeit der dreijährig ausgebildeten Chirurgen im Vergleich zu den akademisch gebildeten Operateuren betont wurde.[775] In Wien machte sich eine Einrichtung, die sich *akademische Legion* nannte, für ein Aufbrechen der alten universitären Strukturen stark. Bekannte Ärzte wie Ferdinand von Hebra, Joseph Hyrtl, Carl von Rokitansky und Josef von Skoda wehrten sich gegen die ständige Überwachung und Einschränkung der Lehre durch den Studiendirektor. Anton von Störck und später Johann Andreas Stifft hatten als umfassende Kontrollinstanz jegliche politische Macht über das Geschehen an den Universitäten. Ganz im Sinne der absolutistischen Staatsführung unterlagen Lehre und Forschung der staatlichen Einflussnahme und Zensur, um den größten Nutzen aus den Absolventen zu ziehen. Der Effekt waren rigide Vorgaben und das Medizinstudium wurde von seinen

769 Elias, Prozeß der Zivilisation, 37 und 340. Siehe auch Labisch, Homo Hygienicus, 30.

770 Labisch, Homo Hygienicus, 112. Siehe dazu auch S.W.F. Hollway, Medical Education in England, 1830–1858: A Sociological Analysis (History 49, 1964), 299–324.

771 Labisch, Homo Hygienicus, 110.

772 Schipperges, 5000 Jahre Chirurgie, 67.

773 Porter, Kunst des Heilens, 56.

774 Siehe dazu Wittelshöfer, Wiener Medizinische Wochenschrift 42, 14. Jahrgang 1864, 657–658, des Weiteren ebenda 47, 15. Jahrgang 1865, 866, und Prätorius, Zeitschrift Wundärzte 24, 2. Jahrgang 1867, 105, sowie Macher, Medicinal-Reform, 4.

775 Siehe dazu beispielsweise Wittelshöfer, Wiener Medizinische Wochenschrift 22, 1. Jahrgang 1851, 349–356.

Kritikern als sture Auswendiglernerei ohne Spielraum bezeichnet, wo es für freie Wissenschaft und Lehre keinen Platz gäbe. Im Gegenteil, die Situation war so festgefahren, dass sämtliche neuen Ansätze unterdrückt wurden, um das Althergebrachte und Bewährte zu schützen. Stifft ging sogar so weit, zu modern denkende Professoren von ihren Lehrkanzeln zu entfernen.[776]

Es ist unter diesem Eindruck nur zu verständlich, dass in der Zeit der Restauration, nachdem sich die größten Wirren der Revolution gelegt hatten, unter allen Umständen eine Abschaffung dieser als *Zunftuniversität* empfundenen Hochschule angestrebt wurde.[777] Als Folge dieser Entwicklung wurde in Wien und Prag das niedrige medizinisch-chirurgische Studium im August 1848 eingestellt.[778] Im selben Jahr wurde auch die Josephsakademie[779] geschlossen und 1863 folgte der Standort Graz.[780] Das Ziel war eindeutig eine völlige Befreiung von den herkömmlichen Strukturen, wobei die Wundärzte definitiv als Teil davon angesehen wurden. Die Einstellung des niederen Studiums sorgte zuerst in eben jenen Städten für ein absehbares Ende der Wundarztniederlassungen, denn nur die von den vorher genannten Institutionen diplomierten Abgänger hatten das städtische Niederlassungsrecht erhalten. Eine Bestätigung für diesen Prozess lässt sich im Medicinal-Schematismus 1874 finden. Dort waren beispielsweise in Wien 553 Ärzte als *niedergelassen* verzeichnet. Gleichzeitig praktizierten nur noch 48 Wundärzte.[781] Im Vergleich dazu waren Anfang des 19. Jahrhunderts in Wien und den Vorstädten 267 Ärzte und 114 Wundärzte verzeichnet gewesen.[782] Die schleichende Abdrängung der Wundärzte in die Provinzen beschwor erneut den Konflikt über die Verabreichung der inneren Kuren, die den Wundärzten ja bei Abwesenheit eines Mediziners sehr wohl gestattet war.[783]

Die 1848 und 1863 gesetzten Schritte genügten den Verfechtern einer grundlegenden Reform nicht. Der *Verein der Ärzte in der Steiermark* machte sich beispielsweise 1868 für eine sofortige Schließung sämtlicher noch verbliebener medizinisch-chirurgischer Lehranstalten stark. Neuniederlassungen von Wundärzten sollten gar gänzlich verhindert werden, denn das Chirurgengewerbe wurde als Hemmschuh für die freie Entwicklung des neuen Sanitäts-

776 Wiesemann, Josef Dietl, 49, 75–78 und 81–83. Siehe auch Ogris, Die Universitätsreform, 7–8.

777 Ogris, Die Universitätsreform, 10–11.

778 »*Aufhebung des niederen Studiums der Heilkunde für Wundärzte.*« Erlass des k. k. Ministeriums für Cultus und Unterricht vom 13. August 1848. Siehe dazu Politische Gesetze 1848, 270. Siehe dazu auch Kapitel 6, 148–149.

779 Kirchenberger, Chronologie, 13.

780 Fischer, Medizinische Lyzeen, 18–19.

781 Czuberka/Kraus, Medicinal-Schematismus 1874, 15–43 und 47–50.

782 Phillebois, Taschenbuch 1803, 183–187, und Taschenbuch 1805, 99–117.

783 Kropatschek, Handbuch k. k. Gesetze, 1. Band 1780–1784, 3. Abt., 514–515.

wesens gesehen.[784] Neben dem hier zitierten Mediziner Matthias Macher engagierte sich auch der Psychiater und spätere Direktor der niederösterreichischen Landesirrenanstalt am Brünnlfeld (1885–1895), Moriz Gauster, als Mitglied der *Enquête-Kommission* sehr für die Reformen des Sanitätswesens. Wie die Akten im Österreichischen Staatsarchiv[785] zeigen, veröffentlichte Gauster zahlreiche Schriften über die Chirurgenfrage, die gemeindeärztliche Frage und Gutachten zur Reorganisierung des Sanitätswesens. Ein zentraler Punkt war dabei auch das ärztliche Assoziationswesen, das den Medizinern den ausschlaggebenden Vorsprung gegenüber den Wundärzten verschaffen sollte.[786]

Aufgrund ihrer geografischen Verstreuung waren die Wundärzte weit weniger vernetzt und organisiert als die Ärzte. Der erste Versuch, der Zerrüttung ihrer sozialen Stellung, der unablässigen Anfeindung und der systematischen Herabwürdigung durch Witze und Ausfälle zu begegnen[787], war ein vom Wiener Gremium einberufener Chirurgenkongress im Juli 1867. Diese Art Generalversammlung sämtlicher cisleithanischer chirurgischer Gremien sollte über die Regelung der Chirurgenverhältnisse und die Auflassung der Ausbildungsstätten beraten und den höheren Standeskollegen gegenüber geeint auftreten.[788] Der pathetisch gehaltene Aufruf wurde an sämtliche Vorsteher und Vertreter der jeweiligen chirurgischen Gremien gesendet, die aber zu dieser Zeit beispielsweise in der Steiermark nur mehr in Fragmenten bestanden haben sollen.[789] Viele junge Wundärzte hatten die Einbindung in die starre Organisation und vor allem die regelmäßig vorgeschriebenen Einzahlungen schlichtweg abgelehnt. Die oben beschriebene Versammlung konnte also kaum alle Wundärzte vertreten.[790]

Der Kongress kam dennoch zustande, da etwa 60 chirurgische Gremien Delegierte nach Wien schickten.[791] Die Veranstaltung dauerte vom 25. bis zum

784 Macher, Medicinal-Reform, 7, 11 und 13.

785 Siehe dazu beispielsweise ÖStA, AVA, Inneres, Ministerium des Inneren, Allgemeine Reihe, Teil 1 Akten, Karton 858 Sanitäts- und Medizinalwesen, in genere (1870–1872).

786 Siehe dazu beispielsweise Gauster, Das ärztliche Associationswesen, Die Chirurgenfrage, Die gemeindeärztliche Frage und Noch ein Werk über die Reform des öffentlichen Gesundheitswesens in Österreich.

787 Prätorius, Zeitschrift Wundärzte 24, 2. Jahrgang 1867, 105, und ebenda 2, 3. Jahrgang 1868, 7.

788 Prätorius, Zeitschrift Wundärzte 22, 2. Jahrgang 1867, 98.

789 1848 gab es den Grazer Kreis, den Marburger Kreis, den Cillier Kreis, den Brucker Kreis und den Judenburger Kreis. Siehe dazu Nader, Medicinal-Schematismus, 106–112.

790 Prätorius, Zeitschrift Wundärzte 24, 2. Jahrgang 1867, 105.

791 Wittelshöfer, Wiener Medizinische Wochenschrift 60, 17. Jahrgang 1867, 958. Die Vertreter der 60 chirurgischen Gremien konnten tatsächlich keine repräsentative Mehrheit gewesen sein. 1848 waren allein für Österreich unter der Enns schon 20 chirurgische Gremien im Medicinal-Schematisums verzeichnet. Siehe dazu Nader, Medicinal-Schematismus 1848, 46–56.

27. Juli 1867 und war von einem allgemeinen Klima der Hoffnung getragen, dass eine Besserstellung des Standes der Wundärzte erzielt werden könnte.[792] Das Ergebnis des Kongresses war der Entwurf für eine Petition an das k. k. Ministerium des Inneren, in der zuerst die Ängste der noch praktizierenden Wundärzte rund um ihre Lebensgrundlage beschrieben wurden. Es kam auch die Überzeugung zum Ausdruck, dass vor allem kleine Gemeinden von der Weiterexistenz dieser niederen Heilkundigen nur profitieren konnten.[793] Die Teilnehmer der Veranstaltungen zeigten Verständnis für die Schließung der veralteten Lehranstalten, doch kam von ihnen der Vorschlag zur Eröffnung von neuen, modernen Instituten, wo es weiterhin eine kürzere Form einer medizinisch-chirurgischen Ausbildung geben sollte, als es das große Studium an den Universitäten vorsah. Die Absolventen sollten mit dem Titel *Magister der Heilkunde* abschließen. Während des Kongresses wurden auch konkrete Pläne zur Einbindung dieser Magister in das neue Sanitätswesen entwickelt. Nach der endgültigen Auflösung der alten gewerblichen Strukturen sollte die Gemeindegröße über die Anzahl der möglichen Niederlassungen von Magistern der Heilkunde entscheiden. Bei bis zu 2000 Einwohnern war ein Posten vorgesehen, bei 4000 sollten sich zwei Heilkundige niederlassen dürfen und ab 5000 Seelen waren drei Plätze angedacht.[794]

Wie oben beschrieben, war der Kongress zwar gut besucht, aber er stellte kein repräsentatives Organ für sämtliche Wundärzte dar. Es kam sogar zur Einreichung einer Protestnote gegen die Beschlüsse, die während der Veranstaltung gefasst worden waren. Die chirurgischen Gremien von Galizien beispielsweise verwahrten sich vehement gegen die Vorschläge, weil man dort zur Ansicht gelangt war, dass die geforderten Punkte an der Realität des Lebens eines Landarztes vorbeigingen. Es konnte auch dem vorgeschlagenen Magister der Heilkunde nichts abgewonnen werden, stattdessen sollte die Gleichstellung über die allgemeine Bezeichnung *Arzt* erfolgen.[795]

Die beim Kongress beschlossene Petition wurde dann tatsächlich von Unterzeichnenden, die sich als *permanenter Ausschuss der Wundärzte Österreichs* vorstellten, überreicht. Die Übergabe erfolgte aber erst 1870 und in deutlich reduzierter Form. Sämtliche Ideen zum neuen Magister der Heilkunde kamen darin genauso wenig vor wie die Vorschläge zur Besetzung der Gemeinden. Es ging darin eher um die Misere, in der sich die bereits praktizierenden Wundärzte befanden, und um das Gesuch um wirtschaftliche und gesellschaftliche Besserstellung beziehungsweise Gleichstellung mit den Ärzten. Dabei ging es

792 Allgemeine Wiener medizinische Zeitung 31, 1867. Abgedruckt in: Brady, Chirurgen-Congress, 10.

793 Siehe dazu Prätorius, Zeitschrift Wundärzte 35, 2. Jahrgang, 155.

794 Brady, Chirurgen-Congress, 2–3.

795 Ebenda, 15–17.

hauptsächlich um die uneingeschränkte Erlaubnis zur Ausübung der inneren Kuren, zu denen die Wundärzte im Fall der Abwesenheit eines Arztes schon seit 1770 berechtigt und bei Seuchenausbrüchen seit 1810 verpflichtet waren.[796]

8.3 Innere Kuren nur bei Cholera?

Die Industrialisierung und das damit einhergehende, oft explosionsartige Wachstum der Städte bereiteten den Boden für die Seuchenzüge der sogenannten Schmutzkrankheiten. War es zuerst der Typhus, wurde ab dem Beginn des 19. Jahrhunderts die Cholera zur neuen Geisel der Menschheit. Die Infektionskrankheit, die auch *Gallenbrechdurchfall* genannt wird, hatte ihren Ursprung in Indien. Der Auslöser ist ein Bakterium, das zu akuter Übelkeit, heftigem Erbrechen und Durchfall führt. Letzterer wird wegen seiner grauen Farbe und flüssigen Konsistenz auch *Reiswasserstuhl* genannt. Der Fortgang einer unbehandelten Cholera ist so heftig, dass befallene Kranke ab einem gewissen Punkt nur mehr Wasser und Fragmente der Darmschleimhaut ausscheiden. Starke Krämpfe und ein unstillbarer Durst kündigen das Stadium des Verfalls an. Kurz vor dem Tod haben die Sterbenden ein extrem ausgemergeltes Gesicht mit runzeligen blauen Lippen als Zeichen der kompletten Dehydrierung.[797]

Die Ursachen der damals neuen Krankheit waren zu Beginn unbekannt und es wurden zahlreiche Hypothesen zur Übertragung über Miasmen oder Insekten aufgestellt, wobei die letztere Beobachtung im Zusammenhang mit wasserreichen Gebieten gesehen wurde, wie etwa in den Ufergebieten des Ganges. Ziemlich schnell erkannte man allerdings die Zusammenhänge bei den Voraussetzungen für einen neuen Ausbruch der Cholera. Neben der Wärme durch das Wetter wurden die Armut und die Anhäufung von Menschen als Nährböden ausgemacht. Es war auch rasch klar, dass keine Übertragung von Mensch zu Mensch stattfand. Bevor man mit Fäkalien verschmutztes Wasser als Träger der Bakterien identifiziert hatte, wurde allerdings die Luft für die Weitertragung verantwortlich gemacht.[798]

Ab 1816 wütete die erste Pandemie in Asien. 1829 begann eine zweite Welle, die sich nicht nur über ganz Asien ausdehnte, sondern auch Nordafrika und Russland überzog. Die Krankheit breitete sich in ganz Europa aus und erreichte 1831 London, wo 7000 Menschen starben.[799]

796 ÖStA, AVA, Inneres, Ministerium des Inneren, Allgemeine Reihe, Teil 1 Akten, Karton 858 Sanitäts- und Medizinalwesen, in genere (1870–1872).

797 Porter, Kunst des Heilens, 31–33.

798 Wittelshöfer, Wiener Medizinische Wochenschrift 25, 1. Jahrgang 1851, 399–400.

799 Hubenstorf, Vorlesung History of Medicine, Handout 20–1: Industry & Epidemics, 1, und Porter, Kunst des Heilens, 31–33.

Aufgrund des Fehlens von Kenntnissen über die Ursache der Cholera konnten die englischen Gesundheitsbehörden keine effektiven Maßnahmen setzen, weil Quarantäne und Isolierung der Erkrankten keine Wirkung zeigten. Wie oben bereits angedeutet, wurde aber auch hier festgestellt, dass die Krankheit besonders in den Arbeiter- und Armenvierteln grassierte. Eine erste Abhilfe konnte durch frische Luft, Sauberkeit, ordentliche Nahrungsmittel und vor allem sauberes Wasser geschaffen werden.[800]

In der Folge wurde die damaligen städtischen Bedingungen als hauptsächlicher Krankheitsfaktor konstatiert und die neu entstandene *Sanitary Movement* wollte, dass die Stadtregierungen die erforderlichen Pflichten wie Schaffung von gesundem Wohnraum, Bereitstellung von Nahrung und Frischwasser sowie die Entsorgung des Abfalls übernahmen. Diese sozialreformatorische Bewegung stellte sich damit konkret gegen die Ideen des reinen Liberalismus, der alle diese Aufgaben einer Art Selbstregulativ überlassen wollte.[801]

1832 gelangte die Krankheit auch bis nach Nordamerika und erreichte 1834 den Pazifik, um sich dann weiter bis nach Südamerika auszubreiten.[802] Zwischen 1847 und 1861 fielen einer weiteren Pandemie eine Million Russinnen und Russen zum Opfer. In diesem Zeitraum, konkret zwischen 1855 und 1866, gab es auch in Niederösterreich die meisten Fälle zu beklagen. In der Hauptstadt und dem Umland starben beim ersten Seuchenzug 6685[803] und dann weitere 8000 Menschen, nachdem über 23.000 Kranke gezählt worden waren. Bei einer als fünfte Pandemie gezählten Welle gegen Ende des 19. Jahrhunderts waren erneut Teile Asiens betroffen. 1892 starben in Hamburg mehr als 8600 Einwohner.[804]

Weder die Ärzte noch die Wundärzte hatten zunächst Anteil am Verlauf der Anweisungen. In den Fachzeitschriften reihte sich Artikel an Artikel über Vermutungen über die Ursachen, erfolgreiche und weniger erfolgreiche Behandlungsversuche und Meldungen über Todesfälle in Krankenhäusern.[805] Es blieb den Kommunen überlassen, welche Maßnahmen sie setzten, um der Bevölkerung den Schrecken zu nehmen. Statistisch gesehen war die Krankheit mit einer Letalität von 50 Prozent weder ausschließlich tödlich, noch führte sie die Liste

800 Siehe auch Militär-Aerztliches. Verwahrungs-Massregeln gegen die Cholera. »*Die aus den Wohnungen möglicherweise entspringenden Schädlichkeiten und die Unreinlichkeiten der Ubikationen, von denen schon Peter Frank bemerkt hat, dass sie eine der ersten Ursachen der Volkskrankheiten sei […]*« In: Wittelshöfer, Wiener Medizinische Wochenschrift 94, 15. Jahrgang 1865, 1699–1700.

801 Labisch, Homo Hygienicus, 113–114.

802 Porter, Kunst des Heilens, 31–33.

803 Wiener medizinische Wochenschrift 58, 15. Jahrgang, 1061–1062.

804 Porter, Kunst des Heilens, 31–33.

805 Siehe dazu beispielsweise Wittelshöfer, Wiener medizinische Wochenschrift 1, 2. Jahrgang 1852, 13–14, und ebenda, 58, 15. Jahrgang 1865, 1061–1064, sowie Prätorius, Zeitschrift Wundärzte 23, 1. Jahrgang 1866, 95–96, und ebenda, 22, 1. Jahrgang 1866, 91.

der Todesursachen an. Durch die Schnelligkeit des Ausbruchs und des dramatischen Verlaufs wurde die Cholera aber von den Menschen als besonders verheerend empfunden.[806]

Sämtliche Ärzte und Wundärzte auf dem Gebiet der Habsburgermonarchie waren gesetzlich verpflichtet, beim Ausbruch dieser Epidemiezüge sofortigen Beistand zu leisten.[807] Diese Aufforderung wurde am 25. August 1831 in einem allerhöchsten Handschreiben ausdrücklich wiederholt und es wurde gar ein Diplomverlust bei Nichtbefolgung angedroht.[808] Ein solcher Aufruf erging ebenso 1855 und 1866 bei den Seuchenzügen der Cholera, doch tauchten die berechtigten Fragen nach der Legalität dieser Hilfestellung beziehungsweise nach dem Fehlen der Ausbildung im Bereich dieser inneren Kuren auf.[809] Viele Gegner der Wundärzte hefteten ihre Argumente genau an jenen Mangel in der Ausbildung und nutzten die Gelegenheit, die allgemeine Einsetzbarkeit und Nützlichkeit der Wundärzte infrage zu stellen.

Die Seuchenzüge trugen wesentlich dazu bei, den Blick auf die Entstehung und den Verlauf von Krankheiten zu verändern. Exakte und wissenschaftliche Methoden sollten die Bevölkerung vor weiteren Katastrophen schützen, und zwar mithilfe von Instrumenten, die nur den akademisch gebildeten Medizinern zur Verfügung standen. Damit war ein weiterer Schritt in die Richtung gesetzt, die den Arzt als Wächter über die allgemeine Gesundheit etablierte.[810]

8.4 Der Siegeszug der akademischen Wissenschaft

Die Wende zur naturwissenschaftlichen Medizin wird mit der Einführung der *Cellularpathologie* 1858 durch den Pathologen Rudolf Virchow angesetzt. Seiner Ansicht nach folgte das Leben gewöhnlichen physikalischen und chemischen Gesetzen. Ausgehend von diesen Grundsätzen entwickelte sich eine Reihe von weiteren medizinischen Wissenschaften und konzeptionellen Neuorientierungen. Neben vorher undenkbaren Fortschritten in der höheren Chirurgie bei Operationstechniken, Anästhesie, Antisepsis bis hin zu Bluttransfusionen entwickelten sich in der Mikrobiologie die Zweige der Bakteriologie und der In-

806 Labisch, Homo Hygienicus, 127, und siehe auch Oesterlen, Handbuch der medicinischen Statistik, 750.

807 Politische Gesetze 1810, 2. Teil, 145–146.

808 Macher, Medicinal-Reform, 11, und Politische Gesetze 1832, 188.

809 Brady, Congress, 4, und siehe dazu auch *Behandlung der Witwen und Waisen der in der Verwendung gegen die Cholera-Epidemie gestorbenen Ärzte, Wundärzte und Krankenwärter*, Reichsgesetzblatt 1856, Nr. 113, 351.

810 Göckenjan, Kurieren und Staat machen, 30,8 und Porter, Geschröpft, 115.

fektiologie.[811] Diese neuen naturwissenschaftlichen Erkenntnisse zeigten für jedermann verständliche, sichtbare und revolutionäre Resultate. In der Folge genossen diese *Männer gegen Tod und Teufel* wie der Chemiker und Mikrobiologe Louis Pasteur[812] und der Mediziner und Mikrobiologe Robert Koch höchstes gesellschaftliches Ansehen.[813] Robert Koch schuf während seiner Forschungen Postulate, die noch heute Gültigkeit besitzen und in Verwendung sind, um Mikroorganismen wissenschaftlich zu prüfen und zuzuordnen. Sein größter Erfolg war 1882 die Entdeckung des Auslösers der Tuberkulose. 1883 konnte Koch auch die Cholera-Vibrionen nachweisen und setzte damit allen oben angesprochenen Spekulationen über die Ursachen und die Übertragungsmöglichkeiten ein Ende.[814]

Diese Entdeckung brach auch den damals entflammten Streit zwischen den Kontagionisten und den Antikontagionisten ab, wobei vor allem in der zweiten Gruppe viele Großstadtärzte vertreten waren. Die Antikontagionisten, auch *Lokalisten* genannt, setzten auf Quarantäne und die Beseitigung des Schmutzes in den Städten, eine Maßnahme, die – wie oben beschrieben – bei der Cholera nicht wirkte.[815] Ein wichtiger Vertreter der Antikontagionisten war Max Pettenkofer. Er wollte 1892 noch einmal seine Theorien zu untermauern, doch er scheiterte bei einem Selbstversuch mit Choleraerregern und zog sich 1894 zur Gänze aus dem wissenschaftlichen Betrieb zurück.[816] Damit hatten sich nach der Entdeckung Kochs die Kontagionisten endgültig durchgesetzt. Der spezifischen Desinfektion, aktiven und passiven Immunisierungen sowie der Herstellung von Heilseren stand somit nichts mehr im Weg.[817]

Da die Wundärzte an diesen Prozessen keinen Anteil hatten, gelangten sie beim Ringen um die Vorrangstellung in der Heilkunde deutlich ins Hintertreffen. Sie konnten sich bei keinem der Punkte, der für den Prozess einer Professionalisierung erforderlich gewesen wäre, durchsetzen. Sie hatten weder die Kontrolle über die Ausbildung noch über den Zugang zum Beruf. Ebenso fehlte ihnen die Möglichkeit zur Durchsetzung einer beruflichen Autonomie, wie beispielsweise in Form eines einheitlichen Verbands.[818] Die Ärzteschaft konnte sämtliche Erfolge und ihr medizinisches Wissen zu ihren Gunsten nutzen und gezielt ideologiepolitisch verwerten.[819]

---

811 Leven, Geschichte der Medizin, 50–53.
812 Porter, Geschröpft, 119–121.
813 Leven, Geschichte der Medizin, 53–54.
814 Labisch, Homo Hygienicus, 133.
815 Ackerknecht, Antikontagionismus zwischen 1821 und 1867.
816 Eckart, Geschichte der Medizin, 214–215.
817 Labisch, Homo Hygienicus, 133.
818 Eckart/Jütte, Medizingeschichte, 319.
819 Labisch, Homo Hygienicus, 14–17.

Die Reorganisation des Sanitätswesens wurde neben einer gesellschaftlichen auch zu einer politischen beziehungsweise vorrangig wirtschaftlichen Frage. Die Vorbereitungen für das neue Sanitätsgesetz dauerten viele Jahre. Im Österreichischen Staatsarchiv gibt es rund 50 Kartons, in denen die Akten und Unterlagen zu den Vorbereitungsarbeiten für die neuen Bestimmungen aufbewahrt werden.[820] Die Lobby der Ärzte, die sich für eine Reform des Sanitätswesens unter Ausschluss der Wundärzte einsetzte, erreichte schon 1870, dass im Gesetz vom 30. April für die Organisation des öffentlichen Sanitätsdienstes als Sanitätspersonal nur mehr Ärzte zum Einsatz kommen sollten.[821] Eine der einschneidensten Neuerungen war die fixe Bestellung von Ärzten in den Gemeinden, wobei die Wundärzte vollkommen übergangen wurden. Jegliche Bemühungen von Wundärzten, sich zugunsten der Bevölkerung – vor allem jene in entlegenen Gebieten – eine Stimme zu verschaffen, gingen ins Leere.[822]

1870 wurde jede Ortsgemeinde oder auch Zusammenschlüsse von Ortsgemeinden dazu verpflichtet, einen *Arzt* als Gemeindearzt anzustellen. Die Entlohnung der eingesetzten Ärzte musste aus den Einnahmen der Gemeinden bestritten werden. Dieses Grundgesetz sollte sich dann in den jeweiligen Landesgesetzgebungen niederschlagen.[823] Daraus lässt sich ableiten, dass es für die Ärzteschaft um handfeste ökonomische Interessen ging.

Da sich die Abschaffung des Berufs der Wundärzte schon 1870 abzeichnete, wurden an den Lehranstalten 1871/72 die letzten Schüler aufgenommen.[824] Im Februar 1873 erfolgte dann die endgültige Einstellung der Ausbildungsmöglichkeiten für Wundärzte.[825]

Die oben beschriebenen Schritte führten nicht nur zum planmäßigen Aussterben der Wundärzte, sondern durch den gestiegenen Bedarf in den Gemeinden auch zu einem rasanten Anstieg der Ärzte. 1871 war das Verhältnis von 3599 Ärzten zu 3492 Wundärzten in der Habsburgermonarchie noch ausgeglichen. 1880 schienen bereits 4768 Doktoren der gesamten Heilkunde in der Statistik auf und die Zahl der Wundärzte war auf 2748 zurückgegangen. Die Verteilung der Heilkundigen im Gebiet der Habsburgermonarchie war aber ungünstig. Laut Statistik gab es einen Arzt oder Wundarzt auf 2911 Einwohner, doch das sagte

820 ÖStA, Ministerium des Inneren: Sanität, 36 Sanitäts- und Medizinalwesen. Die Ausarbeitung hätte den Rahmen der vorliegenden Arbeit gesprengt.

821 Gesetz vom 30. April 1870, betreffend die Organisation des öffentlichen Sanitätsdienstes. In: Reichsgesetzblatt 1870, Nr. 68, 125.

822 Prätorius, Zeitschrift für Wundärzte 10, 3. Jahrgang 1868, 48.

823 Siehe dazu beispielsweise Landesgesetze für Niederösterreich vom 21. Dezember 1888 Nr. 2, 1889. In: Daimer, Handbuch Sanitäts-Gesetze, 147.

824 Wie beispielsweise die damals noch bestehende medizinisch-chirurgische Lehranstalt in Salzburg. Siehe dazu Fischer, Medizinische Lyzeen, 44–45.

825 Das Gesetz vom 17. Februar 1873 in Reichsgesetzblatt 1873, Nr. 25, 125, betreffend die Befugniss der Wundärzte zur inneren Praxis.

nichts über die Situation in den Provinzen aus. 1880 waren beispielsweise 1364 Ärzte (28,6 % aller damalig registrierten Heilkundigen) und 554 Wundärzte (11,6 %) in Niederösterreich niedergelassen, wobei der Schwerpunkt deutlich auf der Residenzstadt Wien lag. Ein ähnliches Bild bot sich in Böhmen, wo 1204 Ärzte und 464 Wundärzte verzeichnet waren. Wie in Wien hatte die Stadt Prag dabei die größte Ärztedichte. Die wenigsten Ärzte (37 Personen) und Wundärzte (sieben Personen) waren in der Provinz Görz Gradisca niedergelassen, wobei sich aufgrund der geringeren Bevölkerungsdichte ein Heilkundiger auf 4762 Einwohner fand. In Galizien gab es zwar immerhin 529 Ärzte und noch 310 Wundärzte, das Betreuungsverhältnis lag aber bei 11.202 Einwohnern pro Arzt und 19.116 pro Wundarzt.[826]

Wie vorgesehen ging die Zahl der Wundärzte jährlich mehr und mehr zurück. In Niederösterreich beispielsweise war 1894 nur mehr die Hälfte der Wundärzte von 1880 im Einsatz. Die folgende Abbildung zeigt den kontinuierlichen Rückgang.

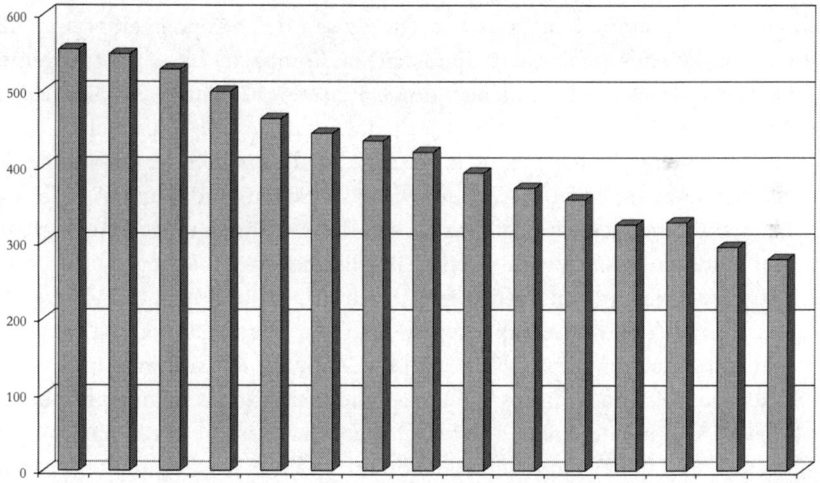

Abbildung 52: Wundärzte in Niederösterreich 1880–1894. *Quelle: Eigene Zusammenstellung nach der Statistik des Sanitätswesens der im Reichsrathe vertretenen Königreiche und Länder (Wien verschiedene Jahrgänge).*

826 Statistik des Sanitätswesens (1880).

1898 war die Zahl der Wundärzte im ganzen Habsburgerreich auf 1067 gesunken. Ihnen standen 8777 Ärzte gegenüber.[827] Diese Entwicklung ging stetig weiter und mit ihr stellten sich eine deutlich sichtbare Verbesserung der Volksgesundheit und ein Rückgang der Sterblichkeit ein. Es wäre aber sehr kurz gegriffen, nur die Abschaffung der Wundärzte und die endgültige Etablierung der Ärzte als Gründe für diese Erfolge zu sehen. Für eine Beurteilung muss eine ganze Reihe von Faktoren Berücksichtigung finden. Neben der Entwicklung und der Verbesserung von antiseptischen Methoden zählten Quarantäne- und Isolierungsmaßnahmen von Erkrankten ebenso zu den positiven Parametern wie die Überwachung und die Reinhaltung von Lebensmitteln und Wasser, die allgemeine Verbesserung der sanitären Bedingungen, der persönlichen Hygiene und besonders der Kinderernährung. Eine besondere Bedeutung kam der Entwicklung von spezifisch therapeutischen Medikamenten zu.[828]

Parallel dazu wurde die Ausbildung der Ärzte immer langwieriger und komplexer. Die heutige Technologie macht enorme Fortschritte und moderne medizinische Geräte, die am letzten Stand der Technik sind, haben einen entsprechenden Marktwert. Es kann natürlich argumentiert werden, dass der heutige Status einen hohen Preis hat. Die Krisen der Krankenversorgung, die Unbezahlbarkeit des medizinisch-industriellen Komplexes und die Pathogenität der heutigen Gesellschaft sind nur einige Punkte, die häufig zur Diskussion gestellt werden.[829] Illich geht sogar so weit, dass er der Ärzteschaft nicht nur, wie oben angesprochen, einen geringen Beitrag zur allgemeinen Verbesserung der Lebensbedingungen, zur Ausrottung vieler Seuchen und zum Wandel der Krankheitsbilder zugesteht, sondern dass er die Ärztinnen und Ärzte sogar für viele der heutigen Leiden verantwortlich macht und jene als *iatrogen* bezeichnet. Illich straft den Erfolg der Ärzteschaft als Illusion ab und bringt mehrere Beispiele von Krankheiten, wie Tuberkulose, Cholera, Ruhr, Pellagra und später die Koronarerkrankungen, Bluthochdruck und Diabetes, die kommen und gehen, ohne dass die Ärztinnen und Ärzte bedeutend viel Einfluss nehmen können.[830] Trotz aller Argumente muss anerkannt werden, dass die Ärzteschaft heute aufgrund ihrer Expertenautorität eine konkurrenzlose Vorrangstellung hat und alle Kriterien einer leitenden und beratenden Profession erfüllen.[831] Doch kann nicht mehr beurteilt werden, ob die *Medico-Chirurgen* nicht auch in der Lage gewesen wären, diesen Status zu erreichen.

827 Statistik des Sanitätswesens (Wien, verschiedene Jahrgänge). Siehe dazu auch oben Abbildung 1, 17.

828 Preston, Mortality Patterns, 42–46.

829 Göckenjan, Kurieren und Staat machen, 12.

830 Illich, Nemesis, 17–19.

831 Freidson, Ärztestand, 7–8.

9 Resümee und Ausblick

Ausgehend von den Bestimmungen im Reichssanitätsgesetz vom 17. Februar 1873[832], die den Beruf der Wundärzte zum Aussterben verurteilten, wird in der vorliegenden Arbeit der Frage nachgegangen, welche Art von Beruf oder Berufen mit diesem Gesetz eigentlich abgeschafft wurde. Wer oder was waren die Wundärzte, Patrone, Magister oder Doktoren der Chirurgie? Und für welche Bereiche der medizinischen Versorgung waren sie zuständig? Diesen eingangs gestellten Forschungsfragen[833] wird in der Dissertation Kapitel für Kapitel akribisch nachgegangen, beginnend bei den Wurzeln des Berufs der Wundärzte.

Die Berufsgruppe der Bader ist vielen ein Begriff, der Umstand, dass auch sie wie die Mediziner geprüfte und gesuchte, aber nicht akademische Heilkundige waren und den Grundstein für die heutige Chirurgie legten, ist bereits weniger bekannt. Die von den Badern ausgehenden Scherer, Barbiere und später die Wundärzte waren über mehrere Jahrhunderte wesentlich zahlreicher vertreten und für die Gesundheitsversorgung der Bevölkerung essenzieller als die an der Universität ausgebildeten Ärzte.

Die Kernkapitel der Arbeit bieten – mit besonderem Blick auf Niederösterreich – eine Übersicht über die Ausbildungswege, die eben jene Wundärzte beschreiten mussten, bevor sie zur Praxis zugelassen wurden, und über das Arbeitsumfeld, das sie vorfanden und sich im Idealfall auf die *äußeren Kuren* beschränkte. Zahlreiche zeitgenössische Zusammenfassungen der teilweise stark verstreut erlassenen Sanitäts-Kodifikationen[834] zeigen die damaligen gesetzlichen Rahmenbedingungen auf, es fehlt aber die Einbettung in den gesellschaftlichen Kontext, wie beispielsweise die diversen Voraussetzungen, die für die Ergreifung des Berufs der Wundärzte notwendig waren, bis hin zu den

832 Reichsgesetzblatt 1873, Nr. 25, 125.

833 Siehe dazu Kapitel 1, 14.

834 Knolz, Darstellung der Medicinal-Verfassung in den k. k. Staaten Österreichs und Ferro, Sammlung aller Sanitätsverordnungen im Erzherzogthume Oesterreich, sowie Frank, System einer vollständigen medicinischen Policey.

Kompetenzstreitigkeiten zwischen den verschiedenen Gruppen der Heilkundigen.

Es gibt bereits etliche wissenschaftliche Arbeiten, die sich mit den Entwicklungen und Gegebenheiten des Wundarztberufs in den Nachbarländern Deutschland, Schweiz oder deren Teilregionen[835] auseinandersetzen, nun konnte der Kreis für Österreich, im Speziellen für Niederösterreich, auf der Ebene einer Dissertation erweitert werden. Der wichtigste Beitrag der vorliegenden Arbeit ist die systematische, strukturierte und in Grafiken anschaulich dargestellte Aufbereitung der Ausbildungswege für die niedere und die höhere Wundarzneikunst. An dieser Stelle wird festgehalten, dass sich die Zusammenstellungen für die höhere Wundarzneikunst am ehesten generalisieren lassen, denn es herrschte der allgemeine Wunsch, dass die habsburgischen Universitäten ähnlichen Studienplänen folgten. Im Bereich der niederen Wundarzneikunst gab es ähnliche Bestrebungen. Hier mussten allerdings standortbedingt Abstriche in Kauf genommen werden, wie beispielsweise in Olmütz[836], wo die dortige medizinisch-chirurgische Lehranstalt wegen der geringeren Nachfrage nie über die Größe, die Kapazität und die finanziellen Ressourcen verfügte wie etwa in Innsbruck[837] zu seiner Zeit als Lehranstalt (1782–1792).

Der Aufbau der Arbeit folgt der Chronik der historischen Entwicklung. Das Anfangskapitel bietet einen Blick auf die Entstehung der Zunft der Bader, die aus ihren Reihen hervorgegangenen Barbiere und die Entwicklung hin zum Wundarzt, der von den Patientinnen und Patienten für die Anwendung der sogenannten äußeren Kuren aufgesucht wurde. In den Städten, wo sich traditionell auch akademisch gebildete Ärzte niederließen, konnte diese Trennung zu den von diesen praktizierten inneren Kuren aufrechterhalten werden, doch in entlegenen Gegenden auf dem Land und vor allem beim Militär waren diese Grenzen unhaltbar.

Ein versierter Wundarzt musste sich in beiden Heilbereichen auskennen. Er musste den Mitgliedern seiner Dorfgemeinschaft eine echte Stütze sein. Darüber hinaus war jeder Inhaber einer *Officin* im Fall von epidemischen Krankheitsausbrüchen gesetzlich zum Einsatz von eben jenen inneren Kuren verpflichtet.[838] Dasselbe galt für die beim Militär eingesetzten Wundärzte, wo die Herausforderungen im Bereich der inneren Kuren für die Gesunderhaltung der Soldaten,

835 Sander, Handwerkschiurgen, und Gross, Die Aufhebung des Wundarztberufs, und Stolz, Die Handwerke des Körpers, und Steiner, Die Bader und Barbiere, und Maurer, Baden, schröpfen, amputieren, und Zirker, Ärzte und Wundärzte in Vorarlberg.

836 ÖStA, AVA, Unterricht StHK Teil 1, Karton 48, Sign. 8 Lyzeen.

837 Probst, Geschichte der Universität Innsbruck, 218–219.

838 Politische Gesetze 1810, 2. Teil, 145–146.

die oft Monate in Stellungen festsaßen, fast größer waren als die Versorgung von Verletzungen nach Kampfeinsätzen.[839]

Die weiteren Darstellungen in der Arbeit setzen bei den sechsjährigen Knaben an, deren Möglichkeit zum Schulbesuch ab dem Ende des 18. Jahrhunderts bereits über den künftigen Lebensweg entschied. Denn nur hervorragende Zeugnisse aus einer Hauptschule nach mindestens sieben Jahren durchgehenden Unterrichts stellten die Eintrittskarte für die Aufnahme in eine Lehre für Wundarzneikunst dar. Zur Einbettung in den damaligen gesellschaftlichen Kontext bietet das Kapitel 3 einen Überblick über das theresianische Schulsystem und zeigt vor allem die Hürden auf, die sich selbst dem willigsten Schulbesucher boten. Wenn der Wohnort zu entlegen war oder der finanzielle Hintergrund fehlte, halfen die größten Ambitionen nichts. Nur wenn die Voraussetzungen günstig waren oder ein bereits niedergelassener Wundarzt als Vater Interesse an der Entwicklung seines Sohnes hatte, war der Weg zur Berufswahl geebnet.

Diesem eingeschränkten Zulauf zum Beruf der Wundärzte wollten Maria Theresia und ihr Sohn besondere Maßnahmen entgegensetzen. Beide hatten die Bedeutung der Wundärzte für eine kostengünstige Versorgung der Bevölkerung und des Heers erkannt. Unter ihrer Ägide wurden zahlreiche Schritte unternommen, um den Wundarztberuf aufzuwerten, junge Männer zu ermutigen, ihn zu ergreifen und unter klaren Bedingungen im Rahmen eines medizinisch-chirurgischen Kurzstudiums[840] bis zur Meisterschaft zu gelangen.

Der Bereich der niederen Wundarzneikunst stieg um die Jahrhundertwende vom 18. zum 19. Jahrhundert zu seiner größten Blüte auf, was sich in der zahlenmäßigen Überlegenheit der Wundärzte gegenüber der Ärzteschaft deutlich zeigte. Das Kapitel 4 zeichnet nach, dass der Weg zur Lehre, durch die Lehre und nach der Lehre deutlich strukturiert war. Das Leben als Wundarznei-Geselle war ebenso vorgegeben wie der Weg zum Berufstitel *Meister der Wundarzneikunst*. Selbst das berufliche Dasein, wie das Kapitel 5 über die Ausübung der Heiltätigkeit zeigt, war genauen Vorgaben durch die Organisation der chirurgischen Gremien und die Ordnung bei der Vergabe von Niederlassungen unterworfen.

Mit diesem Gefüge war eine Trennung von der höheren Wundarzneikunst, die in Kapitel 6 behandelt wird, erkennbar, derer sich jene rühmten, die ihr Wissen und Können in einem chirurgischen Studium an der Universität erworben hatten. Diese Operateure waren bis zur Mitte des 19. Jahrhunderts eine exklusive Randgruppe, die sich erst nach etlichen Studienreformen und durch die fixe Verquickung mit der Medizin vergrößern und zu jenen Männern entwickeln

839 Siehe dazu Kapitel 2.6, 54.

840 Hofkanzlei-Verordnung vom 3. und 28. September 1789. Siehe dazu Daimer, Handbuch Sanitäts-Gesetze, 367.

konnten, die heute allgemein als *die großen Chirurgen* wie beispielsweise Theodor Billroth verstanden werden.

Sämtliche Grenzen, die zwischen Medizin, niederer und höherer Wundarzneikunst künstlich gezogen wurden, waren durch das Projekt der medizinisch-chirurgisch-anatomischen Akademie nicht nur gefährdet, sondern zur Auflösung bestimmt. Das höchste Ziel Josephs II. war eine Zusammenführung aller Berufe zu einem universell kompetenten Medico-Chirurgen, der nicht nur die Klasseneinteilung unter den Wundärzten selbst, sondern auch die Gräben zur Ärzteschaft schließen sollte. *In unione salus* war der Leitsatz, unter dem die später als Josephsakademie bekannte Einrichtung praktisch auf die grüne Wiese gestellt wurde.

Das Kapitel 7 setzt sich mit der Vorgeschichte, der Entstehung und den Eckpfeilern der Ausbildungsstätte auseinander, wobei besonders die Anfangsphase unter der Leitung des Stabschirurgen Giovanni Brambilla beleuchtet wird. In der vorliegenden Arbeit sind bisher nie gezeigte Aspekte der Josephsakademie, wie beispielsweise der genaue Ablauf des Unterrichts anhand von konkreten Studien- und Stundenplänen bis hin zur Zergliederungskammer für den Sezierkurs, strukturiert und übersichtlich aufbereitet.

Joseph II. hätte sein Projekt gerne als allgemeingültige Ausbildungsform gesehen, doch dafür war der Ansatz zu kühn und zu fortschrittlich. Der Widerstand aus den Reihen der Universität gegen die nach deren Ansicht viel zu kurze Dauer der Ausbildung war zu groß und so beschränkte sich die Versorgung mit Abgängern der Josephsakademie bis auf wenige Ausnahmen auf das Militär.

Die fortlaufenden Schwierigkeiten, mit denen jenes ehrgeizige Projekt zu kämpfen hatte, tief greifende gesellschaftliche Veränderungen und akute gesundheitliche Bedrohungen von außen in Gestalt von mehreren Choleraepidemien führten letztendlich zu einer kompletten Infragestellung des Standes der Wundärzte, der zunehmend als veraltet und überholt angesehen wurde. Die Hauptgründe der Abneigung waren die früher so gerühmte schulische Vorbildung und der Berufseinstieg über eine Lehre. Beide konnten nicht mit den Forderungen des Fortschrittgedankens der medizinischen Wissenschaft mithalten, die an zukünftige Heilkundige gestellt wurden. In der Folge wurde die Kompetenz der Wundärzte insgesamt angezweifelt, obwohl ihr Einsatz bei der Seuchenbekämpfung gesetzlich gefordert war. Neben den neuen gesellschaftlichen Parametern entwickelte sich eine regelrechte Auseinandersetzung um den Wundarztberuf: Zum einen konnte die Ausbildung durch den rasanten Fortschritt tatsächlich nicht mehr am aktuellen Stand sein und zum anderen gab es handfeste wirtschaftliche Motive, die hinter der endgültigen Abschaffung der Wundärzte standen.

Das Kapitel 8 zeigt neben dem im mittleren 19. Jahrhundert bestehenden politischen Klima des Liberalismus auch die katastrophalen Zustände rund um die Ausbrüche der Cholera auf. Beide Einflüsse und die Aussicht auf Stellen als Gemeindeärzte mit einem festen Sold, die durch das Reichssanitätsgesetz 1873 verpflichtend geschaffen wurden[841], führten letztendlich zu einem Kampf gegen die Wundärzte, die gegen die bereits vernetzt organisierte und politisch erstarkte Ärzteschaft keine Chance hatte.

Es gibt etliche Literatur und einige wissenschaftliche Arbeiten, die sich mit der Ärzteschaft beziehungsweise den Entwicklungen des Gesundheitswesens allgemein auseinandersetzen, auf die in der Einleitung hingewiesen wurde.[842] Durch alle Werke zieht sich die Theorie der Professionalisierungsbestrebungen der Ärzte, wobei fraglich ist, ob den Ärzten selbst dieser angestrebte Status bewusst war oder die Weitsicht der Dinge so weit fortgeschritten war, dass es schon Vorstellungen gab, die dem heutigen Zustand des Gesundheitssystems ähneln.

An dieser Stelle wird auf diese Literatur verwiesen, denn die Entstehung der Ärzteprofession wurde in der vorliegenden Arbeit nicht weiter behandelt. Die Wundärzte waren von diesem Prozess vollkommen ausgenommen und wurden ab dem letzten Viertel des 19. Jahrhunderts nur mehr als Randerscheinung in den Statistiken geführt, obwohl sie vielerorts noch über viele Jahrzehnte den Menschen in ihrem Umfeld halfen. Die Umsetzung der oben genannten Gemeindearztstellen dauerte in den meisten habsburgischen Ländern mehrere Jahrzehnte, da Ärzte fehlten, die erst nach der Einführung des Studiums des Doktors der gesamten Heilkunde[843] und mehreren Förderungsmaßnahmen in größerer Zahl von den Universitäten abgingen, und den meisten Gemeinden die nötigen finanziellen Mittel und Räumlichkeiten schlichtweg fehlten.

Diese Folgeerscheinungen des Reichssanitätsgesetzes stehen genauso für weitere Forschungen offen wie es Bedarf an Arbeiten über die anderen Länder des Habsburgerreiches gibt, wie beispielsweise über Salzburg, die Steiermark oder Görz und Gradisca, wo es besondere Bemühungen gab, Wundärzte in den teilweise sehr entlegenen Gebieten anzusiedeln. Bei diesem regionalen Ansatz bietet sich aber auch eine Neubearbeitung des einzig vorhandenen Werks über die medizinischen Lyzeen von Isidor Fischer[844] an, die in einer Neuauflage richtigerweise unter der Überschrift *Die medizinisch-chirurgischen Lehranstalten* geführt werden sollte.

---

841 Siehe dazu beispielsweise Daimer, Handbuch Sanitäts-Gesetze, 147.

842 Freidson, Der Ärztestand, und Illich, Die Nemesis der Medizin, und Huerkamp, Der Aufstieg der Ärzte im 19. Jahrhundert, und Koppe, Sozialgeschichte der Ärzteschaft, und Waditschatka, Medizinische Professionalisierung der österreichischen Ärzteschaft.

843 II. Rigorosenordnung für die medicinische Facultät. In: Reichsgesetzblatt 1872, Nr. 57, 146–150.

844 Fischer, Medizinische Lyzeen.

Ebenso ist zu beachten, dass die in den Kernkapiteln dargestellten verschiedenen Ausbildungswege einen vom Gesetzgeber angestrebten Soll-Zustand darstellen. An dieser Stelle können weitere Forschungen ansetzen und beispielsweise anhand des Aktenmaterials von einzelnen chirurgischen Gremien den Ist-Zustand eines Viertels nachzeichnen. Diese Möglichkeit bietet sich auch bei der Ausübung der Heiltätigkeit, wo es Ausbaustufen in Richtung einer genaueren Analyse der wirtschaftlichen Situation der Wundärzte oder in Richtung von Unternehmensgeschichten von Badestuben beziehungsweise Wundarztpraxen gibt.

Die Spannungen zwischen dem zivilen und dem militärischen Bereich klingen in der Arbeit immer wieder an und werden bei den beschriebenen Schwierigkeiten, mit denen die Josephsakademie laufend konfrontiert war, deutlich, doch auch hier warten noch etliche Aspekte auf ihre Bearbeitung. Die zweite Phase des Betriebs der Akademie ist in Kapitel 7 in den Grundzügen dargestellt, vor allem im Hinblick auf die reformierten Studien- und Stundenpläne. Es gibt im Universitätsarchiv aber noch eine Fülle von Material über die Schüler und Studenten, die Verwaltungsakten der Einrichtung mit genauen Personallisten, Abrechnungsbüchern bis hin zu diversen Protokollen. Ebenso wie diese zweite gehören auch die dritte und die vierte Phase der Josephsakademie gründlicher erforscht und dargestellt.

Eine besondere Herausforderung stellt eine eventuelle Studie auf gesellschaftlicher Ebene dar, die den Einfluss der Existenz der Wundärzte auf die Gesundheit der Bevölkerung untersucht und ihre zweifellos positive Bedeutung ins rechte Licht rückt. Ein kleiner Beitrag dafür ist hoffentlich mit der vorliegenden Arbeit bereits gelungen.

10 Quellen- und Literaturverzeichnis

I. Quellen

a. Ungedruckte Quellen

ÖStA – Allgemeines Verwaltungsarchiv

ÖStA, AVA, Inneres Polizei OPB Flugblätter (1848–1849) 4.6.

ÖStA, AVA, Inneres, Ministerium des Inneren, Allgemeine Reihe, Teil 1 Akten, Karton 858 Sanitäts- und Medizinalwesen, in genere (1870–1872).

ÖStA, AVA, StHK, Karton 17, Sign. Med. in genere.

ÖStA, AVA, Unterricht StHK Teil 1, Karton 18, Sign. 4 Medizinische Fakultät 1739–1791.

ÖStA, AVA, Unterricht StHK Teil 1, Karton 47, Sign. 6, 7 und 8 Lyzeen.

ÖStA, AVA, Unterricht StHK Teil 1, Karton 48, Sign. 8 Lyzeen.

ÖStA, AVA, Unterricht StHK Teil 1, Karton 50, Sign. 8 Lyzeen.

ÖStA, AVA, Unterricht StHK Teil 1, Karton 51, Sign. 8 Lyzeen.

ÖStA, AVA, Unterricht StHK Teil 1, Karton 52, Sign. 8 Lyzeen.

ÖStA, AVA, Unterricht StHK Teil 2, Karton 374 Studien-Hofkom-mission, 8 Salzburg.

ÖStA, AVA, Unterricht StHK Teil 2, Karton 648, Sig. 15 A, Wiener Medizinisch-chirurgische Josephs-Akademie 1822–1847.

ÖStA, AVA, Salbuch Nr. 28, Confirmatio privilegorum des bader handtwerchkhs zu Wien vom 12. Dezember 1620 [fol. 405r–411r], (editiert unter: http://www.gabrielepossanner.eu/wp-content/uploads/2013/04/WienBader1620.pdf, letzter Aufruf: 20.9.2016).

ÖStA, AVA, Salbuch Nr. 35, Der bader in viertel ob Wienerwaldt handwerchsordnung 1627 [fol. 19v–24r], (editiert unter: http://www.gabrielepossanner.eu/wp-content/uploads/2013/04/BaderVOWW1627.pdf, letzter Aufruf: 20.9.2016).

ÖStA, AVA, Salbuch Nr. 42, Confirmatio handtwerchs ordnung der burgerlichen balbierer zu Wienn 1636 [fol. 430r–434r], (editiert unter: http://www.gabrielepossanner.eu/wp-content/uploads/2013/04/WienChirurgen1636.pdf, letzter Aufruf: 20.9.2016).

ÖStA, AVA, Salbuch Nr. 50, Confirmatio der buergerlichen barbirer zue Wien handtwerchs ordnung 1637 [fol. 422r–426r], (editiert unter: http://www.gabrielepossanner.eu/wp-content/uploads/2013/04/WienBader1637.pdf, letzter Aufruf: 20.9.2016).

ÖStA, AVA, Salbuch Nr. 50, Confirmatio privilegorum medicae facultatis Viennae vom 20. Jänner 1638 [fol 514r–518r], (editiert unter: http://www.sonia-horn.eu/wp-content/uploads/2014/03/Diss-Horn-UB-pdf.pdf, 301–305, letzter Aufruf: 20. 9. 2016).

ÖStA, AVA, Salbuch Nr. 76, Confirmation der burgerlichen barbierordnung zu Wienn 1662 [fol. 31–34], (editiert unter: http://www.gabrielepossanner.eu/wp-content/uploads/2013/04/WienChirurgen1662.pdf, letzter Aufruf: 20. 9. 2016).

ÖStA, AVA, Salbuch Nr. 76, Confirmation der Wiennerischen baader und wundtarzt handtwerkhß ordnung 1664 [fol. 18r–19v], (editiert unter: http://www.gabrielepossanner.eu/wp-content/uploads/2013/04/WienBader1664.pdf, letzter Aufruf: 20. 9. 2019).

ÖStA, AVA, Salbuch Nr. 121, Confirmatio deren burgerlichen barbirer alhier ordnung und freyheit 1710 [fol. 851r–858v], (editiert unter: http://www.gabrielepossanner.eu/wp-content/uploads/2013/04/WienChirurgen1710.pdf, letzter Aufruf: 20. 9. 2016).

ÖStA, AVA, Salbuch Nr. 137, Confirmatio deren bürgerlichen baader und wundarzten allhier zu Wien habender handwerks ordnung 1715 [fol. 364r–379v], (editiert unter: http://www.gabrielepossanner.eu/wp-content/uploads/2013/04/WienBader1715.pdf, letzter Aufruf: 20. 9. 2016).

ÖStA, AVA, Salbuch Nr. 137, Confirmatio deren bürgerlichen barbirer und chyrurgen in Wienn ordnung und freyheit 1716 [fol. 604r–617v], (editiert unter: http://www.gabrielepossanner.eu/wp-content/uploads/2013/04/WienChirurgen1716.pdf, letzter Aufruf: 20. 9. 2016).

ÖStA, AVA, Salbuch Nr. 199, Confirmatio privilegiorum deren hiesigen chyrurgorurm et balneatorum 1752, [fol. 813r–832r], (editiert unter: http://www.gabrielepossanner.eu/wp-content/uploads/2013/04/WienBader1752.pdf, letzter Aufruf: 27 .9. 2016).

ÖStA, AVA, Salbuch Nr. 205, Confirmirte und respective vermehrte ordnung und freyheit für die gesamte burgerliche barbierer und chyrurgos in allhiesiger stadt Wien 1755 [fol. 320r–334v], (editiert unter: http://www.gabrielepossanner.eu/wp-content/uploads/2013/04/WienChirurgen1755.pdf, letzter Aufruf: 20. 9. 2016).

ÖStA – Haus-, Hof- und Staatsarchiv

ÖStA, HHStA, Kabinettsarchiv, StRevHK (1797–1799), Karton 26.

ÖStA – Kriegsarchiv

ÖStA, KA, ZSt, HKR, Index D.E.G.H 1769, Signatur 1000.

ÖStA, KA, ZSt, HKR, Karton 708 mit Aktenbestand 62,102–63,221, davon noch existent: 63,152/63,162/63,201.

ÖStA, KA, MBeh, OFD

- Bücher 1, Protocoll über den Stand der Feldärzte J. 1779.
- Bücher 2, Protocoll über den Stand der Feldärzte J. 1780.
- Bücher 3, Catalogus der chirurgischen Practicanten in dem kayl. könig. Militairspital zu Gumpendorf.
- Bücher 4, Catalog über die zur Josephs-Akademie aufgenommenen Zöglinge und zu welchen Regimentern oder Feldspitälern sie abgeschickt 1785 bis 1793.

- Bücher 5, Protocoll über die Stabs-Regiments, Bataillons und Oberärzte im J. 1785 bis 1798.
- Bücher 6, Protocoll über das bey Feldspitälern und in den Hauptquartieren Hungarn, Slavonien, Bannat, Kroatien, Siebenbürgen, und Gallizien angestellte chirurgische Personale vom Jahre 1788.

ÖStA, KA, ZSt, MilKom, Militärhofkommission Nostiz-Rienek, Militärsanitätskommission Fasz. X, Karton 14.

ÖStA, KA, Territorialkommanden (Terr) (18.Jh.–20.Jh.), Generalkommando Wien (GenKdo), Neue Reihe (1869–1920), Militärbauabteilung Wien (1869–1920), Topographische Reihe (1753–1938), Karton 159 II W 25 Garnisonspital 1.

Archiv der Universität Wien

UAW, Jo 1.1 Nationalia 1789–1804, Mikrofilm 610. (Anmerkung: Die Daten auf dem Film gehen bis 1819).

UAW, Jo 2.1 Nationale (grüne Bände) 1824/27, Mikrofilm 611.

UAW, Jo 3.1 Nationale (orange Bände) 1824, Mikrofilm 612.

UAW, Jo 7.1 Protokoll über die in Examine Rigoroso denen Kandidaten vorgelegten Fragen 1789–1798, Mikrofilm 627.

UAW, Jo 8.1 Protocollum observationum et dissertationum Academicum 1786, Mikrofilm 629.

UAW, Jo 27.1 Protokoll der Hofkriegsrathsverordnungen und der von der k. k. permanenten Feldsanitätskommission gestellten Beantwortungen, Mikrofilm 676.

UAW, Statutenbuch 3.1., Privilegium vom 22.7.1468 [32v–33r], (editiert unter: http://www.sonia-horn.eu/wp-content/uploads/2014/03/Diss-Horn-UB-pdf.pdf, 246, letzter Aufruf: 20.9.2016).

UAW Statutenbuch 3.1., Privilegium vom 9. Oktober 1517 [3v–5v], (editiert unter: http://www.sonia-horn.eu/wp-content/uploads/2014/03/Diss-Horn-UB-pdf.pdf, 263–265, letzter Aufruf: 20.9.2016).

UAW, Statutenbuch 3.1., Privilegium vom 20. Februar 1610 [43v–47v], (editiert unter: http://www.sonia-horn.eu/wp-content/uploads/2014/03/Diss-Horn-UB-pdf.pdf, 271–275, letzter Aufruf: 20.9.2016).

Wiener Stadt- und Landesarchiv MA8

WStLA, Fotosammlung, Plan des Allgemeinen Krankenhauses mit Erläuterungen, Mikrofilm K 13.3.

WStLA, 2.8.7.B7 – Chirurgen und Wundärzte, Bücher

- 7/1 Prothocollum deren bürgerlichen Chyrurgorum anno 1738.
- 7/2 Chirurgen in Wien, Vorstädten und Viertel unter dem Wienerwald 1745–1805.
- 7/3 Possesions-Buch.
- 7/4 Vormerkungs-Protokoll 1780–1802.
- 7/5 Vormerkungs-Protokoll 1802–1818.
- 7/6 Vormerkung-Buch 1818–1871.

WStLA, 2.8.7.A1.1 Wundärzte-Verzeichnis 1776–1836.
WStLA, 2.8.7.A1.2 Innungen, Chirurgen und Wundärzte (1521–) 1672–1775.

Bibliothek sowie Sammlungen und Geschichte der Medizin im Josephinum

Exhibitenprotokolle vom Kriegsministerium Abth. 14, Nr. 1170, Nr. 219 und Nr. 1089 Universitätsarchiv. In: Abschrift 1065 (Bibliothek im Josephinum).
Exibitenprotokoll Nr. 497, 5.7.1862 14/1634 3.7. In: Abschrift 1065 (Bibliothek Josephinum).
Plan des k. k. allgemeinen Krankenhauses in Wien 1856. Den Mitgliedern der XXXII. Versammlung der deutschen Naturforscher und Ärzte zur freundlichen Erinnerung (Josephinum, Sammlungen und Geschichte der Medizin, MedUni Wien).
Plan zu ebener Erde des für alle Kranke und Gebährende gewidmeten Neuen Allgemeinen Spitals in Wien 1784 (Bildarchiv Josephinum).
Plan, der die chirurgische Akademie und das dazu gehörige neue Militär-Haupt-Spital zur ebenen Erde vorstellt Wien 1784 (Josephinum, Sammlungen und Geschichte der Medizin, MedUni Wien).
Plan Station Wien, Garnisonsspital Nr. 1, 1914 (Josephinum, Sammlungen und Geschichte der Medizin, MedUni Wien).
Staatsgebäude-Verwaltung, Ehemalige Josefs-Akademie Wien 1920 (Josephinum, Sammlungen und Geschichte der Medizin, MedUni Wien).
Wiener Zeitung, Jahrgang 1785, Nr. 90, Mittwoch 9. Nov. 1785 (Abschrift 651, Bibliothek des Josephinums).

Vorlesungsunterlagen Universität Wien aus Privatbesitz

Michael Hubenstorf, Vorlesung History of Medicine, Handout 20–1: Industry & Epidemics.

b. Gedruckte Quellen

Allgemeines Reichs-Gesetz- und Regierungsblatt für das Kaiserthum Österreich 1849–1852 (digitalisiert bei ÖNB, Alex, http://alex.onb.ac.at/tab_rgb.htm, letzter Aufruf: 1.7.2014).
Allgemeine Schulordnung für die deutschen Normal- Haupt- und Trivialschulen in sämmtlichen Kaiserl. Königl. Erbländern d.d. Wien den 6ten December 1774. (http://www.digital.wienbibliothek.at/wbrobv/content/titleinfo/1843007, letzter Aufruf: 18.9.2016).
Jost Amman, Das Ständebuch (Leipzig 1960). Nachdruck von: Hans Sachs, Eygentliche Beschreibung aller Stände auff Erden, hoher und nidriger, geistlicher und weltlicher, aller Künsten, Handwercken und Händeln Durch d. weitberümpten Hans Sachsen gantz fleissig beschrieben u. in teutsche Reimen gefasset (Frankfurt/Main 1568).

Ernst Gottfried Baldinger (Hg.), Nachricht von der neuen Kayserlich-Königlich Josephinischen medicinisch chirurgischen Academie zu Wien (Medicinisches Journal 9, Wien 1786).

Anton Beinl von Bienenburg, Trauerrede zum Andenken des k. k. Rathes und Professors Dr. Wilhelm Böcking (Wien 1805).

Joseph Bernt, Systematisches Handbuch des Medicinal-Wesens nach den k. k. Österreichischen Medicinalgesetzen zum Gebrauche für Ärzte, Wundärzte, Apotheker, Polizeybeamte, und zum Behufe öffentlicher Vorlesungen (Wien 1819).

Jakob Friedrich Bielfeld, Institutions politiques, 2 (Den Haag 1760).

August Karl Bock, Der Prosector oder Unterricht zur praktischen und technischen Zergliederungskunst (Leipzig 1829).

Moriz Brady, Der Chirurgen-Congress, dessen Entstehen, Verlauf & Ausgang (Wien 1867).

Giovianni A. Brambilla, Appendice alla Storia della Chirurgia Austriaca Militare (Pavia 1800).

Giovanni A. Brambilla, Instruktionen für die Professoren der k. k. chirurgischen Militärakademie. Erster Teil die Schule betreffend (Wien 1784).

Giovanni A. Brambilla, Rede auf den Tod des Kaisers Josefs II. gehalten in dem Versammlungssaale der k. k. Josephinischen medizinisch-chirurgischen Akademie im April 1790 (Wien 1790).

Domino du Cange, Glossarium Mediae et Infimae Latinitatis 6 (Paris 1846).

Johann Amos Comenius, Orbis sensualium picti (Nürnberg 1720).

Karl Czuberka/Gottlieb Kraus, Österreichischer Medicinal-Schema-tismus (Wien 1874).

Josef Daimer, Handbuch der österreichischen Sanitäts-Gesetze und Verordnungen für Behörden und Gemeinden, amtliche Sanitäts- und Veterinär-Organe, Districts- und Gemeindeärzte, Ärzte, Thierärzte, Apotheker, Verwaltungen von Heil- und Humanitätsanstalten etc. Band 1 (Leipzig/Wien 1896).

Johann Dietz/Consentius Ernst, Meister Johann Dietz, des großen Kurfürsten Feldscher (Ebenhausen/München 1915, publiziert unter: http://projekt.gutenberg.de/buch/-1845/10, letzter Aufruf: 31. 5 .2016).

Documenta Catholica Omnia, Concilium Lateranum II Documenta (digitalisiert bei: http://www.documentacatholicaomnia.eu/04z/z_1139-1139__Concilium_Lateranum_II__Documenta__LT.doc.html, letzter Aufruf: 5. 7. 2014).

Documenta Catholica Omnia, Concilium Lateranum IV Documenta (digitalisiert bei: http://www.documentacatholicaomnia.eu/01_10_1215-1215-_Concilium_Lateranum_IIII.html, letzter Aufruf: 5.7.2014).

Cornelius Dusart, Heelmeester (Der Dorfchirurg) 1695 (http://www.artnet.de/k%C3%BCnstler/cornelis-dusart/heelmeester-der-dorfchirurg-PTBsTOHt-puv3B3nQr64E2w2, letzter Aufruf: 31.5.2016).

Pascal-Joseph Ferro, Sammlung aller Sanitätsverordnungen im Erzherzogthume Oesterreich unter der Enns vom Jahre 1792–1806 (Wien, diverse Jahrgänge).

Johann Peter Frank, System einer vollständigen medicinischen Policey 6, I. Teil (Wien 1817).

Johann Peter Frank, System einer vollständigen medicinischen Policey 6, II. Teil (Wien 1817).

Moriz Gauster, Das ärztliche Associationswesen und die Sanitäts-Reform-Enquête (Wien 1869).

Moriz Gauster, Die Chirurgenfrage in der Enquête-Kommission für Sanitätsreform (Wien 1869).

Moriz Gauster, Die gemeindeärztliche Frage in der Enquête für die Reform des Sanitätsdienstes (Wien 1869).

Moriz Gauster, Noch ein Werk über die Reform des öffentlichen Gesundheitswesens in Österreich (Wien 1868).

Wilhelm Gemoll, Griechisch-Deutsches Schul- und Handwörterbuch (München/Wien [9]1988).

Eduard Vincenz Guldener Edler von Lobes (Hg.), Sammlung aller Sanitätsverordnungen im Erzherzogthume Oesterreich unter der Enns vom Jahre, als Fortsetzung der v. Ferro'schen Sammlung 3, 1807–1813 (Wien 1824).

Eduard Vincenz Guldener Edler von Lobes (Hg.), Sammlung aller Sanitätsverordnungen im Erzherzogthume Oesterreich unter der Enns vom Jahre, als Fortsetzung der v. Ferro'schen Sammlung 5, 1818–1824 (Wien 1825).

Lorenz Heister, Chirurgia cum Medicina necessario coniugenda (Helmstadt 1732).

Michael Hero (Hg.), Schachtafelen der Gesuntheyt (Straßburg 1533) (http://books.google.at/books/about/Schachtafelen_der_Gesuntheyt_verteuetsch.html?id=fENUAAAACAAJ&redir_esc=y, letzter Aufruf: 19.7.2014).

August Hirsch (Hg.), Biographisches Lexikon der hervorragenden Aerzte aller Zeiten und Völker I (Wien/Leipzig 1887).

August Hirsch (Hg.), Biographisches Lexikon der hervorragenden Aerzte aller Zeiten und Völker V (Wien/Leipzig 1887).

Jacob Stephan Horawitz, Über die Vereinigung der Medicin und Chirurgie (Inauguraldissertation, Wien 1837).

Hof- und Staats-Aerarial-Druckerei, Sammlung der Gesetze für das Erzherzogthum Oesterreich unter der Enns 5, Jahr 1823 (Wien 1826) (digitalisiert bei ÖNB, Alex, Provinzialgesetzsammlung-Österreich unter der Enns 1819–1847, http://alex.onb.ac.at/cgi-content/alex?aid=pvs&size=45, letzter Aufruf: 22.3.2015).

Hof- und Staats-Schematismus des österreichischen Kaiserthums 1808 und 1818.

Jacob Stephan Horawitz, Über die Vereinigung der Medicin und Chirurgie (Wien 1837).

Philipp Wilhelm von Hörnigk, Oesterreich über Alles, wann es nur will; Das ist: Wohlmeynender Fürschlag, Wie, mittelst einer wohlbestellten Landes-Oeconomie, die Kayserl. Königl. Erb-Lande in kurtzem über alle andere Staaten von Europa zu erheben, und mehr als einige derselben von denen andern independent zu machen. Zu welchem noch ein Anhang, von unpartheyischen Gedancken über die Oesterreichische Landes-Oeconomie, und leichteste Vermehrung der Cammer-Gefälle beygefügt worden (Franckfurt 1753).

Johann Hunczovsky, Anweisung zu chirurgischen Operationen (Wien 1785, [3]1794, [4]1804).

Johann Hunczovsky, Ueber die neuere Geschichte der Chirurgie in den k. k. Staaten. Eine Rede gehalten am 8ten November 1787 (Wien 1787).

k. k. Schulbücher-Verschleiß-Administration,

- Anfangsgründe der besonderen und allgemeinen Rechenkunst (Wien, verschiedene Jahrgänge).
- Brevis Grammatica Graeca (Wien, verschiedene Jahrgänge).
- Chrestomathia latina (Wien, verschiedene Jahrgänge).

- Ex Grammaticae latinae parte altera Pars I. de recta constructione grammatica, App. II. De Calendario Romano (Wien, verschiedene Jahrgänge).
- Ex Grammaticae latinae parte altera Pars II. De orationis puritate Pars III. de elegantia orationis. De pro sodia (Wien, verschiedene Jahrgänge).
- Elementarbuch für Geografie und Geschichte (Wien, verschiedene Jahrgänge).
- Ex Institutione ad Eloquentiam de Elegia, Carmine lyrico, oratione, Drammate et Epopoeia (Wien, verschiedene Jahrgänge).
- Ex Institutione ad Eloquentiam Pars I. tum ex Parte II. de Narratione, Fabula Aesopica, Epistola, Carmine didactico, Satyra, Epigrammate, Idyllio. Appendix de Mythologia (Wien, verschiedene Jahrgänge).
- Griechisches Lesebuch (Wien, verschiedene Jahrgänge).
- Interpretatio selectorum latinae orationis exemplarium Vol. I. (Wien, verschiedene Jahrgänge).
- Interpretatio selectorum latinae orationis exemplarium Vol. II. (Wien, verschiedene Jahrgänge).
- Kurzer Entwurf der alten Geographie (Wien, verschiedene Jahrgänge).
- Lateinische Sprachlehre für Anfänger (Wien, verschiedene Jahrgänge).
- Lehrbuch der alten Staaten- und Völkergeschichte (Wien, verschiedene Jahrgänge).
- Lehrbuch der europäischen Staatengeschichte (Wien, verschiedene Jahrgänge).
- Lehrbuch der neuesten Geografie (Wien, verschiedene Jahrgänge).
- Naturgeschichte in Hinsicht auf die Brauchbarkeit der Naturprodukte im gemeinen Leben (Wien, verschiedene Jahrgänge).
- Naturlehre in Hinsicht auf die neuen Entdeckungen zur Erklärung der gewöhnlichen Erscheinungen in der Körperwelt (Wien, verschiedene Jahrgänge).
- Sammlung deutscher Beispiele zur Bildung des Stils (Wien, verschiedene Jahrgänge).

Joseph Johann Knolz, Darstellung der Medicinal-Verfassung in den k. k. Staaten Österreichs, in Beziehung auf den Wirkungskreis der Kreiswundärzte, der Civil-, Stadt-, und Landwundärzte, und der Landes-thierärzte (Wien 1829).

Joseph Kropatschek (Hg.), Handbuch aller unter der Regierung des Kaisers Joseph des II. für die K. K. Erbländer ergangenen Verordnungen und Gesetze in einer Sistematischen Verbindung, 18 Bde. (Wien 1785–1790), [2. Auflage für die Bände 1–11] (digitalisiert bei ÖNB, Alex, Handbuch der k. k. Gesetze 1784–1790, 1. bis 18. Band, http://alex.onb.ac.at/tab_hvb.htm, letzter Aufruf: 6. 10. 2015).

Joseph Kropatschek (Hg.), Sammlung aller k. k. Verordnungen und Gesetze vom Jahre 1740 bis 1780, die unter der Regierung des Kaisers Joseph des II. theils noch ganz bestehen, theils zum Theile abgeändert sind, als ein Hilfs- und Ergänzungsbuch zu dem Handbuche aller unter der Regierung des Kaisers Josephs des II. für die k. k. Erbländer ergangenen Verordnungen und Gesetze in einer chronologischen Ordnung, 8 Bände (Wien ^{2}1787) (digitalisiert bei ÖNB, Alex, Sammlung aller k. k. Verordnungen und Gesetze vom Jahre 1740–1780, Band I bis VII, http://alex.onb.ac.at/tab_tgb.htm, letzter Aufruf: 1. 7. 2014).

Joseph Kropatschek (Hg.), Hauptelenchus und Repertorium über alle acht Bände der Sammlung aller k. k. Gesetze vom Jahre 1740 bis 1780 in einer chronologischen Ordnung und sistematischen Verbindung (Wien 1787) (http://alex.onb.ac.at/tab_tgb.htm, letzer Aufruf: 1. 7. 2014).

Joseph Kropatschek (Hg.), Hauptelenchus und Repertorium über alle acht Bände des Kais. Königl. Theresianischen Gesetzbuches vom Jahre 1740 bis 1780 in einer chronologischen Ordnung und sistematischen Verbindung (Wien 1789) (http://alex.onb.ac.at/tab_tgb.htm, letzer Aufruf: 1.7.2014).

Joseph Kropatschek (Hg.), Sammlung der Gesetze, welche unter der glorreichsten Regierung des (Königs) Kaisers Leopold des II. in den sämmtlichen (k.) k. k. Erblanden erschienen sind, 5 Bände (Wien 1791 bis 1792) (digitalisiert bei ÖNB, Alex, http://alex.onb.ac.at/tab_leo.htm, letzter Aufruf: 1.7.2014).

Matthias Lexer, Mittelhochdeutsches Handwörterbuch 2 N–U (Leipzig 1876).

Ignaz de Luca, Wiens gegenwärtiger Zustand unter Josephs Regierung (Wien 1787).

Mathias Macher, Zur Medicinal-Reform in Österreich (Graz 1868).

Alfred Martin, Deutsches Badewesen in vergangenen Tagen (Jena 1906) (https://archive.org/details/deutschesbadewes00mart, letzter Aufruf: 19.7.2014).

Medicinische Jahrbücher des kaiserlichen königlichen österreichischen Staates (Wien 1812, 1829).

Jan Miense Molenaer, Beim Dorfchirurg (http://www.artnet.com/artists/jan-miense-molenaer/beim-dorfchirurg-Hxo2Z7KurbA-yYFMPru89Q2, letzter Aufruf: 31.5.2016).

Josef Nader (Hg.), Medicinal-Schematismus der österreichischen Monarchie. Jahrbuch für Medicinal-Statistik 1848 (Wien 1848).

August Netolitzky, Österreichische Sanitätsgesetze (Wien/Leipzig 1907).

Friedrich Oesterlen, Handbuch der medicinischen Statistik (Tübingen 1865).

Johann Friedrich Osiander, Nachrichten von Wien über Gegenstände der Medicin, Chirurgie und Geburtshülfe (Wien 1817).

František Palacký, Geschichte von Böhmen – Größtenteils nach Urkunden und Handschriften, 2. Band, 2. Abteilung: Böhmen unter dem Hause Luxemburg, bis zum Tode Kaiser Karls IV. – Jahre 1306–1378 (Prag 1842).

Anton Phillebois (Hg.), Taschenbuch der Wiener Universität für das Jahr 1791 (Wien 1791).

Anton Phillebois (Hg.), Taschenbuch der Wiener Universität für das Jahr 1804 (Wien 1804).

Anton Phillebois (Hg.), Taschenbuch der Wiener Universität für das Jahr 1805 (Wien 1805).

Anton Phillebois (Hg.), Taschenbuch der Wiener Universität für das Jahr 1807 (Wien 1807).

Anton Phillebois (Hg.), Taschenbuch der Wiener Universität für das Jahr 1809 (Wien 1809).

Anton Phillebois (Hg.), Taschenbuch der Wiener Universität für das Jahr 1810 (Wien 1810).

Georg Pictorius, Laß-Büchlein. Nothwendige Ordnungen, wie man im guten Fürstand Aderlassen, jedem zu gebrauchen und Erklärung das Aderlassen nicht so ein geringe Arznei oder Evakuation sei als der gemein Mann erachtet (Frankfurt am Main 1569).

Gaetano Pizzighelli, Accademia medico-chirurgico Giuseppina con un prospetto del sanitario austriaco e dell' ospedale militare di Vienna (Wien 1837).

Joseph Jakob Plenk, Anfangsgründe der chirurgischen Vorbereitungswissenschaften für angehende Wundärzte (Wien 1778).

Thomas Ignaz Pöck, Supplementum Codicis Austriaci 5. Teil 1740–1758 (Wien 1777).

Thomas Ignaz Pöck, Supplementum Codicis Austriaci 6. Teil 1759–1770 (Wien 1777).
Polititsche Gesetze und Verordnungen 1792–1848 (digitalisiert bei ÖNB, Alex, http://alex.onb.ac.at/cgi-content/alex?apm=0&aid=pgs, letzter Aufruf: 1.7.2014).
Politische Verfassung der deutschen Volksschulen für die k.k österreichischen Provinzen mit Ausnahme von Ungarn, Lombardie, Venedig und Dalmatien (Wien [9]1847) (https://babel.hathitrust.org/cgi/pt?id=hvd.32044079691945;view=1up;seq=8, letzter Aufruf: 18.9.2016).
Christian Ludwig Prätorius, Zeitschrift der Wundärzte Österreichs (Prossnitz, diverse Jahrgänge).
Johann/John Pringle, Beobachtungen über die Krankheiten der Armee (in Übersetzung Altenburg 1772).
Jacob Probst, Geschichte der Universität Innsbruck seit ihrer Entstehung bis zum Jahre 1860 (Innsbruck 1869).
Provinzialgesetzsammlung für Österreich unter der Enns (digitalisiert bei ÖNB, Alex, http://alex.onb.ac.at/cgi-content/alex?apm=0&aid=pvs, letzter Aufruf: 31.5.2016).
Reichs-Gesetz-Blatt für das Kaiserthum Österreich 1853–1869 (digitalisiert bei ÖNB, Alex, http://alex.onb.ac.at/tab_rgb.htm, letzter Aufruf: 1.7.2014).
Reichsgesetzblatt für die im Reichsrathe vertretenen Königreiche und Länder 1870–1875 (digitalisiert bei ÖNB, Alex, http://alex.onb.ac.at/tab_rgb.htm, letzter Aufruf: 1.7.2014).
Reichsgesetzblatt für die im Reichsrathe vertretenen Königreiche und Länder 1870–1918 (digitalisiert bei ÖNB, Alex, http://alex.onb.ac.at/tab_rgb.htm, letzter Aufruf: 1.7.2014).
Jakob Reinlein, Medizinisch-Pathologisches Vorlesbuch für die Wund-Aerzte (Wien 1805).
Anton von Rosas, Kurzgefasste Geschichte der Wiener Hochschule im Allgemeinen und der medicinischen Facultät derselben insbesondere, Band II/2 (Wien 1846).
Joseph Scherer, Rede zum Andenken des verstorbenen k. k. Rathes und Professors Johann Adam Schmidt (Wien 1810).
Joseph Scherer, Anatomische Tabellen nach der Wachspräparaten-Sammlung der kaiserl. königl. Josephs-Akademie zu Wien. Bänder- und Muskellehre in sieben Bänden (Wien 1817).
Wilhelm Schlesinger, Militärärztliche Reformgedanken. Ein Project für das 20. Jahrhundert (Separat-Abdruck aus Nr. 42–48 der Wiener Medizinischen Blätter (Wien 1886).
Karl Schrauf (Hg.), Acta Facultatis Medicae Universitas Vindobonensis I. 1399–1435 (Wien 1894). In: https://archive.org/stream/actafacultatism00fakugoog#page/n6/mode/2up, letzter Aufruf: 7.7.2014).
Karl Schrauf (Hg.), Acta Facultatis Medicae Universitas Vindobonensis II. 1436–1501 (Wien 1894). In: https://archive.org/stream/actafacultatism00fakugoog#page/n6/mode/2up, letzter Aufruf: 7.7.2014).
Joseph Sonnenfels, Grundsätze der Polizey, Handlung und Finanzwissenschaft, Band 1: Grundsätze der Polizey (Wien 1770).
Staatshandbuch 1702–1918 ((digitalisiert bei ÖNB, Alex, http://alex. onb.ac.at/shb.htm, letzter Aufruf: 7.5.2015).
Statistik des Sanitätswesens der im Reichsrathe vertretenen Königreiche und Länder (Wien 1869 bis 1918).

Statistik des Unterrichtswesens der im Reichsrathe vertretenen Königreiche und Länder (Wien 1869 bis 1918).

Anton Störck, Medicinisch-praktischer Unterricht für die Feld- und Landwundärzte der österreichischen Staaten (Wien ²1780).

J.M. Stowasser, Der kleine Stowasser. Lateinisch-Deutsches Schulwörterbuch (Wien 1987).

Georg Szelinski, Medicinal-Schematismus der Ärzte, Tierärzte, Apotheker, sowie der Spitäler, Curorte und sonstigen Sanitätsanstalten. III. Jahrgang 1898–1899 (Wien 1898).

Universität Wien (Hg.), Taschenbuch der Wiener Universität für das Jahr 1834 (Wien 1834).

Universität Wien (Hg.), Taschenbuch der Wiener Universität für das Jahr 1835 (Wien 1835).

Universität Wien (Hg.), Taschenbuch der Wiener Universität für das Jahr 1836 (Wien 1836).

Universität Wien (Hg.), Taschenbuch der Wiener Universität für das Jahr 1837 (Wien 1837).

Verzeichnis der in der k. k. Haupt- und Residenzstadt befindlichen Häuser (Wien 1795).

Alexander Weber, Rigorosenprotokoll der Chirurgenprüfungen 1749–1823, Abschrift wurde zur Verfügung gestellt.

Johann Christoph Weigel (Hg.), Neu erfundener Lust-Weg zu allerley schönen Künsten und Wissenschaften : welcher besteht in einer besondern Erfindung : wie die zarte Jugend durch Beyhilffe gewisser darzu bequemen Bildern ganz spielende den ersten Haubtgrund dess ABC und Buchstabierens erlernen : und selbige dadurch fast ohne Lehrmeister in gar kurzer Zeit zum volligen teutsch- und lateinischen Lesen und Schreiben perfectionirt werden konnen : wegen verhoffenden sonderbaren Nutzens der Jugend vorgestellt (Nürnberg 1770). (Pictura Paedagogica Online, http://www.bbf.dipf.de/cgi-opac/bil.pl?t_direct=x&f_IDN=b0082016berl, letzter Aufruf: 1.7.2014).

Johann Wendt, Über die wissenschaftliche Bildung und bürgerliche Stellung der Ärzte und Wundärzte (Breslau 1838.)

Leopold Wittelshöfer (Hg.), Wiener Medizinische Wochenschrift (Wien, diverse Jahrgänge).

Christian Wolff, Vernünftige Gedanken von dem gesellschaftlichen Leben der Menschen und insonderheit dem gemeinen Wesen zur Beförderung der Glückseligkeit des menschlichen Geschlechts (Halle 1721 im Reprint Frankfurt am Main 1971).

Georg Zappert, Über das Badewesen mittelalterlicher und späterer Zeit (Wien 1859).

Zur Reformfrage der ärztlichen Branche und des Sanitätsdienstes in der k. k. österreichischen Armee (Wien 1863).

II. Literatur

Erwin H. Ackerknecht, Medicine in the Paris Hospital 1794–1848 (Baltimore 1966).

Erwin H. Ackerknecht, Antikontagionismus zwischen 1821 und 1867. (http://www.hygiene-aufklärung.de/ackerknecht/, letzter Aufruf: 4.7.2016).

Marianne Acquarelli, Von Zöglingen und Studierenden. Die medizinisch-chirurgische Ausbildung in Wien und Niederösterreich von 1777 bis 1848 (Virus, Beiträge zur Sozialgeschichte der Medizin 12, Wien 2013).

Daniela Angetter, Krieg als Vater der Medizin: Kriege und ihre Auswirkungen auf den medizinischen Fortschritt anhand der 2000-jährigen Geschichte Österreichs (Wien 2004).

Wolfgang Baresel, Personalbibliographien von Professoren der medizinischen Fakultät der Universität Wien im ungefähren Zeitraum von 1745–1790 und der Josephs-Akademie in Wien von 1780–1790 (Dissertation Universität Erlangen–Nürnberg 1971).

Laurence Brockliss, Medical Education and Centres of Excellence in Eighteenth-century Europe: Towards an Identification. In: Ole Peter Grell/Andrew Cunningham/Jon Arrizablaga (Hg.), Centres of Medical Excellence? Medical Travel and Education in Europe, 1500–1789 (Farnham 2010) 17–46.

Felix Czeike, Historisches Lexikon Wien 1 (Wien 2004).

Felix Czeike, Historisches Lexikon Wien 2 (Wien 2004).

Felix Czeike, Historisches Lexikon Wien 5 (Wien 2004).

Ralf Dahrendorf/Vincenzo Ferrari, Der Liberalismus und Europa. Intervista sul liberalismo e l'Europa (München 1980).

Heinz Deike, Der Waffendienst der Theologen als Problem des neuzeitlichen Protestantismus (Dissertation Universität Duisburg 1996).

Louis Dulieu, La chirurgie à Montpellier au XVIe siècle. In: Hans-Heinz Eulner/Gunter Mann (Hg.), Medizingeschichte in unserer Zeit (Stuttgart 1971) 145–159.

Wolfgang U. Eckart, Geschichte der Medizin. Fakten, Konzepte, Haltungen (Heidelberg ^{6}2009).

Wolfgang U. Eckart, Robert Jütte, Medizingeschichte. Eine Einführung (Köln 2007).

Norbert Elias, Über den Prozeß der Zivilisation. Soziogenetische und psychogenetische Untersuchungen (Bern ^{2}1969).

Helmut Engelbrecht, Geschichte des österreichischen Bildungswesens. Erziehung und Unterricht auf dem Boden Österreichs. Von der Aufklärung bis zum Vormärz, Band 3 (Wien 1984).

Heinz Flamm, Karl Mazakarini, Bader-Wundarzt-Medicus. Heilkunst in Klosterneuburg (Klosterneuburg 1996).

Georg Fischer, Chirurgie vor 100 Jahren (Leipzig 1876).

Isidor Fischer, Medizinische Lyzeen. Ein Beitrag zur Geschichte des medizinischen Unterrichts in Österreich (Wien/Leipzig 1915).

Eliot Freidson, Der Ärztestand. Berufs- und wissenschaftssoziologische Durchleuchtung einer Profession (Stuttgart 1979).

Michel Foucault, Naissance de la Clinique (Paris 1963).

Toby Gelfand, Paris: certainly the best Place for learning the practical part of Anatomy and Surgery. In: Ole Peter Grell/Andrew Cunningham/Jon Arrizablaga (Hg.), Centres of

Medical Excellence? Medical Travel and Education in Europe, 1500–1789 (Farnham 2010) 221–246.

Gerd Göckenjan, Kurieren und Staat machen. Gesundheit und Medizin in der bürgerlichen Welt (Frankfurt am Main 1985).

Rudolf Gönner, Die österreichische Lehrerbildung von der Normalschule bis zur Pädagogischen Akademie (Wien 1967).

Hans-Werner Goetz, Leben im Mittelalter vom 7. bis zum 13. Jahrhundert (München 1986).

Gerald Grimm, Die Schulreform Maria Theresias 1747–1775. Das österreichische Gymnasium zwischen Standesschule und allgemeinbildender Lehranstalt im Spannungsfeld von Ordensschulwesen, theresianischem Reformabsolutismus und Aufklärungspädagogik (Aspekte pädagogischer Innovation 10, Frankfurt am Main 1987).

Dominik Gross, Die Aufhebung des Wundarztberufs. Ursachen, Begleitumstände und Auswirkungen am Beispiel des Königreichs Württemberg (1806–1918), (Sudhoffs Archiv Beihefte 41, Stuttgart 1999).

Ernst Gurlt, Geschichte der Chirurgie und ihrer Ausübung 1 (Berlin 1898).

Ernst Gurlt, Geschichte der Chirurgie und ihrer Ausübung 2 (Berlin 1898).

Johann Habart, Unser Militär-Sanitätswesen vor hundert Jahren (Wien 1896).

Hugo Hantsch, Die kulturelle Funktion des österreichischen Bildungswesens im Donauraum. In: Anton Kolabek (Hg.), 200 Jahre Österreichische Unterrichtsverwaltung 1760–1960. Festschrift des Bundesministeriums für Unterricht in Wien (Wien 1960) 16–19.

Moriz Heyne, Das altdeutsche Handwerk (Straßburg 1908).

S.W.F. Hollway, Medical Education in England, 1830–1858: A Sociological Analysis (History 49, 1964), 299–324. (http://online-library.wiley.com/doi/10.1111/j.1468%20229X.1964.tb%2001104.x/full, letzter Aufruf: 17.9.2016).

Sonia Horn, Grundzüge des Medizinstudiums in Wien 1700–1750. In: Kurt Mühlberger/Thomas Maisel (Hg.), Aspekte der Bildungs- und Universitätsgeschichte (Schriftenreihe des Universitätsarchivs 7, Wien 1993) 112–126.

Sonia Horn, »… ein wohl auffgerichtes theatrum anatomicum.« Anatomischer Unterricht für nichtakademische Heilkundige an der Wiener Medizinischen Fakultät im 18. Jahrhundert. In: Jürgen Helm/Karin Stukenbrock (Hg.), Anatomie. Sektionen einer medizinischen Wissenschaft im 18. Jahrhundert (Stuttgart 2003) 189–212.

Sonia Horn, »… eine Akademie in Absicht der Erweiterung der medizinisch-chirurgischen Wissenschaft …« – Hintergründe für die Entstehung der medizinisch-chirurgischen Akademie »Josephinum«. In: Österreichische Gesellschaft zur Erforschung des 18. Jahrhunderts (Hg.), Josephinismus – eine Bilanz/Échecs et réussites du Josephisme (Jahrbuch der Österreichischen Gesellschaft zur Erforschung des achtzehnten Jahrhunderts 22, Bochum 2008) 215–244.

Sonia Horn, » … damit sy in ain rechte erfahrenheit der practighen kummen.« – Der praktische Unterricht für akademische Ärzte vor den Reformen durch van Swieten. In: Helmut Grössing/Sonia Horn/ Thomas Aigner (Hg.), Wiener Gespräche zur Sozialgeschichte der Medizin. Vorträge des internationalen Symposions an der Universität Wien 9.–11. November 1994 (Wien 1996) 75–96.

Sonia Horn, Examiniert und approbiert. Die Wiener medizinische Fakultät und nicht-akademische Heilkundige in Spätmittelalter und früher Neuzeit (Dissertation Universität Wien 2001).

Sonia Horn, Wiener Hebammen 1643–1753. In: Ferdinand Opll (Hg.), Sonderdruck aus Studien zur Wiener Geschichte (Jahrbuch des Vereins für Geschichte der Stadt Wien 59, Wien 2003) 35–102.

Heinz Huber, Geschichte der Medizinischen Fakultät in Innsbruck und der medizinisch-chirurgischen Studienanstalt (1673–1938) (Wien/Köln/Weimar 2010).

Claudia Huerkamp, Der Aufstieg der Ärzte im 19. Jahrhundert (Kritische Studien zur Geschichtswissenschaft 68, Göttingen 1985).

Ivan Illich, Die Nemesis der Medizin. Die Kritik der Medikalisierung des Lebens (Beck'sche Reihe 1104, München ^{4}1995).

Marlene Jantsch, Die Gründung des Josephinums. Seine Bedeutung für die Entwicklung der Chirurgie und des Militärsanitätswesens in Österreich (Sonderheft zu Paracelsus-Beihefte, Wien 1956).

Das Josefinum, Separatabdruck aus der Wiener Medizinischen Presse Nr. 9 und 10 (1868).

Robert Jütte, Ärzte, Heiler und Patienten. Medizinischer Alltag in der frühen Neuzeit (München/Zürich 1991).

Robert Jütte, Zur Sozialgeschichte der Handwerkschirurgen im 16. Jahrhundert. In: Heinz Dopsch/Peter F. Kramml (Hg.), Paracelsus und Salzburg (Salzburg 1994) 47–56.

Leopold Kammerhofer (Hg.)/Friedrich Edelmayer, Studien zum Deutschliberalismus in Zisleithanien 1873–1879. Herrschaftsfundierung und Organisationsformen des politischen Liberalismus (Studien zur Geschichte der österreichisch-ungarischen Monarchie XXV, Wien 1992).

Robert A. Kann, Die Habsburgermonarchie und das Problem des übernationalen Staates. In: Adam Wandruszka/Peter Urbanitsch (Hg.), Die Habsburgermonarchie 1848–1918. Band II: Verwaltung und Rechtswesen (Österreichische Akademie der Wissenschaften, Wien 1975) 1–56.

Salomon Kirchenberger, Lebensbilder hervorragender österreichisch-ungarischer Militär- und Marineärzte (Wien/Leipzig 1913).

Salomon Kirchenberger, Geschichte des k. und k. österreichisch-ungarischen Militär-Sanitätswesens. In: Paul Myrdacz (Hg.), Handbuch für k. und k. Militärärzte II. Band (Wien 1898) 1–259.

Salomon Kirchenberger, Chronologie der Josefs-Akademie (Separatabdruck aus Der Militärarzt 4, 1885).

Kurt Klein, Österreichs Bevölkerung 1754–1869 (Mitteilungen der Österreichischen Geographischen Gesellschaft 113, H. 1/2, Wien 1971).

Paul Klopsch, Pseudo-Ovidius de Vetula. Untersuchungen und Text (Mittellateinische Studien und Texte 2, Leiden 1967).

Klaus Koch, Frühliberalismus in Österreich bis zum Vorabend der Revolution 1848. In: Dieter Langewiesche (Hg.), Liberalismus im 19. Jahrhundert. Deutschland im europäischen Vergleich (Kritische Studien zur Geschichtswissenschaft 79, Göttingen 1988) 64–70.

Anton Kolabek (Hg.), 200 Jahre Österreichische Unterrichtsverwaltung 1760–1960. Festschrift des Bundesministeriums für Unterricht in Wien (Wien 1960).

Matthias König, Blutiges Handwerk (Schriften des Heeresgeschichtlichen Museums 16, Wien 2011).

Elfriede Koppe, Sozialgeschichte der Ärzteschaft 1870–1918 (Diplomarbeit Universität Wien 1997).

Johann Kräftner, Die Realität des menschlichen Körpers. Das Wiener Josephinum. In: Parnass 5 (September/Oktober 1989) 72–75.

Reinhard Kühnl, Formen bürgerlicher Herrschaft: Liberalismus, Faschismus (Hamburg 1974).

Alfons Labisch, Homo Hygienicus. Gesundheit und Medizin in der Neuzeit (Frankfurt a. Main/New York 1992).

Das Leben des Wolfgang Amadeus Mozart (http://www.wolfgang-amadeus.at/de/Das_Leben_von_Mozart.php, letzter Aufruf: 22. 3. 2015).

Karl-Heinz Leven, Geschichte der Medizin. Von der Antike bis zur Gegenwart (München 2008).

Rudolf Maurer, Baden, schröpfen, amputieren. Die Geschichte der Bader in Baden bei Wien (Wien 2004).

Rudolf Maurer, Das Rollettmuseum Baden und seine Antikensammlung. Ein historischer Rückblick. In: Ulrike Horak/Christian Gastgeber/Hermann Harrauer (Hg.), Hauptsache: Eine Mumie im Wohnzimmer. Katalog der Antiken Sammlung des Rollettmuseums Baden (Nilus. Studien zur Kultur Ägyptens und des Vorderen Orients 5, Wien 2002) 1–24.

Karl Mazakarini, Ein Badbesuch im Jahre 1422. In: Heinz Flamm, Karl Mazakarini, Bader-Wundarzt-Medicus. Heilkunst in Klosterneuburg (Klosterneuburg 1996) 129–135.

Richard Meister, Österreichs Unterrichtsverwaltung und Unterrichtsanstalten 1760–1960. Geschichtliche Darstellung II. Teil. In: Anton Kolabek (Hg.), 200 Jahre Österreichische Unterrichtsverwaltung 1760–1960. Festschrift des Bundesministeriums für Unterricht in Wien (Wien 1960) 72–73.

Susanne Miedler-Leimer, » … ob er auch in der kunst der wundtarzney genuegsam erfahrn sey.« Bader und Wundärzte im frühneuzeitlichen Tal Wachau (1523–1679) (Dissertation Universität Wien 1998).

Christoph Mörgeli, Die Werkstatt des Chirurgen. Zur Geschichte des Operationssaals (Basel 1999).

Kurt Mühlberger (Hg.), Die Matrikel der Universität Wien VIII. Band 1746/47–1777/78 (Wien 2014), (editiert unter: https://fedora.e-book.fwf.ac.at/fedora/get/o:417/bdef:Asset/view, letzter Aufruf: 25. 5. 2016).

Werner Ogris, Die Universitätsreform des Ministers Leo Graf Thun-Hohenstein (Wiener Universitätsreden 8, Wien 1999).

Hans Pemmer, Ninni Lackner, Die Währinger Straße (Beiträge zur Heimatkunde des IX. Wiener Gemeindebezirks 3, Wien 1968).

Roy Porter, Die Kunst des Heilens. Eine medizinische Geschichte der Menschheit von der Antike bis heute (Heidelberg/Berlin 2003).

Roy Porter, Geschröpft und zur Ader gelassen. Eine kleine Kulturgeschichte der Medizin (Zürich 2004).

Samuel H. Preston, Mortality Patterns in National Populations. With Special Reference to Recorded Causes of Death (London/New York 1976).

Putzger, Historischer Weltatlas (Berlin ^{104}2011).

Rudolf Rabl, Anfänge, Ausbreitung und Werdegang der Ärztefamilie Rabl in Oberösterreich. In: Jahrbuch des Oberösterreichischen Musealvereines 115 a (Linz 1970) 167–198.

Reinhold Reith (Hg.), Lexikon des alten Handwerks vom Spätmittelalter bis ins 20. Jahrhundert (München 1990).

Das Rollettmuseum (http://www.baden.at/de/unsere-stadt/kultur/rollettmuseum-stadtarchiv/rollettmuseum/das-rollettmuseum. html, letzter Aufruf: 22. 10. 2015)

Gottfried Roth (Hg.), Vom Baderlehrling zum Wundarzt. Carl Rabl, ein Mediziner im Biedermeier (Linz 1971).

Sabine Sander, Handwerkschirurgen. Sozialgeschichte einer verdrängten Berufsgruppe (Kritische Studien zur Geschichtswissenschaft 83, Göttingen 1989).

Leopold Senfelder, Öffentliche Gesundheitspflege und Heilkunde (Geschichte der Stadt Wien, Band 4, Wien 1918).

Heinrich Schipperges, 5000 Jahre Chirurgie. Magie-Handwerk-Wissenschaft (Stuttgart 1967).

Leopold Schmidt, Zunftzeichen: Zeugnisse alter Handwerkskunst (Salzburg 1973).

Rüdiger Schultka, Luminita Göbbel, Präparationstechniken und Präparate im 18. und frühen 19. Jahrhundert, dargestellt an Beispielen aus den anatomischen Sammlungen zu Halle (Saale). In: Jürgen Helm, Karin Stukenbrock (Hg.), Anatomie. Sektionen einer medizinischen Wissenschaft im 18. Jahrhundert (Stuttgart 2003) 49–82.

Hans Schwabe, Der lange Weg der Chirurgie. Vom Wundarzt und Bader zur Chirurgie (Zürich 1986).

Edith Simandl, Werner List, Das Werden der medizinisch-chirurgischen Lehrtätigkeit in Graz bis zur Gründung der Fakultät im Jahre 1863. In: Magistrat der Landeshauptstadt Graz (Hg.), Historisches Jahrbuch der Stadt Graz 10 (Graz 1978) 105–154.

Manfred Skopec, Das Ringen um die Einheit von Medizin und Chirurgie am Beispiel des Wiener Josephinums. In: Georg Harig (Hg.), Chirurgische Ausbildung im 18. Jahrhundert (Abhandlungen zur Geschichte der Medizin und der Naturwissenschaften 57, Husum 1990) 137–148.

Reinhard Spree, Soziale Ungleichheit vor Krankheit und Tod. Zur Sozialgeschichte des Gesundheitsbereichs im Deutschen Kaiserreich (Kleine Vandenhoeck-Reihe 1471, Göttingen 1981).

Peter Stachel, Das österreichische Bildungssystem zwischen 1749 und 1918. In: Karl Acham (Hg.), Geschichte der österreichischen Humanwissenschaften. Band 1: Historischer Kontext, wissenschaftssoziologische Befunde und methodologische Voraussetzungen (Wien 1999) 115–146.

Annemarie Steidl, Auf nach Wien! die Mobilität des mitteleuropäischen Handwerks im 18. und 19. Jahrhundert am Beispiel der Haupt- und Residenzstadt Wien (Sozial- und wirtschaftshistorische Studien 30, Wien 2003).

Christl Steiner, Die Bader und Barbiere (Wundärzte) in Wien zur Zeit Maria Theresias (1740–1780) (Dissertation Universität Wien 1967).

Susanna Stolz, Die Handwerke des Körpers. Bader, Barbier, Perückenmacher, Friseur. Folge und Ausdruck historischen Körperverständnisses (Marburg 1992).

Gustav Strakosch-Straßmann, Geschichte des österreichischen Unterrichtswesens (Wien 1905).

Markus Swittalek, Das Josephinum. Aufklärung, Klassizismus, Zentrum der Medizin (Dissertation Technische Universität Wien 2011).
Anita Szakács, Medizingeschichtliche Testamente des 16.–18. Jahrhunderts. Gesellschaftsgeschichtliche Quellen des Sanitätswesens der Stadt Ödenburg aus der Frühen Neuzeit (Sopron 2008).
László Szögi, Zur Geschichte des Universitätsbesuchs innerhalb der Habsburger-Monarchie 1790–1850. In: Kurt Mühlberger/Thomas Maisel (Hg.), Aspekte der Bildungs- und Universitätsgeschichte 16. bis 19. Jahrhundert (Schriftenreihe des Universitätsarchivs 7, Wien 1993) 361–400.
Hannsjörg Ubl, Das römische Lagerbad in Klosterneuburg. In: Heinz Flamm, Karl Mazakarini, Bader-Wundarzt-Medicus. Heilkunst in Klosterneuburg (Klosterneuburg 1996) 41–46.
Universität Wien, Archiv der Online-Zeitung (http://www.dieuniversitaet-online.at/beitraege/news/600-jahre-anatomie-in-wien/543/neste/92.html, letzter Aufruf: 6. 7. 2014).
Universität Wien, Anfänge der Alma Mater Rudolphina (http://geschichte.univie.ac.at/de/themen/anfaenge-der-alma-mater-rudolphina, letzter Aufruf: 23. 9. 2016).
Marion Waditschatka, Medizinische Professionalisierung der östereichischen Ärzteschaft vom ausgehenden 18. bis zum beginnenden 20. Jahrhundert (Diplomarbeit Universität Wien 1994).
Wilhelm Wadl, Liberalismus und soziale Frage in Österreich. Deutschliberale Reaktionen und Einflüsse auf die frühe österreichische Arbeiterbewegung (Studien zur Geschichte der österreichisch-ungarischen Monarchie 23, Wien 1987).
Karin Walzel, Wiener Ärzte, Chirurgen und Hebammen im 18. Jahrhundert (1720–1780). In: Mitteilungen der österreichischen Gesellschaft für Wissenschaftsgeschichte, Jahrgang 14 (Wien 1994) 211–231.
Christoph Weigel, Der Wundarzt (Biller Antik).
Claudia Wiesemann, Josef Dietl und der therapeutische Nihilismus. Zum historischen und politischen Hintergrund einer medizinischen These (Marburger Schriften zur Medizingeschichte 28, Frankfurt am Main 1991).
Josef Wohlmuth (Hg.), Dekrete der ökumenischen Konzilien, Band 2: Konzilien des Mittelalters, Vom ersten Laterankonzil (1123) bis zum fünften Laterankonzil (1512–1517) (Paderborn/München 2000).
Helmut Wyklicky, Das Josephinum. Biographie eines Hauses (Wien/München 1985).
Walter Zirker, Ärzte und Wundärzte in Vorarlberg von 1814 bis 1914 (Diplomarbeit Universität Wien 1996).

Kurzfassung

Die Dissertation zielt auf eine Analyse und Darstellung des österreichischen Wundarztwesens ab, das gegen Ende des 18. Jahrhunderts und Anfang des 19. Jahrhunderts eine fest verankerte Rolle in der österreichischen Gesellschaft hatte. Diese Art von Heilkundigen wurde bis zum Jahr 1873 ausgebildet und unterschied sich in vieler Hinsicht von den Ärzten. Die angehenden Mediziner absolvierten ihre Ausbildung im Rahmen eines Studiums an der Universität. Die Wundärzte hingegen legten den Grundstein für ihr Arbeitsleben mit dem Eintritt in eine Lehre bei einem niedergelassenen Meister. Fertige Gesellen konnten ihre Ausbildung an einer medizinisch-chirurgischen Lehranstalt fortsetzen. Bei erfolgreichem Abschluss erhielten sie ein wundärztliches Diplom und durften Patienten mit äußerlichen Beschwerden behandeln. Über die Jahrzehnte gab es eine Fülle von Regelungen, die die Abgrenzung zu den Ärzten, die zugelassenen Praktiken und vor allem den Ausbildungsweg betrafen. In der Arbeit wird diese komplexe Situation anhand von Quellen aus dem Österreichischen Staatsarchiv, dem Universitätsarchiv Wien, aus der Josephsakademie, der Nationalbibliothek und der Medizinischen Universität Wien aufgearbeitet. Das Ergebnis ist ein Abbild des damaligen Schul- und Ausbildungssystems für angehende Wundärzte. Es werden die verschiedenen beruflichen Ausprägungen innerhalb der Wundärzteschaft aufgezeigt, die durch ein Kapitel über die Josephsakademie und die dortige Ausbildungstätigkeit abgerundet werden. Der Einsatzradius der Wundärzte führte ab der Mitte des 19. Jahrhunderts zu vielen Diskussionen, die in einem abschließenden Kapitel beleuchtet werden, das den Weg zu der Entscheidung zeigen soll, die letztendlich zur Abschaffung des Wundarztberufes führte.